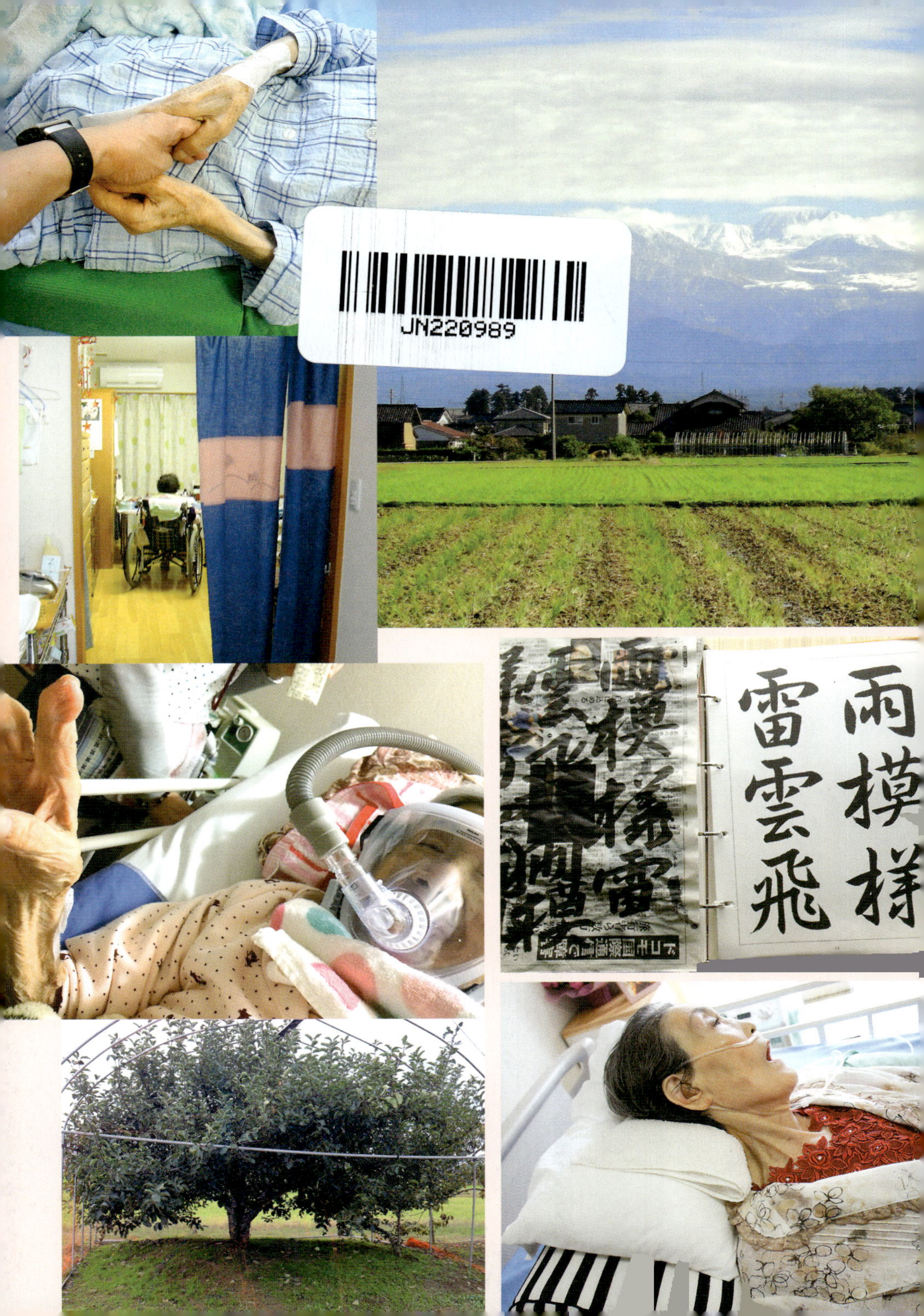
JN220989
雨模様
雷雲飛

佐藤伸彦

終末期医療を
ささえる
地域包括ケアの
しかけ

ナラティブホームの物語

医学書院

ナラティブホームの物語
終末期医療をささえる地域包括ケアのしかけ

発　行　2015年3月1日　第1版第1刷©
　　　　2015年5月1日　第1版第2刷

著　者　佐藤伸彦（さとうのぶひこ）

発行者　株式会社　医学書院
　　　　代表取締役　金原　優
　　　　〒113-8719　東京都文京区本郷1-28-23
　　　　電話　03-3817-5600（社内案内）

印刷・製本　山口北州印刷

本書の複製権・翻訳権・上映権・譲渡権・公衆送信権（送信可能化権を含む）は（株）医学書院が保有します．

ISBN978-4-260-02098-5

本書を無断で複製する行為（複写，スキャン，デジタルデータ化など）は，「私的使用のための複製」など著作権法上の限られた例外を除き禁じられています．大学，病院，診療所，企業などにおいて，業務上使用する目的（診療，研究活動を含む）で上記の行為を行うことは，その使用範囲が内部的であっても，私的使用には該当せず，違法です．また私的使用に該当する場合であっても，代行業者等の第三者に依頼して上記の行為を行うことは違法となります．

JCOPY〈出版者著作権管理機構　委託出版物〉
本書の無断複製は著作権法上での例外を除き禁じられています．複製される場合は，そのつど事前に，出版者著作権管理機構（電話 03-3513-6969，FAX 03-3513-6979，info@jcopy.or.jp）の許諾を得てください．

プロローグ――ものがたられる「いのち」

命を救うことと，患者さんを救うこと。

この二つが同じことなのだと思って疑わなかった時期が，私にはありました。

医師になって救急医療の現場も経験して，それなりに一人前になったと感じていた頃です。

しかし，さらに経験を積むにつれて，命を救っても患者さんが救われないことがあり，患者さんを救っても命が救えないこともあることに，何となく気づいてきました。

「命」を救うことには限界があります。誰でも百パーセント，その「命」には終わりがやってくるのですから当然のことです。そのときに，生命体としての「命」とは別に，一人の人間の人生として，ものがたられる「いのち」があることを，今は，ぜひ知ってほしいと思います。


そして，そのような「いのち」に医療はどう関わっていけばいいのか。それぞれの背景，事情から悩んでいる方々に，ぜひ本書を手に取って，読んでいただきたいと思います。

本書は，私が失敗と挫折を繰り返してたどり着いたことの記録です。この物語から，命といのちの二項対立ではない新しい医療，その中で何を思い，何ができるか――皆さんにも，それまでと違う，新しい自分像がありえることを発見していただけたらうれしいです。

「命」は自分のものであるけれど、自分一人だけの「いのち」ではないこと。

人は関係性の中で生きているのです。単なる生命体として何者からも独立しているものではありません。

終末期医療。在宅医療。全人的医療。そんな言葉で表現されている種々の現場では、この「ものがたられるいのち」が主役になります。そこに関わる私たち医療者の態度、姿勢が問われてくるのです。

人と人との関わり合いの中で、地域という生活の場で、いのちに対峙するすべての人にこの本を読んでほしい。そして、制度や因習といった種々の制約の中でも、理念をもってやっていけば、道はひらけるということを伝えたいと思います。

これからの超高齢社会の中で、地域で最期まで暮らしたいという方々をささえ、医療というものの原点をもう一度考える一助になれば幸いです。

内容としては、主にこの七年間(二〇〇八〜二〇一五年)の制度変遷下でのことを書いており、現在の状況とは種々変わっている部分があることをまずお断りしておかなければなりません。

ただ、私や私をささえてくれた人たちの言葉は今も、いや、今だからこそ間違いなく、読者の皆さんの腑に落ちるものになったのではと信じています。

目次

装丁・扉・綴込付録デザイン　みなみゆみこ
綴込付録イラストレーション　尾柳佳枝

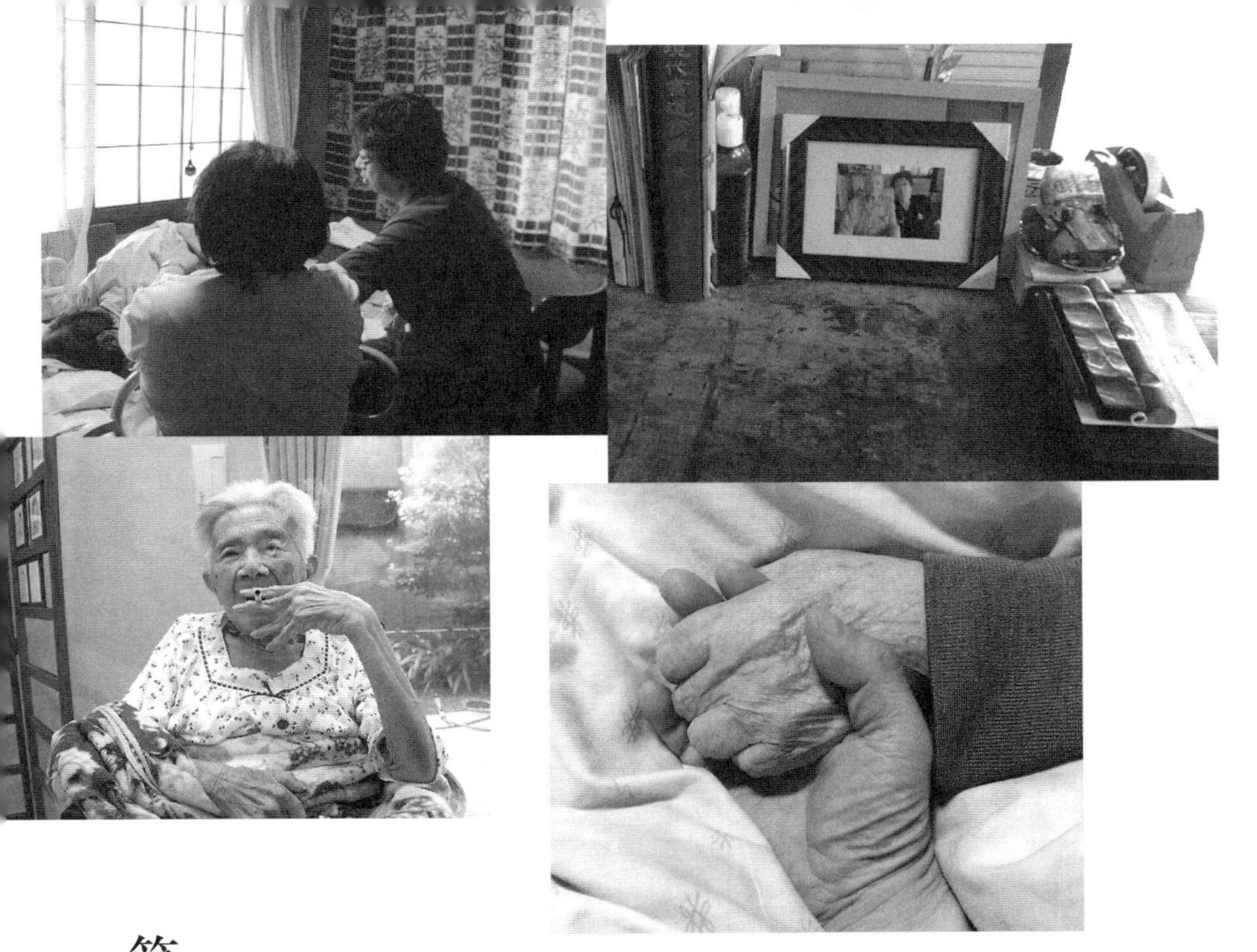

第Ⅰ部 家庭のような病院を

第一章　科学と小説のあいだで

さようであるならば

人は、人生の中でいろいろな別れを経験する。私の父は、私が小学校三年のときに原因不明の病気で亡くなった。母はその後、一人で子ども四人を育ててくれた。しかし、末っ子である私が母の願い通りに医師になり、さあこれから親孝行というときに脳出血であっという間に亡くなった。

人の生き死には思い通りにはいかない。

それでも、残された私たちは生きていかねばならない。

そのためには、その出来事にいったんはきちんと区切りをつける必要がある。そんなに簡単に割り切れるものではないことも、重々承知のうえで、それでもなお、何らかのかたちでいったんは気持ちにけりをつけねばならない。

そのときにいつも繰り返す言葉がある。

「さようであるならば」「さよう・である・なら・ば」

「さよう・なら」「さようなら」

今の状況を、さようである、といったん引き受ける。

それがたとえ納得のいかないものであっても、一度は引き受ける。そして、「そうならば」と次に向かって顔を上げる、つらいことかもしれないが、そうやって前に一歩を踏み出す。人生には、何度かそのようなことがある。さようなら、とつぶやくその言葉の中には、そんな思いが込められているのではないだろうか。

この「さようなら」という言葉を、人生の最終章に、人生をまっとうした、一人の人生を生き抜いたその最後に、心からそう言うことができるとしたら、どんなにすばらしいことだろうか。そして、見送る私たちも、「さようであるならば」とお別れを告げることができれば悔いはない。

老いるとは、今までできていたいろいろなことが、少しずつできなくなっていく過程であると言われる。そうだとすれば、できなくなった今の状況にどれだけきちんと「さようなら」を言えるのかということが、老いを生きていくうえで大切なことである。そんな思いで、高齢者医療の現場で右往左往している自分がいる。

どれだけ高齢者の「さようなら」のお役に立っているのか、わからない。しかし、私にできる医療は、これしかないと思っている。高齢者医療は、よく言われるような敗戦処理の医療ではない。ましてや儀式としての医療でもない。

高齢者医療は、人が、人として、人間の最期の生を援助する高度専門医療である。

一人助けて二人死んだ

それは、いつものように救急隊からの搬送依頼で始まった。

医師になって三年目、私は成田国際空港から一番近い総合病院にいた。救急車の受け入れは同系列の病院の中では全国一であると先輩から聞かされていたし、実際その数は半端なものではなかった。救急当番の夜は一度も当直室に行ったことがなく、しばらくは当直室の場所さえ知らなかった。
ある日の夕方、見たところ三〇代の女性が救急車で運ばれてきた。発熱と意識障害との連絡をすでに救急隊から電話で受けていた。インド旅行から帰ってきたあと、熱があり、頭痛を訴えてしばらくして呼びかけに応えなくなった、とのことであった。

診断は肺炎と細菌性髄膜炎であった。抗生剤の投与で何とかなるだろう、と考えていたのが大間違いであった。その夜、ICU(集中治療室)で痙攣(けいれん)を起こし、呼吸状態も悪化し人工呼吸器を装着した。

さらに、横紋筋融解症を起こした。これは、筋肉(骨格筋)が融解して、ミオグロビンという筋細胞成分が血液中に流れ出てしまうものである。このとき血液中の多量のミオグロビンが腎臓の尿をつくるところで詰まり、腎不全を起こす危険性が高い。案の定、その後、腎機能が悪化し腎不全となった。夜間に緊急透析を行うためにご家族をお呼びした。

ICUの手前に控え室があり、そこでいつもご家族に説明することになっていた。そのドアを開けると、やはり三〇代の、夫と思われる身体の大きな男性が座っていた。入院時に一度顔を出し、先輩の医師から状況の説明を受け、一度帰宅して待機していたらしい。私は最初の時は担当医ではなかったので初対面だった。人工呼吸器をつけなくてはいけない状況になったこと、横紋筋融解症から腎不全になって緊急透析が必要なことなど説明した。その人は、一つひとつうなずきながら、見た目には実に冷静に聞いていた。

「私は大学病院の病理学教室の者です」

そう切り出されて、彼の冷静さが納得できた。病理学とは病気の成り立ちについて研究する医学の分野で、わかりやすい例を挙げれば、身体からとった組織などを顕微鏡で調べてがんなどの診断を下す部門である。彼はそこの医師であった。

「妻は、外資系の航空会社の客室乗務員で、今回は友人と休暇を過ごすためにインドに行って昨日帰ってきたところでした。今後の見通しはどうでしょうか」

医師である彼には、今、妻がおかれている状況が痛いほどよくわかっているはずである。

「わかっていらっしゃると思いますが、数日は予断を許さない状況が続くと思います」

その後、彼とは何度も何度も、ICUで話をした記憶がある。内容まで詳細には覚えていないが、毎日必ず病状の説明をした。次第に、客室乗務員の仕事のことや、二人の馴れ初めなど個人的な話までするようになっていた。

長い経過を経て退院する日が来た。彼女は車椅子に座り、帽子を深々とかぶり、彼に付き添われて挨拶に来た。そのとき、彼女はほとんど一人で歩くことができない状態であった。耳もほとんど聞こえず、言葉も何とか聞き取れる程度で、重い髄膜脳炎の後遺症が残っていた。そこには客室乗務員として凛々しく仕事をしていた面影は、みじんもなかった。

「よかったですね」

私は、退院する誰にでも言うように、そう声をかけた。

「あ・ん・ま・り」

と彼女が言った。「ありがとうございました」という言葉を期待していた私は一瞬、何を言われたのかすぐには理解することができなかった。そして「あんまり」という言葉を何度も反芻(はんすう)していた。それが、二人を見た最後であった。

そんなことがあったのも忘れかけていたある日、警察から電話があった。

彼女が、夫をマンションの自室でネクタイを使って首を絞めて殺害し、自分は飛び降りて自殺をしたとのことであった。その連絡は、ネクタイで首を絞めるだけの力が彼女にあったかどうかという問い合わせであった。その話はしばらく病院の話題になった。

「先生はあんなにがんばって一人の人を助けたけど、結局最後には二人の人が亡くなったことになるね」

冗談半分に先輩医師が言った。それが私にはこたえた。

彼女が最後に言った「あ・ん・ま・り」という言葉の重さをひしひしと感じた。退院後ご主人とどのようなことがあったのかはわからない。しかし、自殺するほど思いつめた状況であったことには変わりない。助けたことがいけなかったのか？

退院して、二人が自分の目の前からいなくなった瞬間に、私はどこかホッとしていた。そしていつの間にか私の関心事の中から消えていた。この事件がなければおそらく二度と思い出すことはなかっただろう。

「まるで小説のようだ」と思った瞬間に、「これは科学じゃない。科学では計り知れない、このドロドロした人間くさいものはいったい何なんだ」と、何とも不快な気分がわき上がってきた。彼女が退院したときにホッとしたのは、この人間くさい部分に目を向けるのをどこかで嫌がっていたからかもしれない。


私が「治した」「救った」と思っていたものは何だったのだろう。

彼女は、あんな状態で生きていくことを望んではいなかったのかもしれない。死から救ったことが、死ぬよりも苦しい生を強いたのかもしれない。治療することが最善のこととは限らないが、治療する以外に何ができるというのだろうか。やはり医師として私は患者の病気を治すことしかできない、という開き直りにも近い感情でそのときの不快な気持ちを押さえ込もうとした。しかし、がんの末期や脳血管障害で重い後遺症を残した患者さんを診るにつけ、科学という理路整然としているはずのものが胡散（うさん）臭くさいものに見えて、権威のある雑誌や学会誌を見ると妙にしらけた気分になり、しばらくは医学に関するすべてのものを遠ざけるようになっていた。

一方で、医療の目的は、目指すところはどこにあるのか、医学と医療の違いは何なのか、そんなことを真剣に考えだしたのもこの頃からである。

科学が見落としているものが、臨床の場には多く存在することはたしかにわかっていた。ただ、それをどのように表現したらいいのか、科学という壮大なシステムにどのように立ち向かっていけばいいのかは、見当もつかなかった。

医学という純粋に科学的な領域と、臨床という何とも人間の生臭さが漂う曖昧な領域とが、心の中でしっくりと収まらず、ずっと不愉快であった。

医療現場にそびえる科学性と小説性

医学は科学と割り切ろうとしても、目の前には生の人間が立ちはだかる。

「先生、あとどれくらい生きられるのかね。若いうちからやんちゃなことばかりしてきたから、バチが当たったんだよ。でも生まれ変わっても同じ生き方しかできねえだろうな」

そこにはもう科学という澄みきったような空間はない。ただ、人間の悲しさがある。

私には医師として何ができるのだろう——そう思う日々が続いた。書物から学ぶ学問ではなく、こうした生きた人間から学ぶもののほうがどんなにか大切なことが多いことか、いかに自分が人間というものに対して無知で傲慢であったか、思い知らされる日々であった。
父が作家のはしくれであった影響か、物心ついたときから、私の周りにはたくさんの本が転がっていた。父は戦後すぐ、紙も充分にない時代に現在の平凡社で働いていたらしい。私が小学校三年生のときに他界したが、三島由紀夫や北杜夫のことを話してくれたことをかすかに覚えている。そんな影響か、高校から大学時代にかけて多くの本を読んだ。特に山本周五郎の小説はすべてを二回読んだ。『さぶ』という冤罪をテーマにした作品が初めだったように思う。彼は文学賞をすべて辞退するなど、さまざまな孤高の伝説をもつ作家である。その作品が多くの人に受け入れられるのは、ぎりぎりのところで生きている人間の哀歓を庶民の目からしっかり見つめ、その根幹に触れる人間凝視の鋭さにあるのではないか。初めて読んだときは「彼の描く人間なんてこの世に実在するわけがない」とあまりの理想主義にちょっと嫌気がさした反面、どこかで憧れていたように思う。二回目に読んだとき、山本周五郎自身、こんな人間がいないことはわかっていたが、ただその理想に向かって努力していくことに人間の生きる意味があり、過程が大事であるということを伝えたかったのではないか、と思うようになった。

有名な『赤ひげ診療譚』*の中で、小石川養生所の医師、新出去定、通称「赤ひげ」は言う。「人間ほど尊く美しく、清らかでたのもしいものはない」「だがまた人間ほど卑しく汚らわしく、愚鈍で邪悪で貪欲で嫌らしいものもない」と。一般的に考えられているようなヒューマニストとしては描かれていない。山本周五郎の小説には「人間は哀しいもんだ」という言葉が多く出てくるが、否定的な意味ではなく、だからこそ「人間はいとおしい存在なんだ」と言うことを語っているように思える。
そして『樅ノ木は残った』の中で言う。「――人間はみな同じような状態にいるんだ。まぬがれることのできない、生と死のあいだで、そのぎりぎりのところで生きているんだ」。

*1958年に雑誌『オール讀物』に掲載された連作小説．1964年に新潮文庫，ロングセラーに．1965年，黒澤明監督により映画化(主演三船敏郎)．その他，TVドラマ化多数．江戸時代中期の医師小川笙船【1672～1760年】がモデル

医療の現場では、患者は、まさしく生と死のあいだで、そのぎりぎりのところで生きている。医学が科学として関与できるのは、そのほんの一部分でしかないことを素直に認めなければいけない。

小説は科学とは最もかけ離れたところに存在するものかもしれない。しかし、人間のこうした白と黒の中間にある灰色の部分を見抜き、表現することは科学にはできない。ファジーな部分が臨床には多く存在する。科学性と小説性が、医療を考えていくうえで重要な両極であると考えるようになった。

第二章　看護師と介護福祉士とともに

人には尊厳をもって接しなさい？

二〇年ほど前、ある講演会で、講師の先生が、「たとえ、患者様がどういう状況にあっても、人間としての尊厳をもって接することが大切です」という内容の話をされた。自分もメモをとりながらうなずいていたように思う。とてもわかったような気がしていた。早々に、その当時勤めていた病院で同じ話をしたところ、一人の看護師が気軽に質問してきた。

「先生、『人間の尊厳』って何ですか？」

「……」

あらためて「尊厳とは何か」と問われると、何も答えられなかった。

辞書には「厳か（おごそ）で、尊い（たっと）さま」とあるが、ただ尊厳を訓読みにして、ひっくり返しただけではないか。ますますわからない。「人の命は地球より重い」というような比喩でもよくわからない。

このように、いざ「尊厳」という言葉に向かうと、うまく言い表すことはできなかった。近年でも偉い方々は、看護、介護のスタッフに、どんな人にも分け隔てなく人として、尊厳をもって接しなさい、と変わらずに言われる。個別の対応が必要であると言いながら、「認知症の方は一般に……」というように全体を括って話をされる。それはまさしく正論である。正しいご意見である。看護師や介護福祉士の国家試験でこのことに関する問題が出れば百パーセントの人が「人間には尊厳をもって接するべきである」という選択肢に丸をつけるだろう。皆、それぐらいはわかっている。

本質が何かを知らなくても丸をつけるほうがいいことはわかっている。

わかりきっている正論ほど、現実に実行できることは少ない。医療現場でスローガンのように連呼されている言葉にはこの手のものが多い。


「共感、思いやりの心をもって接しましょう」

「相手の話を傾聴しましょう」


講演会の定番である。しかし、どうだろうか。このような全体を抽象的に表す言葉は、実は私たちに何も語っていないのと同じなのではないだろうか。

普通に生きていれば、日常生活の中で私たちは、「人間の尊厳」「共感」「傾聴」「スピリチュアル」というようなことは意識もしなければ、それがどのような意味をもつのかなど考えようともしない。では逆に、どのような場面でこれらの言葉が意識されるのだろうか。なぜ高齢者医療、特に終末期で問題になってくるのだろうか。

それは、私たち医療者がケアをしているという実感がなく、相手にどのように対応すればいいのかわからないときなのではないかと思う。


寝たきりの患者さんは、こちらから何をしても反応もなければ何もしゃべらないことが多い。ありがとうの言葉なんてあるはずがない。笑顔のひとつをみせることもない。毎日毎日同じことを繰り返すケアが続く。認知症の方が便いじりをする、奇声を上げる。おむつ交換するのにつねられる、挨拶しただけなのに怒鳴られる。常識ではまず考えられない時間が過ぎていく。

こんなとき、私たちは私たち自身の行為の意味を問いたくなる。

「人間の尊厳って何だ」

「共感するってどういうことだ」

「ただ耳を傾けて聴くことの意味って何だ」

人間は自らの行為に何らかの意味、意義を見出さないとやっていけない動物なのかもしれない。

医療者は、医療やケア目的をはっきりさせるために「何のためにこれをするのか」と自らに問う。その最終的な答えとして「患者さんのために」という言葉を安易に使ってしまってはいないだろうか。何をしてよいのかわからないことへの意味づけとして、答えを出すまでの試行錯誤の過程の困難さを飛び越えて、いとも簡単に「患者さんのため」と言ってしまうことはかなりの危険性をはらんでいると思う。

ある病院で、外科医が人工呼吸器の管を抜いた。新聞記者には、「患者の家族の同意があり、動機は患者への愛だった。延命措置は無意味な場合もあり、人工呼吸器の取り外しは信念に基づく行動だった」と答えている。何のために呼吸器をつけたのか、何のためにその管を抜いたのか、それを患者への愛というのはあまりにも飛躍し過ぎていないだろうか。「患者さんのため」とならいくらでも言えるし、「患者さんのため」なら何をしても許されるというわけはない。

そうしたことが行われるその間には、本人の想い、家族の想い、看護師や介護福祉士の想い、医師の想い、多くの想いが深く交錯していたはずである。そのような入り乱れたそれぞれの想いの関係性の中から初めて「患者さんのために」という苦渋の決断、選択が生まれてくるのではないか。その間のプロセスがあまりにも抜け落ちているこの事件は、もう少し詳しい状況を追いかけてみないと本当のところはわからない。「患者さんのため」が「自分の都合のため」にすりかわっていなければよいのだが。

本当は、患者さんのことはほかの誰にもわからない。愛する人の気持ちひとつわからず、悶々(もんもん)とした時間を過ごす私たちが、その人生のほとんどを知らない人の気持ちがわかるだろうか。わかったような気になって、「患者さんのため」という簡単な言葉に、その価値観や死生観まで押し込めることはできないのではないだろうか。

目的には何か決められた未来の絵がある。「患者さんのために」という言葉のその向こうに、尊厳死という言葉が見え隠れする。しかし、本当に大事なことは、そこまでの過程ではないか。ある時、未来から振り返ってみたときに見える、その患者自身が歩いてきた道にのみ尊厳というものの答えがあるに違いない。一人の医師だけではなく家族や医療スタッフなど、多くの人が関わってできた道である。医師が勝手に作り上げた道であってはならない。最終的には、尊厳ある死を思い描きながら、やはり「患者さんのために」という目的で私たちは動いている。それ自体は決して悪いことではないのだが、危険性もはらんでいることに自覚的でなくてはならない。

お世話から介護へ

療養型病院に入院相談に来られた方の話である。当時は一般病院に入院中で、退院の話が出ているとのことだった。

「病院から家に戻って来られるものなら、それに越したことはないと思っています。その気持ちには嘘はないです。でも、ベッドから一人で起き上がることもできない、自分で車椅子にも移れない、移れたとしても家の廊下は狭くて通りにくい、そんな状況です。トイレひとつ行くにも大騒動になりそうです。自分がその全部を介助するだけの体力があるのなら、長年連れ添った夫婦です、がまんもできます。でも、私もこれといって病気はないものの、七〇代も後半に入り足腰はかなり弱ってきていることは自分が一番よく知っています。面倒をみられるかどうか、自信がありません。

ケアマネジャーさんは、『大丈夫、私たちがお手伝いするから』と言ってはくれていますが、そう言われても私たちの世代はそれができません。気軽にできるくらいなら苦労はしません。急な用事などが入ったときや夜間に何かあったとき、お願いするのは気が引けて、できない。結局自分でしなくてはならないのは目に見えています。

一番嫌なのは息子や特に息子の嫁に、いちいち助けを求めなければいけないことです。いくら同じ敷地内に住まいを構えているとはいえ、そのつど電話をして母屋に来てもらうのはかなり勇気がいります。言えば来てはくれても、いい顔はされないでしょう。自分が嫁に来たときは、夫の両親の面倒をみることは当たり前の時代でしたが、今は違います。女性でも結婚後、外に出て働く人が多くなってきましたから、その流れとともに夫の両親の面倒をみるという感覚が次第に薄れてきたのは時代の流れなのだと思います」

これは決してまれな相談話ではない。

そう、昔は「介護」という言葉自体がなかった。せいぜい「面倒をみる」「身の周りのお世話をする」というような表現だった。「介護」という言葉になった瞬間、家族内の身内の個人的な問題が一気に社会性を帯びてきたように思える。身内の問題として高齢者をお世話していくのは限界にきているのであろう。家族内での介護放棄や虐待、老夫婦の老老介護疲れからその果ての心中・殺人まで、個人や家族という単位だけではささえきれないところから起きた事件が頻発している。そうした問題を一つの社会問題として取り上げたという意味で、「介護」という言葉は一定の役割を果たしている。「介護」は社会の問題だと大きな声で言える時代が到来した一方で、すべてを社会問題として片付けてしまい、家族同士の関わり合いの密度を急速に減少させてしまったという弊害もあるのではないだろうか。

人の世話をするというのは、個人の問題であると同時に社会の問題でもある。そのバランスをうまくとっていくことを考えなければならない。

家族などの血縁者との関係性から隔絶した高齢者であることも、社会との関係から取り残され孤立した高齢者であることも、どちらも悲惨な状況である。

看護と介護

「看護」と「介護」は、お互いにオーバーラップする部分も多いが、二〇〇〇年の介護保険制度導入前後から「介護」という言葉が独り歩きしているように思えてならない。そして、何よりも「介護」が「看護」と対立したかたちで語られていることが大きな問題であり、妙な軋轢(あつれき)を生み出している。

寝たきりの患者さんの体位変換をするのは、「看護」だろうか、それとも「介護」だろうか。入浴介助は？　シーツ交換は？　おむつ交換は？　痰の吸引は？　そんな議論をするのは意味がない。患者さんにしてみれば、「看護」であっても「介護」であっても、心地よく危険なく丁寧にしてもらえれば、ただそれだけでよいことである。

ここで、あらためて「介護」とは何かを考えてみる。介護とは、少し乱暴な言い方を許してもらえるならば、その人の手となり足となるということがまず第一であろう。手足となるということは、その人が必要なときに、より上手に、より早く、そしてより自然に、が要求されるだろう。

時に、介護者として、その存在を感じさせない対応が望まれていることもある。例えば、排泄(はいせつ)などの処理がそうであろう。介護の参考書などには「大きな声で挨拶をしてから始めましょう」といった記載があるが、こと排泄に関しては、黙って淡々とおむつ交換やポータブルトイレの介助をするべきであると思う。「佐藤様、おはようございます！　今からおむつ交換させていただきます」と大きな声で言っているのを耳にするたびに、私なら「あなたが誰であろうとそんなことは関係ない。頼むから黙って汚物の処理をして、黙って去って行ってほしい。笑顔もいらない」と懇願するだろう。

一方で、注射をしたり、傷の処置をしたりといった「看護」にしかできないことがあるのも事実であるが、それは「看護」の仕事が上で「介護」の仕事が下だということにはまったくならない。しかし、看護と介護は多くの仕事を共有しているにもかかわらず、看護にしかできない部分があるということが強調されると、二つの職種間に軋轢(あつれき)が生じる。互いに、しっかりと自分たちの仕事を考え直し、話し合うという過程が絶対に必要である。

介護の存在価値として、まず、より生活者に近い視点をもっていることが挙げられる。病院——そこで働く医師や看護師は長いあいだ、医療という名のもとに、人の生活のある部分を犠牲にして（四人部屋での共同の入院生活が最たるものであろう）成り立ってきたところがあるだけに、生活者の視点としての介護職の役割は大きい。「それって、一般常識では考えられない」ということは多いはずである。〝病院の常識、世間の非常識〟という皮肉めいた言葉をどこかで聞いたことがあるが、まったくその通りである。

看護師が看護技術のプロならば、介護福祉士はまず患者さんの手足になるプロでなければならない。食事介助、排泄介助、入浴介助などを、どんな人より丁寧に、早く、上手にできる、それが介護福祉士の目指すべきものであって、看護師に負けまいと医学的知識を身につけ「ミニ看護師」になろうとするのは目指す方向が違うのではないか。
そうした、プロとしての部分を磨き、お互いを認めたうえで、初めて職種間の連携という話になる。

「今日の夜勤の看護師は誰？　えー！　佐藤さん。やだな。あの人、人に仕事ばかり言いつけて、自分じゃ何も動かないのよ。患者さんの吸痰だってろくにしないから、翌朝、患者さんみんな喉がゴロゴロいっているでしょ。熱もよく出るしさ」

「今日のヘルパーは佐藤さんか……。おむつ交換すらまともにできなくて、佐藤さんのあとはみんな尿漏れしてひどいのよ。パットをちゃんと当ててなくて適当なの」

と、互いに言われているようでは連携も何もない。

「よかった。今日の夜勤は佐藤主任ね。安心だわ。ちゃんと患者さんのことを観察して、判断もいつも的確だしね。先生が朝回診しながら患者さんの痰が少ないのをみて、『きれいな仕事だね』ってほめていたわ。こっちもちゃんと仕事しなくちゃ！　という感じになるわよね」

「佐藤さんなら安心して食事介助もおむつ交換も任せられるわ。この前も、便いじりのひどい患者さんをさっとお風呂場に連れて行ってシャワーかけて洗って、全身の着替えをしていたわ。ほとんど黙ってね。これはすごいと思ったわ。これぞ介護って感じがするわ」

こうなって初めて連携した仕事ができる。

相手の仕事をどうのこうの言う前に、自分が自分の職種でプロになる努力をしている人がすばらしいと思う。医師も同じである。

「今日の当直の先生誰？　佐藤先生か。やだな。あの先生電話指示ばかりで、患者さん診に来てくれないしね。指示を出してほしくても黙って行ってしまうものね」

と言われているようでは終わりである。立場の強い医師に面と向かって言うことはなくても、同じようなことを多くの看護、介護スタッフは思っている。

介護するのは義務か？

以下は、ある医療系の大学教員による論文*の一節である。カントという哲学者を手がかりに、なぜ介護をするのかについて述べたものである。

カントのこうした言説から、「なぜ介護をするのか」という問いに対する一つの答えを引き出すことができる。それは、要介護者も同じ人間だから、その一言に尽きる。同じ人間が介護を必要としているならば、介護を行うことは義務である。介護者が要介護者と向き合うのは介護者としての職務上の必要からであるにしても、介護行為それ自体は、人間が同じ人間に行う義務なのである。

介護が義務であり、また義務として行うことで問題が解決するなら、ひたすら修行のように介護を行っていけばいい。しかしこの論説には、その介護をする・される「人間」は誰なのか、という視点がまったくない。子どもに向かって、「さあ○○ちゃん、おむつを交換してもいいですか？」「食事の時間です。ミルクを飲んでいただけますか？」といちいち断るだろうか。こうした原初的な世話と高齢者の介護を一緒にすることはできない。

では介護や、より広義のケアをするのはなぜか。実はそんな理由など探すまでもなく、私たち医療や介護のスタッフは、それを必要としている人と関わらざるをえない環境に身を置いている。理由などを探しているのは、現場から遠いところにいる人たちである。嫌だから、気分が乗らないからといって、

*池辺寧：なぜ介護をするのか—カントを手がかりにして，介護福祉研究，13，38-42，2005.

テレビ番組をリモコンのボタン一つでほかのチャンネルに替えてしまうようなわけにはいかない。自分の体調やいろいろな心配事などにはお構いなしに、そこにケアの必要な人が横たわっているという現実がある。否応（いやおう）なしに目の前の人と関わらなければならないのである。

ケアの本質は、他人と関わることである。しかし、それがまた難しさを生み出している。義務感としての「…せねばならない」という思いは弱い。好き嫌いにかかわらず関係性をもってしまうところに介護という行為が発生せざるをえないからこそ、介護やケアは単純に図式化できないのである。そこに他者が介在するから問題は難しくなっている。

やさしさは本能ではない

「いのちの質を高めるやさしいケアを」

ある講演会の様子を伝える新聞記事の見出しである。このような言い方は多い。でも、これはそんなに取り立てて言わなくてはならないことだろうか。

こうした本質を突いたような表現は、実は何も言っていないのと同じことが多いように思う。こう聞いたからといって質の高いケアができるはずがない。やさしくなれるはずもない。「そうは言ってもねぇ」と言うのが関の山ではないだろうか。私たちが行っている医療・介護現場の出来事を、尊厳、共感、やさしさなどの言葉の中に押し込めようとするのには無理がある。例えば、この行為は「尊厳死」なのか「安楽死」なのかということを問うこと自体に無理がある。本来、「尊厳」「共感」「やさしさ」という類いのものは、言葉として定義し、理解するものではない。

やさしさが本能であるかどうかは別にして、やさしい心がなければ介護という厳しい仕事が務まらないのも事実ではある。高齢者のケアに携わる人たちの中には、人並み以上にやさしい心の持ち主が多いことも疑いはない。世の中には肉親のみならず他人に対しても常にやさしく接することができる人は限りなく存在するし、人間は心の深層に必ずやさしさを秘めていると思いたい。

しかし、高齢者医療の現場では、介護スタッフに必要以上のやさしさを強要する場面が往々にしてある。懸命にケアに取り組んでいる者に対して、なお一層のやさしさを押しつけるのは酷に過ぎる。やさしさは人が本能的に有しているものだからとの暗黙の独善的な思考から、多くの問題を「やさしさが足りない」と結論するのはあまりにも一方的な判断ではないだろうか。

介護スタッフの日々の仕事を考えた場合、やさしい心さえあれば事足りるというものでは決してない。常に人間の本性と向き合う厳しい職場環境にあって、やさしさを維持するための努力も並大抵ではない。ましてや「無償の愛」などという美しい言葉で飾られた世界ではないのである。そうした状況をわかりながら、なお、やさしさを声高に叫ぶことに、どれほどの意味があるのだろうか。人のやさしさとは、そもそもどんなもので、どこから生まれてくるものなのか。

医療者の言うことを聞いてくれない認知症の患者さんに対して、やさしさを貫き通すのは極めて難しいことが多い。残念なことだが、陰で虐待に近いことが行われるケースも皆無とはいえない。その行為が論外なのは言うまでもないが、わけもなく患者さんから腕をつねられるなどの行為を受けた場合、少々扱いが手荒になることは無理からぬところではある。実際、スタッフの腕に内出血のあとがあることは日常茶飯事である。

やさしくなれる閾値

あるグループホームで、入所者に職員がストーブを押し当てて殺害した事件が起こったが、そのような事件があとを絶たない。そこに必要なのは「人間としての尊厳をもって接しなさい。やさしくしなさい」という抽象論ではないことは、間違いない。介護を志す人間は、多かれ少なかれ他人のケアをすることに何らかの意味を見つけようとしてはいるが、理想と現実のギャップにつぶされていく。「やさしくしなさい。認知症の方も一人の人間だから」と言うことはたやすい。しかし、問題なのは「やさしさ」という単なる言葉だけでは限界があるということではないか。やさしくなれる閾値（いきち）が人によって異なり、皆が同じようにやさしくなれることはないのだから。しかも、その閾値はその人自身の置かれた環境に大きく左右される。時間的にも体力的にも金銭的にも余裕があれば、人間、やさしくなれる閾値は低くなる。

先ほどの例ではないが、たった一人で、夜間・深夜に認知症の方のお世話をしようと努力しているのに、思うようにいかず、暴力を振るわれる。そんな環境の中では、その人の「やさしさ」の閾値はとてつもなく上がっているだろう。そんな状況でもやさしくできる人がいるかもしれない。しかしその人をもってすべての人もできるはずだと強要することは許されない。そういう閾値が上がる状況を作り出した施設の体制自体も問われなければならないだろう。

他人に対するやさしさやケアをする気持ちは、決して「本能」ではない。しかも、義務でも使命感でもない。誰もがもってはいるが、人それぞれに生まれつきもっているものも、生きていく中で培ったものも、その中身は違う。しかも環境に容易に左右され、移ろいやすいものである。

つまり、個々人でやさしくなれる閾値が異なるのである。何かいいことがあったときなどは、ついつい人のために自然と何かをしたくなることはないか。ふだんはエレベーターに乗っても後ろで手を組んでいるだけの人も、気分がよければあとから乗ってきたおばあちゃんに「何階？」とぶっきらぼうでも声をかけてボタンを押してあげたりする。人間、そんなものではないだろうか。それを「お年寄りにはやさしくしなさい」という言葉でくくってしまっては、閾値は皆同じに設定されてしまう。いろいろな条件が重なり合って変化しうるものだということ抜きに「やさしさ」は語れない。

医療・介護の現場では、その閾値をどのように下げるのか、どうしたら下がるのか、その要因は何なのかをきちんと把握していかない限り解決しない。それを「人間は……」といった一般論的な言葉で言い当てた気になっていることに、大きな問題があるのではないだろうか。

やさしさのしかけ

どうすればやさしさの閾値を下げることができるのか。そのためには、言葉ではなく一種の「しかけ」が必要なのではないか。それがこれからのキーワードになっていくように思う。いかに多くのしかけを医療現場に取り込んでいけるかが、ケアの質を決めることになる。後述する「ナラティブ名言集」も、そのための一例である。認知症高齢者の、一見何の関連性もないように思われる一言一句をひたすら記録するという試みである。それをつなぎ合わせていくと、ある日突然その人の人間性、生き様が理解できたような感覚に直面する。これは、どれだけ真剣に一人の患者さんに対して真正面から向き合ったかということの証左であり、それをきっかけに従来に増してやさしく接することができるかもしれないと考えた。

また、記録写真を撮り続けることで家族との交流も生まれ、患者さん本人に共感を覚えるといったこともあるだろう。これを「ナラティブアルバム」としてまとめるようになった過程は、第六章で述べる。

一方で、働きやすい環境整備の一環として、職員の負担が軽くなるような勤務体制へと改善を図るべきであろうし、スタッフの重労働に報いるような金銭的待遇の見直しも大事なことに違いない。

いずれにしても、具体的に「こんなふうに取り組んでみたらどうですか」と投げかけることなしに、いくら抽象的な話をしても現場ではしらけてしまうのが現実である。しかけを実行したあとで、結局はそれが相手にやさしく、質の高いケアをするということになるのではないかと問いかけ、スタッフそれぞれがその過程を振り返ることが重要である。

理解するのではなく納得する、説明するのではなく感じる。そんなしかけが必要なのではないだろうか。

第三章　患者を関係性の中で捉える

スピリチュアルとは

　スピリチュアルという言葉を近年よく耳にするようになった。日本語では「霊性」とか「宗教性」と訳されるが，最近ではそのままカタカナで表現されていることが多い。「宗教」というと何か胡散（うさん）くさいイメージがあるのか，いわゆる宗教者でもスピリチュアルという言葉を使うことが多い。非常に守備範囲が広く，多種の意味で使用されている言葉である。これに関しては多くの識者が，社会学や心理学などそれぞれの立場から論じている。『オーラの泉』というテレビ番組（二〇〇五～二〇〇九年放送，テレビ朝日）の江原啓之さんと美輪明宏さんのトークも「スピリチュアル」であった。猫も杓子（しゃくし）もスピリチュアルという感じは否めない。

　医療では，ホスピスを中心とした緩和治療の中で「スピリチュアルケア」という言葉で登場する。ホスピスとは，がんに侵された人がその最期の時期を自分の思うように過ごすことができる場所である。その由来としてキリスト教的な意味合いが強いが，ビハーラという仏教系の施設もある。一般病院の中では緩和ケア病棟（パリアティブ・ケア・ユニット）と呼ばれている。

　ホスピスの祖と称される英国のソンダース博士によれば，人のペイン（痛み）という概念の中には，身体的な痛み，精神的な痛み，社会的な痛み，そしてスピリチュアルな痛みの四つがあるという。この四つを「全人的な痛み」とも呼ぶ。

がんには特有の身体的な痛みが伴うことがある。特に骨に転移したときの痛みは激しい。しかし、昨今はこうした身体的な痛みに対する治療は、取れない痛みはないと言いきれるほど進歩している。一方、自分ががんになったという精神的なショックが大きく、病状を受け入れることができず、時にはうつ状態になる。これを精神的な痛みという。

社会的な痛みとは、例えば、会社の社長であれば今後の会社の行く末や、従業員のことが心配になるだろう。また残される家族のことも心配になるだろう。そうした痛みのことである。

そして死に直面した終末期患者の場合、「早く死んで楽になりたい」「死んだらどうなるんだろう」「私の人生とは何だったのか」「どうして自分だけがこうなるんだろう」といったさまざまな問いかけが行われる。こうした訴えは本来、死ぬとわかっている病気がなければ意識しない種類の問題(痛み)であり、これがスピリチュアルペインだとされる。こうした全人的な痛みに対するアプローチは現在盛んに行われており、特にスピリチュアルケアはその中心を担っている。二〇〇七年には日本スピリチュアルケア学会(日野原重明理事長)も誕生した。

たしかに、人間、スピリチュアルな部分で関わり合えるときがある。特に目の前に控えた死と向き合っている者と、死に逝く人を見送らざるをえない者とが交流できる時間がある。それは家族や友人との交流や、時に医療スタッフとの交流であったりする。多くのがん患者の手記や医療スタッフの報告は同じ土台、いわゆるスピリチュアルのうえに立てた者たちの感動の物語なのだと思う。

しかし、高齢者医療では、その死に逝く者のスピリチュアル自体が次第に遠くに消え去っていき、見送る者のスピリチュアルのほうに焦点がずれていく。

寝たきりでただそこに在る人を通して、実は、家族や私たち医療者自身のスピリチュアルが問われているのではないだろうか。

ただ在る（being）

私が日々関わっているのは、脳血管障害の後遺症や認知症のために、自分自身でその目の前の風景を変えることができない寝たきりの患者さんが多い。何も語らない。日常生活の動作はすこぶる悪い。すべてに介助が必要である。すぐに亡くなることはないだろうが、そう長くは生きられない。果たして彼らに、「自分だけが何でこんな状態になってしまったのだろう」「私の人生って何だったのだろう」という疑問がわき上がるものなのか。少なくとも私には、そういう感覚があるとは到底思えない。彼らには、いわゆる全人的な痛みというものが存在するのだろうか？

全人的な四つの痛みが、一つひとつそぎ落とされて、それでもなお身体が在る。ただ、そこに「在る（ｂｅｉｎｇ）」という状態がある。このビーイングというものに私たちはどう立ち向かっていけばよいのだろうか。

ただ在るだけでは、「その人」はただ生物体としての物体である。在るということに意味を与えてくれるものは、人と人との関係性であり、物語ではないか。

例えば寝たきりの人がアマゾンのジャングルに、またはアフガニスタンの戦場に突然置かれた状況を考えてみよう。ポツンと置かれたその身体に、誰が価値を見出せるだろうか。誰との関係性もなく、物語やストーリーがないその身体には、悲しいかな価値は見出しにくいのではないだろうか。

よくベッドサイドに写真が飾られていることがあるが、それだけではただの過去の痕跡・足跡でしかない。その痕跡を現在の身体とつなぎ合わせ、ストーリーとして語ることによって初めてその写真の意味が出てくる。ただ在るだけの身体にも歴史があり、多くの関係性の中で生きてきたし、今も生きている。たとえ意識がなく何も語ることができなくなり、ただ在るというだけになっても、誰かとその人との関わり合いが消えることはない。死んだあとも人と人との関係性は残り続ける。ある一つの存在がただそれだけで価値があるとは言えない。唯一、関係性のリンクの中にいる限りにおいて、その身体はビーイングとしての意味が見出せるのではないか。

ここで、もう一歩踏み込んで考えてみる必要がある。

関係性を通してただそこに在る(ビーイング)ことに意味を見出すことは大事だとしても、絶対的な価値までそこに付加してはいけない。そこに絶対的な価値を認めれば、その生に対して、いつ終わるともわからない徒な延命処置が、関係性の中で繰り返されることにならないだろうか。

消失・死(disappear)

人は百パーセント死ぬ。それは人間の宿命でもある。

「大往生」という言葉があるように、日本人は昔から一定の意味を死に対して与えてきた。「死」を、諦め、運命として受け入れてきた部分がある。ビーイングであることに一定の意味を見出すことはもとより、さらには、その存在(being)の消失・死(disappear)、つまり、一つの人生・物語が終焉することの意味も見出さなければならないのではないか。

「いろいろあったけど、今思えば、さして悪い人生ではなかったね。お父さん」と言える人生であってよいのではないだろうか。関係性を剥奪された孤独な死ではなく、関係性の中に織り込まれ看取られる死を、私たちは認めていかなければならない。

しかしこれは、良い死、立派な死というような私たちが達成すべきもの、目指すべきものとしての価値ではない。このように書くと、「死ぬことに価値を見出していく」ということに何か違和感を覚える人がいるのではないか。ただ、その多くは当事者ではなく、一歩下がったところから物事を見ている人たちであることが多いように思う。

二〇〇一年の9・11事件で自爆したテロリストの死にも価値を見出していくのか。自殺を認めるのか。戦争で亡くなられた人を美化するのか。決してそんなつもりではない。「人間は……」といった一般論をここで論じているのではない。

高齢者の終末期に臨んで、個々の事情を斟酌（しんしゃく）しながらも、「死」というものを、存在の消失（ｄｉｓ‐ａｐｐｅａｒ）として捉えていったほうがいいのではないかという一種の人生論、人間観である。人それぞれに考えが違うように、死の捉え方も千差万別である。だからこそ一般論ではなくそれぞれが、必ず訪れる死に対して、何らかの納得を、つまり物語的な理解を、関係性の枠の中でしっかりと捉えていく必要があるのではないだろうか。

そして何より、存在、消失・死に何らかの意味を見出すために、残された「生」について真摯に向き合い考えていくことが最も必要である。

高齢者医療と相対性理論

アルバート・アインシュタインが「特殊相対性理論」を発表したのが、一九〇五年である。それから一一〇年が経過した。相対性理論とは「時間や長さ速さなどが、計測する人の立場によって変わってしまうこと」であるという。誰もが同じはずの一時間も、計測する人によって三〇分になったり、五時間になったり、相対的に変化することを明らかにしたものである。

それまでは、アイザック・ニュートンの「絶対空間、絶対時間」という学説が主流であった。時間はどんな場合でも一定のテンポで流れるものであり、一メートルの長さは誰が見ても一メートルであるという考えである。絶対的とは「ほかの何ものにも影響されない」ということであるが、この絶対性がアインシュタインの相対性理論によって否定されたのである。宇宙のブラックホールの周りでは、時間がほとんど止まっているとも言われている(Newton別冊『みるみる理解できる相対性理論　改訂版』二〇〇八年、ニュートンプレス)。

人生の終末期に関わることも、またこれに似ていないだろうか。一緒に過ごす時間の速さや人の価値観までもが、終末期をみる人の立場によって変わってしまうことが日常茶飯事として起きている。誰にも同じはずの時間が、看取る人と死に逝く人の関係性によって相対的に変化する。ニュートンのいう絶対空間のように、ほかの何ものにも影響されない、そんな絶対的な時間や価値値は終末期にはない。その人の立つ場所によって、人の尊厳という考えさえも変化しうるだろう。

寝たきりの人は、まるでブラックホールでもある。その周りでは生きるという時間がほとんど止まっている。しかし、終末期には人を引きつける力がある。

誰がその人の死を看取るのかによって、時間の感覚が変わってしまうことは実際に体験しうることなのである。

再び、声なき声——家族の物語

寝たきりになってしまった。もう会話することもできない。でも現にこうして生きている一人の人への「家族のやり場のない想い」。子どもの成長の喜びや老後の楽しみを元気でいれば味わえただろうにという「本人の無念な想い」。この二つの「想い」のあいだに成り立っている「物語」の中に、日本特有の高齢者医療の本質がある。

何も語らない寝たきりの身体に、まるで会話を交わしているかのように家族が語りかけることはよくある。

「お母さん、どうですか。今日、外は暑かったですよ。病院は涼しくて快適ですね」

誰に向かって発せられた言葉なのか。

こうした語りかけの中には二つの状況があるように思う。一つは語れない人の言葉（想い）を、家族がその人に代わって語るという場合である。

「母は寒がりでね。この毛布だけじゃ寒いと言ってます。必ず股引（ももひき）はかせてくださいね」

「孫の結婚式はほんとに楽しみにしてましてね。自分の子どものときよりうれしいと、平気で娘の私の前で言ってましたからね。今日は喜んでいるでしょう」

もう一つは、家族の想いを、語れない人の言葉を借りて、語るという場合である。

「お父さんがね、兄弟みんな仲良くしろよって言ってるんですよ。今まで離れ離れになってましたからね。お父さんがみんなを呼び集めたようなもんですよ。子どもたち仲良くしていけよって……」

「もういいよ。これ以上生きながらえても何もいいことがない。父さんは充分お前たちにしてもらった。もうこれでいいよ。そう言っていると思います」

こうした語りを通じて、語りえない人と家族とが一体化するということが起きる。語れない人の言葉を家族が代筆するというかたちで新しい物語が展開する一方で、家族の語りえないことを語れない人の言葉として代弁するということを通して、家族の物語もまた続いていく。

寝たきりの本人そしてその家族が、お互いの声にならない声を聴き、語ることによって、物語は良い悪いに関わらず次のページを開けることになる。

心象の絆

患者さんの手をさすり話しかける。その顔を見ただけでその日の状態がわかるともいう。熱が出れば「そうでしょう、今日はいつもと違うと思っていたのですよ」と言われる。毎日毎日、一日も休むことなく病室を訪れて、患者さんのケアを行っているご家族がいる。

当たり前のように寝たきりの患者さんに話しかける。手足に触れ、身体が硬くならないようにリハビリテーションのスタッフ顔負けに機能訓練をし、テレビを見せ、ラジオで音楽を聴かせる。携帯電話を耳に当てて孫の声を聞かせる。程度の差こそあれ、多くの人が、寝たきりの患者さんに同じような態度をとる。

私はそれを「自己満足」だとか「家族が病気を受け入れていない」のだなどと勝手に考えていた時期もあったが、そうしたご家族を多く見るにつけ、医学とはまったく相いれないところでつながっている関係があることを認めざるをえなくなった。

臨終の場でも、同じような印象をもつ。すでに呼吸も心臓も止まり、死の宣告を受けたにもかかわらず、「まだ、あったかいわ。おばあちゃん、おばあちゃん」「今までありがとうね。ほんとにありがとうね。ごくろうさま」と話しかける娘、そこにはありありと親子の対話が実現している。死人との一方的な会話ではなく、二人の思い出、人生、歴史、物語がそこには表れている。


私の中にも、小学生のときに死んだ父が、つい最近死んだ母が、同じ時代に生きている感覚で——本当は、母は父が死んで三〇年以上もたってから亡くなったはずなのに——明らかに存在する。かたちとして見ることはできないが、語ることはできるものとして存在する。これは宗教心とかいう言葉で表現できるような感覚ではない。絶対的な神のような存在ではなく、まるで生きて話をしているかのような感覚で、突然現れる。苦しいときの神頼みのような、何か自分が悩んだ折に現れては話をして消えていく。同じことが、意思の疎通ができない患者さんとご家族のあいだで起こるのではないだろうか。目の前に横たわっているただの寝たきりの老人ではなく、その人との関係性を持ち続けることで、自らの意識の中に、実にリアリティーをもってその人が現れてくるということがある。

私はこの語るものと語られるものとの関係性を、「心象の絆」と呼んでいる。私たちは、そういった心象の絆の中で、自分というものを意識し、自分というものの存在を成り立たせているのだと思う。

生きる意味を問うことは必要か

寝たきりでコミュニケーションのとれない患者さんを見て思った。

「何もできない、意思表示もできない、こんな状態で幸せなんだろうか、つらくはないんだろうか」と。

しかし、この寝たきりの人の「生きる意味」を問うことが本当に必要なのだろうか。答えがあるのだろうか。もしかしたら、問いの立て方が逆なのではないだろうか。「何のために生かされているのか、生き続けているのか」を問うのではなく、何も言わないその「生」が、ただ「生き続けること」で、「ただそこに在ること」で、私たちに何を語りかけているのか、傍らにある私たちに何をしろと言っているのかを問うべきではないのか。

お母さんの最期をきっかけに、離ればなれであった家族が久しぶりに顔を合わせる。そして、何も語らないお母さんの傍らで、兄弟が昔話をポツリポツリと始める。

もちろん、それは単なる医療者側の頭の中だけの空想ではないかという意見もあるだろう。たしかにその通りかもしれない。しかし、それを謙虚に認めたうえで、あくまでも私の勝手な思い込みではないかという懸念をもちながらも、ビーイングの「声なき声」に耳を傾ける努力をしていくしか、私には今のところ道はない。もの言わぬ身体に少しでも近づきたいと努力してこそ見えてくるものがあると信じている。

家族の想いと医療者の思い

家族の希望がすべて患者さんの利益になっているかどうか、一概にはわからない。「親父の年金で家のローンを払っているから、困るんです。もう少し生きていてもらわないと。できるだけのことはしてください」とベッドサイドではっきり言う家族もいる。

この選択がよいかどうかの是非は問わない、いや簡単には問えない。「おいおい、それなら、もう少し顔を見に来てやれよ。洗濯物だっていつもたまってるよ」と言いたくなることはある。もし、それを私が口に出せば、「まあ、先生。そう言わずに息子の言う通りにしてやってください。今の自分にできるのは、せいぜい生きながらえて年金をもらい続けることぐらいしかないですよ。嫁もパートに出て働いてますし、毎日来られなくても私は一向に構わない。金でも何でも頼りにされているのは、うれしいですよ。寝たきりでもお金を生むんですよ。死んだら一銭にもならない」と語るかどうかはわからないが、そんな声が聞こえてきそうである。

いくらインフォームド・コンセントの時代とはいえ、何でも家族の言う通りにしなくてはならないということはない。しかし、一方的に医療側の論理を押しつけてしまうパターナリズムが主流で、患者の権利がないがしろにされる歴史があった。家族の想いと医療者の思い、そのバランスをどう取るのかが難しい。日頃の患者サイドと医療者サイドの対話が必要である。お互いの立場を理解したうえでの対話である。いわゆる「説得と同意」ではない。

医療者も、患者側の個別のそれぞれの事情に配慮する必要がある。たしかに年金をあてにして住宅ローンを組んでいたら、それがなくなるのは家族としては痛いだろう。患者側もこれ以上の延命には患者本人の負担が大きいという医療者の意見を真摯に受け止める必要がある。大事なのは、両者の信頼関係に基づいた対話である。決して難しいことではない。患者さんの所に来た家族には、できるだけ声をかけることである。そういう小さなことの繰り返しが大事である。世間話や天気の話でも何でもいい。日頃のそういう関わり合いが，最終的には難しい選択のときに役に立つ。

パターナリズムの時代，患者の権利，インフォームド・コンセントの時代を経て，これからは「二項バランス」の時代，対話・関係性の時代になるのではないだろうか。

二項対立

二項対立という言葉がすでにある。甲でなければ乙，乙でなければ甲であるという二項対立は，例えば「生と死」「男と女」というもので，「生きていなければ，死んでいる」「男でなければ，女」といったように，片方を否定するともう一方のものに必然的に決まってしまうものであると言われる。医療の場ではこの種の選択が多いのではないかと感じるかもしれないが，それは違う。

医療ではそんなに明快に分けられるもののほうが，かえって少ない。実はAでもなくBでもないとても曖昧な，ファジーな部分を多く含み，連続性をもつ両極としてのAとBという二つであることが多い。例えば，「高と低」「善と悪」といった二つの関係と似ている。そこには「高くも低くもないもの」や「善くも悪くもないもの」が存在するのである。

現在の日本では，心臓が停止したときのいわゆる「心臓死」が死の定義として一般的である。しかし，ある一定の条件を満たしたときは「脳死を人の死とする」という立場も取っている。だから，心臓が動いていて血液が充分にめぐっている臓器の移植が可能になっている。臓器移植の是非をここで問題にしているのではない。問題は，人の「生・死」さえも二項対立的でなくなってきていることである。

「脳が死んでいるので生きてはいない，だから臓器を取り出しても殺人ではない。しかし心臓は動いて血液は流れているから臓器はまだまだ死んではいない」というようなことが起こる。経管栄養の問題もまた同じであり、「食事を与えて生かしていく・食事を与えず餓死させる」という単なる二項対立的な考え方では限界がある。

二項バランス

主観と客観、内と外、物質と精神、こうした黒か白かといった二項対立的な考え方ではどうにもならないのが高齢者医療である。私たちが下す決断が一〇対〇という明確なかたちであることなどめったにない。どうかすると六対四というような、微妙なバランスにささえられた苦渋の決断になっているケースのほうが多いのではないだろうか。

AかBかCかを決めなければならない場合、私たちは往々にして「BでもCでもないからA」という思考回路で結論を導く。しかし、「絶対にA」ということでもなければ、時として結果はあっさりBやCにひっくり返ってしまうことだってなくはない。例えば、いったん経管栄養をしないと決めた家族でも、だんだん弱っていく患者の姿を見るに忍びず、考えが変わることもある。そういう場合に、すでに決めたことだから聞く耳持たずと突っぱねるのでなく、寛容に変更を受け入れるようなバランスの取り方こそ大切なのである。

「他者とコミュニケーションのとれない生に価値があるか否か」という問いに対する回答の、「価値がある」「価値がない」は、どちらも、それぞれの倫理的立場に立つ者にとっては、納得できる充分な理由に基づいている。そのため、どちらかに決めることは不可能である。それを無理に説得しようとすれば溝が深まる。お互いの違いをできるだけ理解する努力をしながらバランスの取れるところを探し出すことが重要である。

患者さんの家族に、する・しないの判断を迫ったところで、人それぞれに想いもあり、そう簡単に結論が出るものではない。むろん医師にしても、家族の気持ちを考えれば、どちらが正しいか白黒をつけるのは非常に悩ましいこともある。明白な正解があるわけではないから、互いに納得できるまでとことん話し合うことしかできない。例えば、人工呼吸器を装着すべきか否か、あるいは経管栄養を行うか否かなど、挙げたらきりがない。この場合、何が正しいかではなく、患者さんの事情や価値観を医療者がどれだけ斟酌（しんしゃく）できるかというところが問題ではないのか。

　対立する二つのものが存在するのではない。単に物事を理解しやすいように二つを対立的に両極に置いただけである。本当は二つのあいだは連続的につながっている。そのどこに支点(視点)を置くのかのバランス感覚を身につけなくてはならない。

　このように二つの極のバランスを取って物事を考えていくことを、「二項バランス」と私は呼んでおり、高齢者医療に必要な考え方であると思う。

　尊厳死についてもバランスの問題だと思っている。現在の日本では、人工呼吸器を途中で取り外すことはどんな理由であれ、法律が変わらない限り犯罪である。しかし、臨床の現場では、それを取り外してもよいのではないかという状況もありえる。呼吸器だけでなく、例えば人工栄養補給の問題も尊厳死の問題として考えられる。アメリカではすでに経管栄養の中止が裁判で認められ、亡くなられた事例が起きている(テリー・シャイボ事件、二〇〇五年)。しかし、尊厳死法案に反対している人たちもまたいる。

　法案化されるとどういうことが起きるか。それは死ぬ義務が生じる。尊厳死を迎える暗黙の圧力がかかる。

「みんな、尊厳死を選択しているのに、あなたはまだ生きていくつもりですか。彼も、彼女も皆尊厳死してますよ。あなたも尊厳死を選ばれたらどうですか」という悪魔の声がささやく可能性を指摘する。

それも間違いではない。そういうプレッシャーがかかる危険性はある。しかし、だからと言って、真剣に尊厳ある死を望んでいる人に、がまんをしなさいという権利もないだろう。物事には両極がある。必要なのはそのバランスである。いかにバランスを取るかにすべてがかかっている。そこには、お互いの立場を理解した対話が必要である。過分でも不足でもない医療を考えていかねばならない。

第四章　死生観――医療として文化として

死は点ではない

「午後三時四六分、お亡くなりになりました」

そう言いながら深々と頭を下げる。そんなことを今まで何回となく繰り返してきた。臨終の宣告は、唯一医師のみができる仕事である。看護師や介護福祉士、ましてや牧師や僧侶が告げることはできない。

下顎（かがく）呼吸といって、下顎（したあご）を突き出すようなかたちで上下する呼吸になると、一般的には死期が迫っていると考えてよい。呼吸が止まるか心臓が止まるか、それは人によって違う。しかし順番だけの問題であって、どちらかが止まれば早晩もう片方も止まる。

呼吸停止、心停止、瞳孔散大というのが死の三徴候といわれる。瞳孔とはいわゆる瞳（ひとみ）のことで、通常は光を当てると小さくなり、暗い所にずっといると大きくなる。ここに光を当てたとき、瞳に何の変化もなく六ミリ以上のままであれば瞳孔散大といわれる。医師はポケットライトをおもむろに取り出して、これを確認しているのである。

あるときから、こんなことをしなくても人は死んだら冷たくなる、そんな単純なことでよいのではないかと思うようになった。生物学的な個体の死はたしかに点かもしれないが、心臓死が人の死か、脳死が人の死かといった議論があることから考えても、死は一つの取り決めであるのかもしれない。たとえ心臓死をとるとしても、さらに細かいことを言えば、心臓が止まってもしばらくは身体の個々の細胞は活動している可能性がある。とすると、人の死は細胞死というのが正確なのかもしれないが、そのことは誰も言わない。

脳死は人の死かという問題が出てきてから、たしかに人の死の判定は複雑になってきている。しかしそれは解釈の問題である。臓器移植を行うときに限って、脳死は人の死と法律で決められている。本来、法というのは、そのように決めればきっと社会はうまくいくという決め事である。決して法が絶対的に正しいわけではない。アドルフ・ヒトラーのユダヤ人虐殺でさえ、その最初は議会による婚姻を規制する法律から始まった。何をもって人の死とするのかは、それぞれの文化・歴史の中で異なっている。

いろいろな診断基準をつくらなくても、そんなに焦らなくても、人は死んだら冷たくなる。心電図モニターが「ピッ、ピッ」と心臓の動きを映し出している。多くの家族は死に逝く人ではなく、モニターの音や波形に集中する。今、まさに亡くなろうとしている患者さんの手を握り、言葉をかけている人が、かえって気まずそうにしている。他の人は静かに、じっとモニターを見つめている。医師も看護師も心電図を見ながらまさに、心臓が止まるのを待っている。機械で人の死を看取っている。

臨終の宣告を医師がするようになったのは、そう昔のことではない。わが国では一八七四(明治七)年に発布された「医制」により、医師が死の判定をし、それを証明する書類(死亡届)を提出することが義務づけられた。それまでは、医師は手の施しようのなくなった患者に対して積極的に関わろうとはしなかった。残された家族は宗教者や呪術者の力を借り、それこそ「神仏に祈りをささげる」ことで死を看取っていた。

こうして、死の判定が医師だけに限定されるようになり、死を迎える場所も家から病院へと移り変わる中で、死を時間軸の中の一つの点としての事実と考えるようになってきたのではないか。

死は決して「点」としての事実ではなく、人と人との「関係性」の中に時間をかけて織り込まれていくものである。

死は、死に逝く一人の人間が独占しているものではなく、死に逝く人を取り巻く多くの関係性の中で共有されていくものである。

終末期の家族の想いは

医師は、死亡宣告できる唯一の役割を担った瞬間に、臨終の場を仕切る役目をも期待されるようになった。それまでは家族や親族や地域の仲間、あるいは宗教家によって行われていたであろうその役割を、見も知らぬ他人である医師が行う。

「死」が避けられないことは、誰もがわかってはいる。わかっていることと、目の前の死を受け入れ、納得することとは根本的に違う。例えば、がん末期の患者がもういつ亡くなられてもおかしくない状況を、医師や看護師は頭で理解し、わかっている。しかし、家族にその旨を説明し「わかりました」という言葉がたとえあったとしても、家族は納得していない。「あの家族はお父さんの現状を受け入れていない」というような言い方があるが、本当にそうだろうか。

家族は、どんなにその人が医学的に瀕死の状態であって、もう助からないと理屈ではわかっていても、それでもなお、現在の状況から少しでも悪くならないことを強く願う。「お願いだから、昨日の帰り際と同じ状態でいてほしい」と想う。意識もなく呼吸状態も悪い中でさえ、氷枕をしていれば「熱が出たんだろうか、何の熱かな、肺炎だろうか」、点滴の本数が増えていれば「血圧でも下がったのだろうか」と思いをめぐらす。酸素マスクをしていれば「あぁ、もうだめなのかな」と天を仰ぐ。意識がなく苦しみは感じないとわかっていても、死に際のあえぎ呼吸は、家族にとっては「苦しさ」以外の何ものでもない。医療関係者には瑣末と思われることが、家族には重大な問題なのである。現状を受け入れられない家族がいるのではなく、そういう家族を受け入れられない医療スタッフがいるだけである。

人はそう簡単に諦めきれるものではない。家族が「もう、歳だから」とつぶやく声には、諦めの気持ちの中にも、今まで生きてきた本人と家族との物語からわき上がる哀しみや切なさが感じられる。

私たち医療者が「もう高齢ですからね」と言うのはたやすい。しかし家族は、そんなに簡単に割りきれるものではない。厳しい現実を受け入れるためには、心の中での葛藤が必要である。家族の心情とはそういうものである。その心情にどれだけ配慮できるかが、医療全体の質を決める。

死に向かう手順

多くの日本人は「死」に向かう手順をとても大切にする。高齢者に限らず、突然断ちきられた死は受け入れ難い。不慮の事故や非業の死などのいわゆる横死、そして自死。手順を踏まずに突きつけられた死は、残されたものの心の中で暴れている。

高齢者医療では、先に述べたように、現在がたとえどのような状態であっても、今よりは悪くならないでほしいという願いをもつ。しかし、その願いがいつもかなうわけではなく、多くの場合で病状は悪化していく。家族はそれもどこかでわかってはいる。頭でわかっていることを納得するまでには時間と手順が必要である。一連の流れの中で、人は、死を受け入れ納得していく。葬式仏教と揶揄されることもあるが、日本人の感覚として、初七日、四十九日、一周忌、三回忌……と続く法要も、純粋な宗教的意味合い以上に、死を受け入れるために必要な手順である。その流れは特に高齢者の場合、終末期から連続的につながっている。

「えっ、さっきまで息をしていたのに……」

そう言いながら息せき切って、患者の枕元に娘が駆け込んでくる。「もう臨終が近く、いつ呼吸や心臓が止まってもおかしくない状態ですよ」と話をして間もなくのことである。毎日のように病院に泊まり込み、身体を拭いたり髪の毛をとかしたりと片時も離れず付き添っていたのが、ちょっと自分の着替えを自宅まで取りに帰った矢先の出来事だった。

「誰もいなくて寂しかったでしょう……」と自分の口に手を当てながらつぶやく。

「ちょうど一〇分ほど前でした。安らかな最期でした」と告げ、深々とお辞儀をする医師と看護師。娘は時計を見て死亡時刻を確認する。

「母さん、もう少し早く戻ってくれば会えたのにね。ごめんね……」

たとえ急変時に心肺蘇生を差し控えるという指示(DNAR)が出ていたとしても、家族が戻ってくるまでの、一〇時間ではない、一〇分間である。死亡確認を待つことはできないのだろうか。呼吸が止まり、心臓が止まった、何時何分何秒、そんな正確な点としての時間が必要なのだろうか。ちなみに死亡診断書には秒までの記載欄はない。

誰もが、家族みんなに囲まれて、安らかに臨終を迎えることを望むのである。その望みをかなえるため配慮することは、医学ではないが、間違いなく医療の一側面であると思う。

パターナリズム

医療の歴史の中で、医師はその専門性から頭ごなしに、時には怒鳴りながら患者に一方的に診断を伝え、その治療の方針をも独断で決定していた時期があった。がんにしても、あの個人主義の国アメリカでさえ、一九六〇年代は告知することもなく医療者主導で治療を行っていた。とはいっても、大多数の医師は職業倫理をもち、患者のために何をなせばいいのかを一生懸命に考え続けている。決して適当に決めて勝手なことをしているわけではない。紀元前四〇〇年頃の古代ギリシャの医師で「医学の祖」といわれるヒポクラテスの誓いの中でも、「良心と威厳をもって医を実践する、患者の健康と生命を第一とする、患者の秘密を厳守する」といったことが謳(うた)われている。

「パターナリズム」という言葉は、父権主義、温情主義とも訳されている。強い立場にある医師が、弱い立場にある患者に対して良かれと思い、患者の意志に反してでも診断、治療に介入することをいう。国家が国民のためにと、さまざまな行動に介入することもそのようにいわれる。医療現場においては一九七〇年代初頭に、アメリカの医療社会学者フリードソンが医者と患者の権力関係を「パターナリズム」と指摘したことにより、社会的問題として喚起されるようになった。

一九七三年、アメリカ病院協会が制定した『患者の権利章典』の中に次の項目がある。

〈患者は、法が許す範囲で治療を拒絶する権利があり、またその場合には医学的にどういう結果になるかを知らされる権利を有する〉

パターナリズムの弊害を念頭に置き、医療を受ける側の権利を保証したものである。しかし皮肉にも、これ以降アメリカでは、医療訴訟が急激に増加したともいわれている。

インフォームド・コンセント

それを補完するかたちで出てきたのが、インフォームド・コンセント(IC)である。日本では一九九〇年に日本医師会が「説明と同意」と訳して報告した。しかし、多くの人が指摘しているように、この日本語訳が誤解を生み、本来の意味がうまく浸透していない現状がある。「……と家族にICをした」というコメントがカルテに記載されているのを今でも目にする。ICの概念を、従来の「手術承諾書」

の延長くらいにしか考えていない医師が少なからずいるのも事実である。時にこれは「説明」ではなく「説得」であると揶揄（やゆ）されている。最初から答えがわかっていることを、やさしい口調で、延々と説得しているだけのことになりかねない。

「インフォームド（情報開示）」も「コンセント（同意）」も、医療を提供する側、受ける側の双方向性が基本である。「ICをした」と医師が主体的に書くこと自体が一方向性で、ちょっと違う気がする。実際にはICという言葉自体を使う必要がないのではないか。お互いに話した内容をきちんと記載すればよいことである。

ICしたと思っているのは、医療者側だけかもしれない。医師であれば、自分の考えている方向に患者を誘導することは、さほど難しいことではないと感じているのではないか。その方向が正しいときに問題は少ないが、それが医療提供側の都合によるとすると、困ったものになる。

次第に食事がとれなくなってきた人がいるとしよう。特に大きな病気があるわけでもない。血液検査やいろいろな検査でも大きな異常がない。九〇歳という年齢を考えると、次第に生命を維持する機能が衰えてきているとしか思えない。

四〇歳頃の私なら、次のように家族に話をしていた。

「お母さんは次第に食事がとれなくなってきています。検査などでは異常所見はなく、何かを治療すればまた食事がとれるようになるというものではなさそうです。このままだと徐々に衰弱して最期を迎えることになります。しかし、経管栄養という方法があって、人工的に水分・栄養を補給することができるようになっていますが、どうされますか？」

これでは、ほとんど家族には選択肢がない。

近年では、このように話をすることが多い。

「お母さんは次第に食事がとれなくなってきています。検査などでは異常所見はなく、何かを治療すればまた食事が取れるようになるというものではなさそうです。医学的には胃ろうという方法で水分・栄養の補給をすることが可能です。しかし、年齢や今までの経過を考えると、医学的に正しいことをすべて行えばいいというものでもありません。

ここからはご家族と私たちで、何が一番お母さんに負担が少なくいい方法なのかを考えていく必要があります。これを寿命だと考え、経管栄養を差し控え、お口から食べられるだけ食べていただく、という考えもあります。もう少し時間の余裕があります。ほかのご家族とも一度ご相談ください。

私たちはご家族がどのような選択をされても、よくお考えのうえでの決定であればそれを尊重して、できるだけのサポートをさせていただきます」

やはり、経管栄養をしないという選択肢も提示すべきだと、現在は思っている。可能な限りの選択肢を出し、家族の事情も考慮してこそ本当の「インフォームド」になる。

例えば、車を見にショールームへ足を運んだとしよう。営業マンからエンジンの性能の高さをとくとくと説明されたとしても、よほど車に詳しくない限り、「はいはい」とうなずきながらも、ほとんどわかっていないことはないだろうか。何気ない会話から、いろいろとある情報のどれを顧客が知りたいのかを、いち早く察知する能力が営業マンには求められる。エンジン性能にこだわりをもつ人もいるだろうし、燃費が気になる人も、私のようにとにかく走ればいいという人もいれば、見た目が格好よければいいという人もいる。医師の説明も似たようなところがある。

医学用語を並べていくら説明しても、なかなか一般の人にはわかりにくい部分がある。一方で、今やインターネットでの情報収集が医学分野でもかなり可能であるため、前もってたくさんの情報を頭に入れてくる人もいる。今後、二〇二五年に後期高齢者に差しかかる団塊の世代には、そうした人が多いように思う。医療者は家族との会話の中で、家族が何を知りたがっているのかを常に考えながら説明をすることが大事であろう。

おまかせ医療と自己決定権

しかし、インフォームド・コンセントがうまく浸透しないのは、単に日本語訳が悪いとか、医師の頭が固いというだけの理由ではない。日本の伝統文化に問題があるのではないだろうか。

アメリカのような「自己決定権」という概念は、日本では希薄である。いろいろと選択肢を出し、時間をかけて懇切丁寧に説明したあとでさえも、

「先生、専門的なことはようわからんで、先生のよいようにしておいてください」

「先生にぜーんぶおまかせするわ」

という答えが、実は非常に多い。特に、高齢者自身に何かを決定させるのは難しい。

「息子に聞いてみんとわからん」

「家には帰りたいけど、子どもに迷惑はかけたくないからね」

と、自分のことより家族や他人の目が気になる。これは優柔不断というものではない。日本の一つの文化である。

自己決定権とは、簡単に言えば「自分のことは自分で決めましょう」ということである。「俺が決めたんだから、それでいいだろう」と主体的に主張するかたちと、「自分のことは自分で決めてくださいね」と相手に決定を押しつけてしまうかたちとがある。前者であれば、自殺は容認されるのかという究

極の問題に行き着く。後者であれば、一緒に自己責任という言葉もついてきて、「あんたが自分で決めてやったことだろう」という責任逃れを含有している。

日本では、患者さん自身が主体的に自己決定権を振りかざすことは少ないだろう。というより、面と向かって医師にはっきりとしたことは言わない。その場では「はいはい」と聞いておいて、家に帰ってから「こんなにたくさん薬が飲めるかよ」と言って半分ぐらいしか服用しなかったり、五日分の薬を二日で止めたりすることが多いのではないか。医師にいろいろ言ってもしようがないと思っているのだろう。

医師がどんなに丁寧に説明しても、医学の細かいニュアンスまでは到底伝わらない。であるならば、患者、また家族とできるだけ対等の立場に立って、自分だったらこう考えるとアドバイスすることは、決して無駄な行為ではない。いや、むしろ家族にとって選択の幅が広がるという意味で、本来あるべきインフォームド・コンセントのかたちに近いと言えるかもしれない。しかしながら、患者さんに対してできることは何でもしてあげたいとの家族の想いがどんなに強いとしても、すべてが希望通りになるわけではない。現実問題として九〇歳、一〇〇歳の高齢者にがんが見つかったからといって、手術や抗がん剤の投与はリスクが大きい。仮に輸血をすれば多少の回復が見込めるという場合であっても、「限られた資源」として適切に分配されるべき血液を安易に使っていいかどうかの社会的意味からすれば、やはり「ノー」だと言わざるをえない。ただ、そこにおいても事務的に判断を下すのではなく、医師個人の倫理観やバランス感覚に基づいた熟慮が必要だと思う。

嚥下障害と胃ろう

脳血管障害(くも膜下出血や脳梗塞など)の後遺症で、ほとんどコミュニケーションがとれない患者さんの食事を例にとって考えてみよう。〝脳卒中〟は、発作的に私たちを襲い、そのまま死に至る場合もある。また、かろうじて一命をとりとめても、自分で食事がとれない、飲み込めない、しかし、呼吸や心臓にはさほど差し迫った問題はなく、何らかのかたちで人工的に栄養を補給すれば生きていけるという人たちがいる。

ものを飲み込むというのは、非常に複雑なメカニズムが働いている。私たちが食べたものは口の中でかみ砕かれ、舌で喉の奥のほうに送られたあと、食道を通って胃に入る。息を吸うときは気管から肺に入るが、その食道と気管の分かれ目は、喉仏の少し上にある。きな粉を吸い込んでせき込んだ経験はないだろうか。胃にいくものが間違って肺に入り、それを外へ出すための身体の防御反応としてむせる。これらをスムーズに行えるのは、神経がそれをうまく調節しているからである。脳卒中など脳の病気でこの神経がうまく働かなくなったとき、食事がうまくとれない、つまり、嚥下(えんげ)障害という後遺症が残る。この際に、水分と栄養をどのようにとるのかという問題がある。短期間であれば血管に直接水分と栄養を入れる点滴という方法もあるが、長期になるとやはり血管ではなく、通常のように胃腸を利用する方法が望ましいといわれている。

このとき登場するのが、経管栄養(経腸栄養)法である。要は、食べられないなら人工的に消化管に栄養剤を入れてしまおうという話である。一番多いのは胃ろうという方法である。これは、胃をお腹の皮膚まで引っ張り上げて固定し、そこに直径一センチ程度の穴を開けチューブを通し、そこから水分・栄養を直接胃の中に注入するというものである。途中を省略してはいるものの、血管からの点滴という方法よりは生理的で自然なかたちに近い。そこから水分と流動食を一日三回入れる。見た感じはどうしても食事という感じはしない。

経管栄養の現実

もはや食べ物を受けつけなくなった高齢の患者さんの場合、経管栄養を実施すれば少なくとも水分と栄養の補給は確保できる。しかし、それは延命のための手段であることがほとんどであって、寝たきりの不自由な状態をいたずらに長引かせることにもなる。これに対して経管栄養に頼らず、あるがままに生命活動が衰えていくのにまかせて、やがて静かに死を迎えるのも一つの寿命、という考え方が一方にはある。自分で食事をとれなくなったとき、このような方法を取ってまでも生きていきたいと思うものなのか。

問いを変えよう。

経管栄養で生命維持が可能になっているこの状態を、「自然」と考えるのか、それとも「不自然」と考えるのか。さらには、以下のような問いにも発展しうる。人間にとって、水分・栄養の補給は何事にも換え難い、「絶対的」に必要なことなのか？ 臨床の現場では、日々このような問題が起きている。

一〇数年前は、ほとんどの症例に経管栄養が勧められていた。食べられない人がここにいて、その代わりとなる医療技術があれば、それを利用しない手はない。私も単純にそう思っていた。家族には（患者さん本人は理解できない状態であることが多い）次のように話すことが多かった。

「病気の後遺症のために、現在は食事がとれません。おそらくこれからもご自分でお食事をとることは不可能でしょう。といって、このまま点滴を続けるのは限界があります。幸いなことに胃腸の機能は問題がありませんので、これを利用するほうが生理的で身体にもいいでしょう。そのためには胃ろうが必要です。どうされますか？」

「どうされますか」と言われても、よく考えると家族にほとんど選択肢はない。「胃ろうとやらを造るしかないんでしょう」と言いたいところを飲み込んで「はい、お願いします」と答えるしかない。これでは単なる「説得」ではないかと思うことは多い。初めから「経管栄養」ありき、の説明では、インフォームド・コンセントとはかけ離れている。近年、病院ではやたらに説明の文書に署名をさせられることが多くなった。これはこれで悪い方向ではない。昔であれば何の説明もなく胃ろうが造られ、事後承諾というのが関の山であっただろうから、それに比べれば格段によいのかもしれない。

一〇年以上前、患者さんの家族に同じような話をしたあと、ベッドの傍らで息子さんと世間話をしていたとき、彼は寝たきりのお母さんの髪をなでながらこう言った。

「先生、私は父の顔を知らないんですよ。戦死したらしいんです。母が戦後の混乱期に、たった一人で私を育ててくれました。うちの会社も母がここまで大きくしたようなものです。気丈な母でした。泣き言の一つも言わなかったなぁ。そんな母にはいくら感謝しても感謝しきれない。少しでも長生きしてほしいと思います。

でも、これでいいのかなとも思うんです。息子の私の想いだけで、母をただ生かしているだけなのではないかと。私のエゴなんではないかと。感謝といいながら、母にまだすがっているところがあるのではないかと。どうなんでしょうね、先生。このまま、食べられなくなっていって枯れるように死んでいくのが自然な気がするのですが、それは許されませんよね」

このことをカンファレンスで、看護師や介護福祉士たちに話題として投げかけてみた。誰も何の反応もなく、ばつの悪い沈黙だけが流れた。帰り際に、一人の看護師が「先生、患者さんを餓死させるのですか」とうつむきながら言った。

食べられないということの状況を、「自然な流れだ」と取る人間と、「餓死させる」と取る人間がいる。どちらかが正しくて、どちらかが間違っているのだろうか。

その頃の私にはどちらも正しく、どちらも間違っているとしか思えなかった。

高齢者医療の中では、純粋に「客観的」なもの、何事にも動じない絶対的な「真理」がどこかにあり、それに照らし合わせれば答えが自ずと出てくるというような感覚はどうもしっくりこない。

当事者であるということ――現場と会議室

人工栄養を受けるかどうかの選択を迫られているのが、あなた自身やあなた自身の父母の問題なのか、それとも赤の他人で、しかも目の前にその現実がないときに考える問題なのかということは、とても重要である。当事者であることと、第三者として意見を述べることは本質的に違うし、立場によって大きく考えが変わってくる。臓器移植にたとえ反対でも、心臓移植をしなければ死ぬのを待つしかない子どもをもつお母さんの目の前で、「あなたは、人の心臓が欲しいのだろう。見知らぬ人の死を前提としたあなたの子どもの生は許されるのか。そこまでして生きたいのか」と指差して意見を言っては、いけないのではないだろうか。

臓器移植にたとえ賛成でも、交通事故で脳死となった子どもの両親に、「日本中に臓器移植の日を待って苦しんでいる人がたくさんいて、あなた方がよいと言えば助かる人がいます。お子さんは別の人の身体の一部として生き続けることができるんですよ。すばらしい生命のリレーですよ」と臓器移植を待つ子どもたちの写真を見せ強要してはいけないのではないだろうか。

介護に疲れ果てた老人に、「あなたの夫でしょう。どうして面倒見てあげないの。人間が人間を介護するのは義務なのですよ」と言うのはきつい。

「こうした老老介護の問題は介護の社会化の問題であり、私たち社会全体が考えていかねばならないものなのである」と言っても、誰に何の助けにもならない。

非当事者として意見を述べるのは、いわゆる評論家、専門家、学識者が多い。ある事柄について、いったん個人的なことを棚に上げて、深く考え意見を言うことは、それはそれで意味がある。皆が皆、個人的なことばかりを自分の想いだけで話していたのではどうしようもない。それらの意見を集約し、個別の問題を一つの抽象的問題にまで高めていくことで見えてくるものがある。しかし、「高める」という言葉をここで何気なく使ったように、抽象的概念のほうが何か「偉い」「すごい」「頭がいい」という誤解とうぬぼれがどこかついて回る。しかし、当事者を目の前にして、倫理学のような学問が直接何かを語るということは無理なのではないか。

「学」というものにできることは、「本当にそうなの?」「そういう問いかけでいいの?」「それは問題とする基本からそれているのでは?」と常に一歩下がって、現場の人間に石を投げ続けることではないだろうか。「うるさい、正論ばかり」と言われながらも、あえて何かを言い続けていく。そういう厳しい態度が「学問」なのではないか。誰にでもできるものではない。逆に、現場は「それは、実はこういうことではないの?」という問いかけに対して、それが厳しい指摘であったとしても一度は向き合って考える姿勢が必要なのではないか。その両方の立場を理解することが、この当事者と非当事者の問題を解決する一つの方法ではないかと思う。

テレビドラマ『踊る大捜査線』(一九九七年、フジテレビ系)が高視聴率を上げ、映画化もされた。この物語では、現場の青島刑事がキャリア組の室井警視正に叫ぶ有名な場面がある。

「事件は会議室で起きているんじゃない、現場で起きているんだ!」

多くの職業人がこの叫びに共感した。トップと現場のジレンマをうまく言い表している。

ここで、室井が、「わかっている! でも、現場では解決しない、会議室でしか解決しない問題もあるんだ!」と叫び返したかどうかはわからないが、当事者と非当事者との問題もこれに尽きる。

現場で起きている事件の個別の事情を考えることもなく、会議室だけでの議論は空論になりやすい。しかし、個別の意見だけでは収拾がつかず現場が混乱してしまうことも大いにありうる。現場も会議室も、それぞれでしかできないことがある。お互いの事情をどれだけ斟酌できるか、そのバランスの問題ではないだろうか。そのバランスを取るには、先ほどのドラマでは、いかりや長介が演じた老獪なベテラン和久刑事のような存在が必要であった。

医療・介護の現場でも、「人には尊厳をもって接しなさい」というような会議室的抽象論を声高に論じる人もいる。「現場はそんなきれいごとでは済まないのよ」と言って抽象論に耳を貸さない人もいる。どちらの意見も必要なのである。そのバランスを取るものが必要である。

自分を棚に上げた学者と、自分だけは現場で患者さんのために働いていると粋がっているスタッフと、そのバランスをどう取るか。医療・介護の問題で絶対に抜け落ちてはいけない視点であると思う。

第五章　ものがたりへ　ナラティブへ

納得のフィルター

医学（近代科学）は、普遍性・論理性・客観性をその基本原理として発展してきた。しかし、どうだろうか。私たちは日々、そんな基本原理の中で生きているだろうか。そうだとするとちょっと息苦しい。予想したことがはずれることは日常茶飯事ではないか。少しぐらい辻褄（つじつま）が合わなくても、

「そうだよね、そういうことってあるよね」

「そうそう、ありがちだよね」

と妙に納得してしまうことのほうが多くはないだろうか。つまり、私たちは自分なりの納得のフィルターをもっていて、いろいろな情報をその回路を通して見ている。そのつぼにはまったとき、たとえ白のものでも黒として納得してしまうのではないか。

二〇〇六年に大ヒットした『千の風になって』という歌が多くの人の心を捉えているのも、その一つの表れではないかと思う。こうした流行に対して、「成仏していない霊魂がそこら辺にいるなんて、とんでもない。そんな歌は歌うべからず」と指摘する人が出てくる。また、日本人の考えの浅さに嘆きの声を上げ、大衆を批判する人が出てくる。しかし、仏教をはじめとする宗教界が死んだあとのことをどのように説こうとも、哲学や社会学がいくら死に対する深い洞察を行っても、日本人の多くがこの歌を納得し受け入れたことに目を向ける必要があるのではないか。この歌を聴き涙した人は、「死」や「魂」

についての一般的な概念や判断など何も考えていないだろう。死んだあとに魂がその辺りをさまよっているかどうか、そんな宗教・信仰上の問題を指摘しても的外れである。

多くの人は、具体的な「誰か」を思い浮かべてあの歌を聴いている。若くして死に別れた夫のこと、病気で亡くなった子どものこと、各自の心の中で、その喪失について納得できていない「その人」のことを思っている。誰かとの関係性の中で聴いている。不特定多数の「死」については何も思っていないのではないか。『千の風になって』が多くの人の納得のフィルターとして作用し、一番フィットしたということだろう。

人があることを理解するということは、科学的な論証より納得のフィルターという単純回路にかかっている部分が大きい。死生観もまた人の死をいかにして受け入れていくかの「納得のフィルター」の一つであると思う。

「医者の不養生」というフィルター

医療の現場でも、患者さんは自分なりのフィルターを通して健康や病気から死までを納得しようとしている。医療者もまた自分なりのフィルターをもっている。そこに大きな溝が生まれやすいことを、医療関係者側も患者さん側も自覚する必要がある。

ある病院の話である。病院の中にいまだに喫煙室がある。それもかなりのスペースをそこに割き、冷蔵庫を置き、冷暖房完備で、強力な換気扇がついている。まるで喫煙喫茶である。このご時世、その喫煙室を廃止しようという提案が起こった。タバコが肺がんの原因になっていることは誰もが知っていることである。喫煙者の近くにいて煙を吸うことによる健康被害も受動喫煙として指摘されている。多くの病院は敷地内全面禁煙となっているが、医療関係者の喫煙率はいまだに高いといわれている。

その病院では、なぜか喫煙者を中心に大反対が起きた。その中心になった人の意見はこうだ。「タバコはストレス発散になるので、喫煙室は従業員の福利厚生施設である」「タバコが吸えなくなると退職者が出て病院が成り立たなくなるので、何とか存続の方向で考えたい」「病院の外に小さな移動式倉庫でも置いて喫煙室としてはどうか」等々。これが通るなら、休憩中にお酒を飲むのも、カラオケで歌うのもストレス発散だと言い張ってもよいことになる。タバコでしか引き止められない職場の文化もまたお寒い。視野の狭い個人のフィルターでものを考えるとこういう屁理屈が出てくる。まして医療関係の職場であるのに、健康に有害で他人にも悪影響を及ぼすとわかっていることを平気で主張すること自体が自覚のなさを暴露している。患者さんには間食は禁止だの、太り過ぎだのと平気でいうわりには、喫煙室を死守しようとする。別の仕事を探したほうがよいと思う。タバコ臭い人に〝禁煙〟を勧められたり、太った医師に「お互い今はやりのメタボリックシンドロームですなぁ。ウエストあと五センチ、がんばって絞りましょう」と言われたりしても納得するはずがない。その場を離れれば「まあ、いいか」で終わってしまうのが関の山だ。

「医者の不養生」という言葉がある。医者であれば病気については一般の人より詳しいはずなのに、案外自分のことには無頓着であるということである。たしかに医師や看護師など医療関係者は、患者さんにいろいろ言うわりには自分には甘い。検査するのも怖がる人が多いし、どうも自分だけは病気にならないと信じ込んでいる集団らしい。自分のことはさておき、患者さんには健康や病気のことを話して矛盾をあまり感じない、そんな特異なフィルターをもっている人種なのかもしれない。

「健康観」というフィルター

自分の尿を異様に気にしているおじいちゃんがいた。自分の尿を見れば健康かどうかわかるという。

それを確かめないと一日が始まらないし終わらない。私の病院に来たその日は、どうも尿の出方がいつもと違うので気になって気になって仕方がなかったらしい。

「どうされましたか」

「最近おしっこの出が悪くて」

そう聞くとまず思い浮かぶのは、前立腺肥大症という病気である。これは前立腺という男性にしかない臓器が肥大して、尿の通る道（尿道）を押しつぶしてしまうために、尿の出が悪くなってしまうものである。とりあえず検査を終え、前立腺肥大症であることを説明し、薬を飲んで様子を見るように話をしてその日は帰ってもらった。二週間後、再診。

「どうですか」

「いやぁ、先生。だいぶいいけど、以前のようには出ないですね」

「まあ、まだ薬を飲み出して二週間ですから。もう少しこの薬で経過を見てみましょう」

普通はこれで終わる。しかし、そのおじいちゃんはこう続ける。

「いやね、となりのじいさんがおしっこの病気には西瓜(すいか)が一番だといって、畑で取れたのを三つも持ってきてくれてね」

「西瓜ですか」

「そうじゃ。一日で全部食えというもんだから一生懸命食べたら、そりゃびっくり。その日はおしっこが出るわ出るわ、夜も眠れんくらいだった」

西瓜のようなほとんど水分であるものをたくさん食べれば、尿が多量に生成され、排尿回数が増えるのは、当然といえば当然である。その日から西瓜を食べるのが日課となり、薬は飲まなくなる。本人は西瓜療法と名づけ、近所の人にも勧めている。西瓜が前立腺肥大症に効くかどうかの科学的根拠はない。

しかし、尿の出方が健康のすべてのバロメーターになっているこのおじいちゃんにとっては、西瓜は効いている。こうした、科学的とはいえないものに自分の健康観を見出している人は少なくない。医師でも結構そんな人はいる。

人それぞれに、自分なりの健康のイメージをもっていて、その健康観にフィットした健康食品、健康補助食品は多い。その市場はかなりのものであろう。その先駆けとなったのはクロレラだろうか。高いお金を出して多くの人が購入し飲んでいた。ブームが去った現在も飲み続け、健康を維持していると豪語できる人がどれだけいるのか。今では薬局の隅で、たたき売りされているのが落ちである。健康観はまた流行があるのだろう。アガリスクしかり。ロイヤルゼリーしかり。

これらの効果を否定しているのではない。効果があるかどうかの科学的な問題以前に、私たちの健康観にフィットした納得のフィルターを通るかどうかがヒット商品を生むキーポイントである。「この薬効きますよ!!　一カ月一万三八〇〇円」というと手が出るが、一カ月一〇〇〇円でいいとなると、安過ぎて効果がないような気になるのが人間の心理である。この手の商品、適度に高価なほうが絶対に売れる。

平凡な最期の物語

感動的な話が本になり話題になる。映画がつくられる。それはそれでよいことである。しかし逆に、話題になるということは、通常ではない特別な話であるということでもある。

がんを宣告されて、時に人間の弱さに押しつぶされそうになりながらも、なお最期まで病魔に立ち向かい、家族のことを想い、成熟した一人の人間としてこの世を去った話が、本人または残された家族の手記として本になる。そして、それをささえた家族、医師、看護師などの医療スタッフがコメントを寄せる。それを読み、私たちは感動し涙する。

自分も同じような生き方ができればいいなと心で思う。しかし、今自分が同じような境遇にない限り、この感動的な物語は自分の話でもなく、自分の身近な人の話でもなく、第三者(他人)の話である。

当事者でない限り、その話の向こうには、はじかれてしまった多くの第三者の物語があることを忘れてはいけない。感動的な物語によって、普通の人が、普通に歳を取り、病気になり死んでいく、そんな大多数の死が覆い隠されてしまってはいけないのだと思う。

患者さん、介護する家族、そしてケアをするスタッフが目指すものが決して感動的な物語であってはいけない。それが達成されればその通り感動的かもしれないが、もしそれが達成されなかったときには、家族やスタッフはその原因を自分のものとして捉えてしまう。

「Aさんが死を受け入れられなかったのは、自分の関わり合い方が未熟だったのだ。Aさんのスピリチュアルな痛みを癒してあげられなかった……。私は看護師を続けていく自信がなくなった……」と大きな虚脱感や罪悪感を覚える。患者さんの感情に入り込みやすい人ほどショックは大きい。

皆が皆、成熟した人間として死んでいけるとは思えない。

中には、「俺は死にたくない!」と泣き叫びながら、未練を残して消えていくいのちもある。少なくとも、私自身はその可能性が高い。それはいけないことなのか。そんな惨めな死より成熟した死のほうに価値があるのか。何かに収束していかねばならないようなケアは、どこかが間違っている。

これからの高齢者医療にあるものは、「特別に感動的な話」ではなく、ありきたりの高齢者の物語が主流を占める。普通の高齢者が歳を取り、病気や障害をもって生きていき、普通に終末期を迎えるという、平凡な最期の物語である。

その平凡な物語にしっかり目を向けていかない限り、高齢者医療の本当の問題は見えてこない。

「物語」的に理解すること

医療の現場では、いわゆる「医学的」「科学的」な客観的事実かどうかが問題だと思われるかもしれない。しかし、それよりも患者さんやご家族に「言葉」を使って、「伝える」「語る」ということが、とても重要な問題である。

どのような科学的な事実であっても、言葉として伝えられなければ意味がない。事実は事実としてあるのではなく、言葉として「語られ」てこそ事実となる。

極端な例かもしれないが、がん告知の問題を考えてみよう。医療者ががんの告知をすることによって、患者の人生——今後の生きていく世界——は一転することになる。たとえ、そのがんが誤診であっても、その「言葉」が患者の人生の方向を決めてしまう、そんな力が「言葉」にはある。あることをAと決めたとき、逆に、Aとは決めなかったとき、その後の人生はそれぞれ異なったように進んでいくだろう。人はその両方を体験することはできない。だからこそ言葉を使って「伝える」ことの重大さに敏感でなくてはならない。

「語る」ことから、一つの「物語・ものがたり」が生まれる。病気という一つの人生の出来事を取り囲むように、その家族、医療スタッフがいろいろな物語を織りなす場所、それが医療の現場である。

そこでは、単に客観的な事実の因果関係だけでは窮屈になる。物語的に理解する感性が必要になる。それを、人は必ず持っている。

ある患者が肺炎になる。もう意識もない。家族は、高齢でもあるし人工呼吸器の装着などの積極的な延命は必要ないと主治医には伝えてある。しかし、家族はしきりにあとどれくらいもつのかを気にしている。いよいよ呼吸状態が悪くなって、主治医は最後にもう一度話をする。すると家族は意向を翻して、人工呼吸器も装着して徹底した延命治療を希望する——。

A医師は、こうした状態での集中治療は医学的な適応のないことを家族にくり返して話す。家族は了解し、翌日、そのまま患者さんは亡くなられる。

B医師は、ふと考える。「なぜだろう」。そして家族にどうして考え方が変わったのかを聞く。家族はうつむき加減で話しだす。「実は、三日後に娘の結婚式があります。患者の孫に当たるのです。世間体を気にしていると笑われるかもしれませんが、予定通り結婚式を済ませ、ぜひ新婚旅行に送り出してやりたいのです。そのあとであれば何があっても……。父もそれを望んでいると思うのですが。それっていけませんか」と言う。そして――。

さまざまな展開がある。しかし、家族のこんな「語り」を聞いて初めて私たちは「納得」し、その意見の変化を「理解」したと感じるわけである。こうした物語的な理解は、臨床の多くの場で経験される。医療者には往々にして、家族も合理的に考えるはずだという思い込みがある。ところがどっこい、そんなことはない。医師にとって理にかなっていることが、患者や家族にとってはそうでないこともある。医療者と家族がお互いにすべてを理解して同意することはありえない、というところから始めるべきである。家族に理解力がないといった問題ではなく、患者さん本人とその家族という当事者と、その当事者に冷静に対峙（たいじ）できるようなトレーニングを受けてきた、プロの第三者である医療者とのあいだには、決して埋まらない溝があることをまず心にとめる必要がある。

高齢者の話ではないが、友人の看護師が次のようなエピソードを話してくれた。

> 私が働いていた頃の救急センターは救急患者の対応はもとより、そのあとの数日間の入院観察期間（リカバリー）も兼ねていて、とにかく患者さんが出入りする流れが速かったのです。循環器以外は長い人だと二泊か三泊。一泊なんて当たり前。救急車で来た人は、たとえ急性アルコール中毒で

も救急センターで診なくてはいけませんでした。一気飲みで担がれてきた大学生なんか、次の日にばつの悪い顔して歩いて帰っていきました。

その男の子は、小学校の低学年でした。外科で先天性の病気だった気がします。かなり重症で、ご両親が心配そうに毎日面会に来ていました。センターは完全看護でしたから、面会時間が決まっていました。お母さんとしては、いつも子どもの側にいられなくてさぞつらかっただろうと思います。

ちょうど私が担当していた日のことでした。目の前には苦しそうにしている愛する子どもがいて、心配でたまらないお母さんは、私に「どんな状態でしょう?」とすがるように聞いてきました。決して「大丈夫です」と言える状態ではなかったので、私は勝手なことは言えませんでした。「先生は何て?」と聞き返したところ、「『大丈夫です。必ず元気にします』とおっしゃいました」と。それを聞いた私は「先生がそう言われたのなら大丈夫ですよ」と返事をしました。そのときのご両親の安心した顔は覚えています。でも私にとってその子は、毎日入れ替わって流れていく三〇床のベッドに寝ている患者さんの一人でしかありませんでした。そのあと順調に回復して、男の子は一般病棟に転棟し、私の頭からその場面も消えていました。

しばらくたったある日突然、私を名指しで面会に来た夫婦がいました。センターの出口まで出て、二人の顔を見ても誰なのかまったくわからず、名前を聞いても思い出すことができませんでした。「無事退院することができました」と差し出されたお礼の品を遠慮しながら受け取り、ありきたりの挨拶をしてご夫婦の後ろ姿を見送ってからも、まだわかりません。センターに戻りスタッフにその話をしたところ、覚えていた人がいて、それを聞いてやっと思い出すことができました。

ショックでした。自分はこうなりたくないと思っていた、患者に無関心・無感動な看護師になりつつあるのではと思い知らされた気がしました。と同時に、その男の子とご両親にとても申し訳ない気持ちになりました。あのご両親はきっと私も一緒に退院を喜んでほしかったのだと思います。そのときは、流れ作業のような救急センターの仕事をとてもむなしく感じ、落ち込みながらもまた同じ日々を過ごすしかありませんでした。

その一年後、自分自身が母親になったときに、その場面をふと思い出してもっと後悔が強くなりました。あのときご両親は、とにかく誰でもいいから、嘘でもいいから「大丈夫ですよ」と言ってほしかったのでしょう。すがるような祈るような気持ちだったと思います。自分が親になって、その気持ちが痛いほどわかりました。あのときの私は、たくさんのスタッフの中でもご両親の「頼り」だったのですね。その感謝の気持ちで会いに来てもらったのに、キョトンとした顔で応対した自分を思い出すと、いつまでたっても申し訳なくてたまりません。一般病棟に移った男の子にそのあと、一度でも会いに行ってあげたらよかった、退院を一緒に喜んであげたらよかった、と今でも思います。ご両親はどんな気持ちだったかな、ガッカリされたんじゃないかな……。そう思うと今でも何とも言えない気持ちになります。だから、今は少しでも家族の気持ちに近づいて一緒に喜んだり心配したり泣いたりできたらいいなと思っています。でも、どれだけしても後悔は消えません。

彼女はまさに物語的に再理解し、そしてそのときの対応を悔いている。
こうしたことを客観的ではない、科学的ではないと覆い隠したり、仕事の忙しさの中に紛らせたりすることは、患者さん、家族、働くスタッフ、誰にとっても悲劇ではないか。
物語的な理解は、医療の大事な一部であることを考え続けていかなくてはならない。

「ナラティブ」はEBMとともに

「ナラティブ narrative」とは、ナレーター、ナレーションなどと語源を同じにしており、「物語」「語り」と訳されることが多い。

「ナラティブセラピー」という言葉は、心理学の臨床分野で、特に家族療法の領域で一九九〇年以降有力な流れとなっている。医療ではEBM（エビデンス・ベイスド・メディシン）との比較の中で、NBM（ナラティブ・ベイスド・メディシン）として語られることが多い。

例えば、ある病気に対する薬がAとBの二つあったとしよう。その効果の違いを大規模なデータで疫学的に把握して使用するのと、たった一人の医師の経験や知識だけで使用するのとは違いがある。やはりその効果をきちんとしたデータ（エビデンス）で出し、世界中のどこでも標準医療が受けられるようにすべきとしたものが、EBMである。これによって受ける医療の標準が示され、ばらつきが少なくなる。しかし、人間は数値として表れるものだけで生きているわけではない。データばかりに気をとられていると、見えなくなるものがある。

一方で、患者さんとの対話を重視して患者さんが語る物語（ナラティブ）から、患者さんの背景にある問題点を探し出しいわゆる全人的に対処し治療をしようとするのが、NBMである。数値偏重主義の医療に対する警鐘として出てきたものである。この二つは決して対立するものではなく、お互いに補い合うかたちで出現し、今後も発展していくといわれている。二〇〇〇年代に入ってからの比較的近年の動向である。

高齢者医療の中で、ナラティブセラピーやNBMが話題になることはまだ少ない。対話を重視するNBMといっても、高齢者では、認知症、脳血管障害後遺症などでまったくコミュニケーションがとれない人が多く存在する。この人たちは自分のことを自分の言葉で「語る」ことができない。対話が成り立たない。

そんな「語れない」人の「語り・ナラティブ」をどうするのかが、高齢者医療では問題になる。八〇年、九〇年という長い人生の最終章を迎えているその人を、人生の物語というかたちで捉えなおす「ナラティブ」という概念は絶対になくてはならない。NBMのように一対一の対話というかたちをとらなくても、そこにナラティブは存在するのではないかと思っている。

高齢者医療は、科学では解決できない問題を特に多く抱え込んでいる。認知症患者の自己決定問題、人工栄養導入の是非、人工呼吸器の着脱問題、ひいては尊厳死問題など、人の病気や死を科学的な理解の中にのみ求めるのには限界がある。従来型のNBMとはまた違う「ナラティブ」に立脚した医療が必要である。

私は自らの現場での実践から、そのためのかたちを創り上げていきたいと思うようになった。

第六章　ナラティブアルバム誕生

「うるさい家族」

「あの患者さんの家族、うるさいですよね」

　看護師のあいだでそういう話題になる家族は、必ずいる。そしてその多くは、実は家族思いなのである。患者本人は寝たきりで何も言えない、だからこそ「自分が守らなければ誰が守る！」という熱い想いが家族のその「うるささ」の根底にあることが多い。

　しかし、あまり強く言って病院側から「退院してほしい」と言われても困る。そのあたりの駆け引きもあってか、家族は自ずと丁寧な口調になる。その丁寧さが、かえってカチンとくることもある。

「あのう、三〇八号室の佐藤です。申し訳ありませんが、うちのおばあちゃん寒がりなんで、夜は特に毛布をちゃんとかけておいてください。お願いします」

「はい、わかりました」

　と答えながら、看護師はつぶやく。

「……病院の室温は外と違うんだから、布団一枚でも寒くはないわよね。佐藤さんの家族はいつもこんもりと掛け物していくから、熱を測るといつも微熱だし、ジワッと汗かいていることが多いのよ。言っても言っても、あの家族はわからないから困るのよ」

「うちのおじいちゃん、何だか顔を赤くして苦しんでるように見えるんです。こんなときはだいたい便が出ていないことが多いのですが。今日は便は出てますか？　処置は何かしてくれてますか？」

看護師は記録を見ながら答える。

「ええと、大丈夫ですよ。便は昨日たくさん出てますから」

「……鈴木さんの娘さん、いつも便のことばかり気にしてるわよね。こっちはちゃんと看てるのにね。一日ぐらい出なくても大丈夫なのに。それに鈴木さん、いつも赤ら顔よね」

こんな話は枚挙にいとまがない。


やはり「うるさい」と思われている樋口さんのご家族からある日、「お父さんを外出させたい」との申し出があった。長期療養中の患者さんが外出すること自体は、さほど珍しいことではない。車椅子に座ることができ、会話もできる程度の方なら、気分転換になり、病院では味わえない甘い食べ物などを口にすることができて、外出を楽しみにしている患者さんは多い。

しかし樋口さんは、脳出血の後遺症のためにベッドに寝たきりで、目は開けてはいるが会話はできず、コミュニケーションがとれない。そのうえ全身の拘縮(こうしゅく)(関節が硬くなり伸びなくなっている状態)も強く、車椅子に座ることはできず、食事から排泄(はいせつ)まで生活全般には介助が必要であった。

外出届けの用紙には「気分転換」と外出理由が記載されている。取り立てて反対する理由もなく、私が主治医許可の欄にサインをした。

その日は天気もよく暖かな一日だった。彼らが外出して一時間ほどたった頃、電話が入った。

「こちら、総合病院の脳神経外科外来です。佐藤先生ですね。今こちらの医師と電話換わります」

入院患者さんの紹介だろうかと思っていたところに、耳を疑うような話が出る。

「あ、先生。お忙しいところすみません。実は今、こちらの外来に樋口さんという患者さんが来ているのですが、先生のところの入院患者さんじゃないですか?」

「たしかに樋口さんはうちの入院患者さんですが、何か?」

と言いながら、どうして樋口さんが、黙って総合病院の外来にかかっているのか、最初は何が起こっているのか理解できなかった。

「点滴をしてもらえないかということで、当院を受診されました。よく話を聞くと、先生に断りもせず黙って来て、『何も治療をしてもらえないので心配だ』と。診たところは別に問題もないようですし、どうしようかとも思ったのですが、こちらもただ帰すわけにもいかず、失礼なこととは知りながら、点滴を一本していきます。血液検査でも異常はありませんでした。終われば帰そうと思います。一応先生のお耳に入れておこうと思いまして」

「あ、わざわざすみません。ありがとうございます」

話し終わって、私は受話器をしばらく眺めていた。

どうして、そんなことするんだ。

通常では考えられないことである。そこまで療養型の病院や医師が信用できないのだろうか。怒りを通り越して、情けなくなってきた。「そんなに信用できないなら、ほかの病院にどうぞ」と言いたくなる。そのあとも、日曜などには知り合いの医師を連れてきては診察させているのを、スタッフが何回か目撃した。よほど、私の力量が信用できなかったのであろうか。このままでは病院のメンツも丸つぶれである。

家族を呼んで、「不服があるのなら退院してほしい」と話すことは簡単である。しかし、たしかに常識から外れてはいるが、決して病院への嫌がらせなどの悪意のある行為とは思えない。それよりも、そこまでして家族が守ろうとしているものは何なのか、何がそこまでのエネルギーを生み出させているのだろうか、そのことのほうが気になった。

「寝たきりの高齢者」として全体を括ってしまっては見えてこない何かがあるのではないかという感じがした。クレームこそは何かを学ぶチャンスでもある。そう考えると、ご家族の想いを知る努力をほとんどしていない自分に気がついた。

「あの患者さんが、今まで何をしてきたのか、どんな人生を歩んできたのか、家族とどういう関係をつくってきたのか、僕は何も知らない」

病室のテレビの上に一枚の写真が置いてあることは知っていたが、それがいつの写真なのかを知ろうともしていなかった。


樋口さんの家族を面談室に呼んだ。主治医から直々の呼び出しである。退院の勧告かそれともこの前の外出の行き先の件か――。奥さんが座ったその姿は、見るからに緊張で身体に力が入っているのがわかる。

「樋口さん、ご主人のことをほんとに大事に大事に思われているのですね。当院は総合病院のようにたくさんの医師もいませんし、検査や治療の器械も多くはありません。私のような医師が主治医で、頼りないかもしれません」

奥さんは「えっ」と、小さな声で言った。

「こういう言い方は失礼かもしれませんが、私が初めて見た樋口さんは、すでに病気の後遺症があり、寝たきりで話もできない現在の姿です。この病院には同じような患者さんが多く、AさんもBさんもCさんも正直、同じように見えてしまうことがあります。それに比べてご家族は、夫であり父である樋口さんという一人の人生に関わっておられますよね。一つの流れの中で病気という現在の状況を捉えていますよね。それを、私たちも知る努力をしないといけないのではないかと思いました。その努力なくして、患者さんを診ることはできないのではないかと考えています。

残念ですが、今の状況からご主人は病気が悪くなることはあっても、良くなってまた以前のような元気な姿になるということは決してありません。だからこそ、元気に活躍しておられた頃の樋口さんの様子を少しでも知る努力をしていきたいと思いました。ご協力願えますか」

奥さんの身体から気負いが抜け、自然体で話を聞いている様子になった。

「あるスタッフから、樋口さんの今までの様子を伺って、どのような生活をされてきたのかを知りたいという希望がありました。私自身もぜひ教えていただきたいと思います。今は、個人情報という問題がありますが、奥さんの話せる範囲でよろしいですから、一緒に振り返っていただくことにご協力いただけませんか」

患者さんの生活史を知る

ちょうどこの数週間前に、スタッフから院内研究のことで相談を受けていた。

病院では職員をいくつかの班に分け、テーマも自分たちで決めて毎年研究を行っていた。「研究」というと大学や公立病院でのいわゆる学術的な研究を思うのか、多くの職員が自分たちにそんな難しいことができるわけがないと最初から尻込みをしていた。しかしそれを、業務の一環として開院以来続けている。

実は、研究というのはそんなに難しいことではない。日頃のちょっとした疑問を解決することで充分である。それが現場の問題解決能力アップにつながる。学術的ではないかもしれないが、実践的で実学に近く、すぐに患者さんやスタッフ自身の問題に直結する。現場の研究とはそれでよい。ただ、近年はこの院内研究から全国の療養型病床全国大会への発表も行われており、高い評価を受けてもいる。この研究成果から実際に製品化したものも二点できたことは、次章で触れよう。

その中で、一人の看護師が「患者さんの生活史を知りたいのですが、それは院内研究のテーマにならないでしょうか」と相談を持ちかけてきたのだ。つまり、患者さんが今までどのように生きてきたのか、過去を知りたいというのである。

まさに患者さんのナラティブ──物語である。本来ナラティブという感覚は、医師よりも看護師たちケアに関わる人のほうが強く現場で感じているものではないだろうか。また現在でこそナラティブという言葉は少しずつ広まっているが、この二〇〇四(平成一六)年当時、まだまだ一般には知られていなかった。

「それは面白いね。ぜひやってみたらいいよ」
「でも研究になりますか？　どうまとめていけばいいのかわからないのですが」
「最初から、まとめようなんて考えないほうがよいのではないですか。これを通して、患者さんのことを知ろうとする努力や、その気持ちが大事なのでは。結果じゃないと思います。ぜひ積極的に取り組んでみてください」

ただし、この取り組みを入院患者全員に行うことは現実問題として難しく、家族の承諾も要るために、対象者を選ぶのも、私の役目であった。誰を選ぼうか、悩んでいた矢先の樋口さんの問題であった。

樋口さんのように自分で話をすることができない人の物語を家族とスタッフで再度語り直すという作業は、家族、私たちスタッフ、そして患者さんをも、おそらくよい方向に向かわせるのではという予感がした。

「わかりました」

樋口さんの奥さんは、少し拍子抜けした表情で答えた。後日、その看護師を紹介してこの院内研究はスタートした。この時点でスタッフたちには、かねての自分の想いはまだ伏せて、ナラティブの「ナ」の字も話をしていない。ただ、奥さんの話にしっかり耳を傾けること、特に用事がなくてもご家族の顔を見たときは挨拶だけでもいいから声をかけること、この二点だけを指示した。

この研究の成果として出来上がったものを見せてもらったのは、それから約四カ月後の研究発表会前日の予行演習のときであった。院内研究は毎年五月頃に全グループの発表が行われる。

それまでの間、ご家族と話をしているところや、遅い時間まで残ってパソコンで写真の編集作業をしているスタッフたちを見かけていたが、特に中間相談されることもなかったので、そのままグループのメンバーに任せていた。


スクリーンに映し出された紙芝居のような写真に、私は釘付けになった。

樋口さんの生まれた頃から、奥さんとのデート、仕事中、セピア色からカラフルなものまで、走馬灯のように連続して流れていった。

そこからは、まさに、その人の人生が見えてくる。

患者さんが病んでからの現在の姿しか知らない私は、いったい何をしていたのだろうという感覚になる。樋口さんにも若い頃があり、愛する家族がいる。そうした関係性の中に織り込まれた人生が見えてきて、その存在感に圧倒された。

スライド上映が終わる頃には、何だか泣けてきた。そして、とても温かい気持ちになった。私が泣いているのを見て、スタッフは「ヤッター！」と言わんばかりの顔をしている。

ナラティブ、そんな言葉を知らなくても、彼女たちは十二分にそれを体現している。

何かを言い当てたかのように、ナラティブという言葉を使っていた自分が恥ずかしくなる。これでは「尊厳とは……」と言っていたどこかの偉い人と変わらないではないか。

現場のスタッフに何かをわかってもらうには、単なる言葉ではなく、行動するためのしかけが必要だと、彼女たちに教えてもらった。

研究発表会当日には、樋口さんの家族の方にも来ていただいて、発表を見ていただいた。

初めて見た、ほかのグループのスタッフも涙ぐんでいた。その後、ほとんどの人がそれまでの「患者様、樋口様」とは呼ばなくなった。

こうしてできた写真集を、〝ナラティブアルバム〟と呼ぶことにした。

後日、ご家族からいただいたお手紙である。

〈早いもので病気に倒れて三年一カ月がたちました。こちらにお世話になってから、二年三カ月がたちました。毎日元気に七四年間動きまわっていた人が、一瞬のうちに何の前触れもなく人生の流れそのものがすべて止まってしまいました。毎日元気だった頃の快活な姿を追い求めながらも、このような状態になってしまった今では、どのような姿であれ、一日でも長く生きていてほしいと願いつつ過ごして参りました。現在でもあの元気だった頃の姿が、ずっと、私の心の中には続いて存在しております。

このたび、平凡ではありますが、七四年間の刻んできた歩みを理解していただき看護に当たってくださるという企画をお聞きし、本当に有難く感謝しております。すべての機能を病によって失われてしまった主人にも、人並みの充実した人生があったのだということを、少しでもわかっていただけるのなら、今まで家族だけで思い出話をしたりしていた私の気持ちにも大きなゆとりのようなものを感じられるようになりました。ベッドで音楽を聞かせていただいている時の安らぎに満ちた表情も、どことなく元気だった頃の表情に見えてきます。先生を始めスタッフの方々に温かく接して頂き、主人も心から感謝しており、しゃべることができましたらきっと大きな声で「ありがとう」と言うと思います。

この試みによって感じたことは、患者ばかりではなく家族にも大いに勇気を与えてくださるということでした。ともすると不安と絶望に沈みがちだった私にも、主人の人生の歩みを共有して理解してくださる方々が、周囲にたくさんいらっしゃる(大変身勝手な考え方かもしれませんが)という安心感で、精神的にも楽になりまた力を頂いたと思います。本当にありがとうございます。今後ともよろしくお願いします〉

田中さん――母と娘の物語

田中さんの娘さんは、決まって夕方の五時過ぎに病院にやってきた。

小さなリュックサックを背中に、帽子をかぶり、入院中のお母さんの下着やパジャマや身の回りのものを、きちんと入れてある紙袋を下げて歩いてくる。

看護師や介護福祉士のいるスタッフルームに軽く挨拶をして病室に向かう。同室の患者さんに軽く会釈をして病室に入ると、まずは何を差し置いても母親に声をかけ、その顔を覗き込む。私が、この病院に来たときには、すでに田中さんは会話ができるような状態ではなかった。目を開けてこちらの動きに視線を向けるような気はするが、本当のところはわからない。しかし、夜間は目を閉じているので、睡眠と覚醒のリズムは保たれているのだろう。一〇年前にアルツハイマー型の認知症と診断され、その後、脳梗塞も併発し五年ぐらい前からこの状態で、その経過は長い。その間、次女である娘さんが一人でお母さんの面倒をみてきた。

「大変だったでしょう」と気軽に声をかけることが、はばかられるような重い落ち着きがある。二人で生きてきたその一〇年の間に、いろいろなことがあったに違いない。それらをすべて背負った悲しみが根底に流れ、近寄り難い雰囲気を醸し出している。

母親に対するひと通りの声かけが終わると、枕元にある小さなたんすを開け、中にあるものを一つひとつ確認したあと、持ってきた新しいものを手際よくしまっていく。そして、かけてある布団をそっと足元にたたみ、パジャマの前ボタンを外し、傷の有無を確かめながら全身をマッサージしていく。それは毎日毎日同じ手順で行われていく。

枕元に置かれたノートにはスタッフへの希望が書かれている。丁寧な文体ではあるが、内容は手厳しかった。お腹に開けてある胃ろう(経管栄養チューブ)の穴のガーゼの当て方から、そのあとのパジャマの着せ方まで、事細かく指示してある。普通これを見たら、担当のスタッフはムッとするかもしれない。自分たちのしているケアが監視されている、または信用されていない気がするのではないか。「クレーマー家族」などと言われても仕方がないかもしれない。たしかに、とんでもないことで苦情を言ってくる家族も世の中には多いのだろうが、田中さんの娘さんの場合はそうではなく、その指摘は実に的確であった。寝たきりで何も話すことができないお母さんに代わって、嫌がられるのもわかったうえで訴えていたのであろう。静かではあるが、とても重く、哀しいメッセージであった。

私は夕方、なるべく娘さんが来ている時間帯を選んでは病室を訪れた。偶然であったかのようにして、娘さんと会話を重ねた。医学的なことを説明するというよりは、ただの世間話のほうが多かった。

「もう、こんな状態やし、そう長くはもたんでしょう」

自分に言い聞かせるかのようにそう言いながらも、お母さんに一日でも長く生きていてほしいと願う、娘さんの息遣いがひしひしと聞こえてくる。

お母さんが亡くなられたら、今お母さんとの物語を必死に生きているこの娘さんはどうなるんだろうかと、そのことのほうが心配にもなっていた。

その語りを聴くことは、私たちスタッフにも、娘さんにも必要なことで、ひいてはそれが患者さん本人のためにもなると思った。

「私たちは田中さんのことを、実はまったく知りません。私たちの知っているのは寝たきりで、今の状態になった田中さんです。昔はどんな人であったのか、どのように生きてきたのか。もし差し支えなかったらお聞きしたいと思うのですが、いかがですか?」

と言って、ナラティブアルバム作成をもちかける話をした。

「先生がそう言われますなら、たいした話ではありませんが……」

廊下の長椅子に座り、夕日に長く伸びる二つの影を見ながら、言葉を一つひとつ慎重に選び、彼女は語り始めた。

「母さんをこんな状態まで生かしてきたのは、私のわがままだったのです。ごめんね。だからこそ、この人のこと、私が守らないで誰が守る、という気持ちになるのです」

娘さんは、お母さんとのこの一〇年をきちんと記録に取っていた。認知症がひどくなってきたお母さんに、「あんたは、お手伝いさんだ」と言われて困惑したこと。部屋を出ようとするお母さんが外に出られないようにアパートの内側から鍵をかけ、押入れに入って耳をふさいでおびえていたこと。時には、出生の複雑な事情まで涙ながらに語ってくれた。

娘さんとお母さんのあいだには、誰にも入り込めない物語があった。

何も知らない、いや、知るために何の努力もしない私たちに、その物語は永遠に語られることはなかっただけなのかもしれない。それなのに「あの家族はうるさい」とレッテルを貼っていたことは、なんと身勝手なことであったかと思う。娘さんは信頼するスタッフにも少しずつ話すようになり、ナラティブアルバムも順調に仕上がっているようであった。

しかし、その死は突然に訪れた。ある日、娘さんが帰ったすぐあとに、突然田中さんの呼吸が止まり、その心臓の動きも止まった。ナラティブアルバム研究発表の一週間前であった。アルバムはほぼ完成しており、発表後に娘さんに渡すのみとなっていた。

いつかは別れの時がくることは知っていても、それが誰も今日や明日だとは思わない。スタッフのショックも大きかった。次の日には、そこにあったはずのベッドが片付けられている。アルバムづくりで物語を聞けば聞くほど、田中さんへの想いは強くなっていた。それが突然の死で分断されるのはつらい。スタッフと田中さん母娘との物語が、終わっていないのである。

それをきちんと終わらせなければそれぞれが傷つく、そう感じた。

「先生、四十九日が過ぎたら、アルバムを届けに田中さんの家を訪ねてもいいものでしょうか」

スタッフがそう言ってきてくれたのが、たまらなくうれしかった。私も一緒に行ってご報告したいと思うと答えた。

その数日後、娘さんのほうから病院を訪ねてきてくれた。入院中のお礼をわざわざ言いに来てくれたのである。スタッフとも再会し、お互いに泣いていた。

亡くなられたあとにご家族が挨拶にみえて、これだけスタッフとの再会を喜び、患者さんのことを悼み合うことは、それまでにはなかった。通常の関係ではここまではこない。物語を共有することによってできた関係性の力なのだと痛感した。

アルバムはそのとき娘さんの手にやっと渡った。というよりは、娘さんのところに戻ることができた。その後いただいたお手紙である。

〈アルバムの御礼

母が認知症と診断されてから一〇年、娘の私は母の病状など目の前のことだけに追われて日々を過ごしてきました。それが、このような機会を与えていただき、母について人から話を聞かれたり、写真を探したりしているうちに、今まで、認知症のマイナスイメージばかりだった母にもそれなりの人生があったのだと思えるようになりました。そして、このようにすばらしいアルバムとしてまとめていただき、私の今後の人生の大切な宝物となりました。心より感謝申し上げます。（次女）

追伸

母は人生の最後に先生のようなお医者様に出会えて幸せでした。

老いて病を得、死を迎えるのはこの世の習い、客観的に見て病気をもつ高齢者はいつ死んでもおかしくない軽い生を生きています。特に、母は超高齢でしかも何も言えず、自らは身動き一つできない、そのうえ経管栄養で、半ば植物人間のような状態が続いていました。そんな母を先生は（スタッフの方々も）見捨てず、その時々の最善を尽くしてくださり、そしてアルバムまで作ってくださいました。アルバムの発表まであと一週間というところで亡くなりましたが、このアルバムで、母は人生（人に誇れるようなものではないけれど、精一杯生きてきた）の最後の仕上げをしてもらったのだと思います。

本当にありがとうございました〉

さらに、娘さんが書いた短編エッセイ「スーパー老人力とお手伝いさん」を見せていただいた。当院に入院する以前に書かれたものだった。二人の物語がよく表れている。人それぞれが物語を必死で生きているのがよくわかる。

〈スーパー老人力とお手伝いさん

老人力という言葉が流行っている。物忘れをすることを老人力がついたというそうだが、認知症も老人力になるのだろうか。だとすれば、私の母などはスーパー老人力の持ち主ということになる。アルツハイマー型認知症と診断されてから四年がたつ。最近は、昼夜逆転、徘徊、妄想、失禁と超のつく老人力をつけてきた。

昨夜、母が寝入ったのは午前四時過ぎ。午後一時頃から私の居る隣の部屋との間を毛布を抱えて行ったり来たりし始めた。途中、疲れると畳の上にごろんと転がる。五分も寝ているかと思うとまたむっくり起き上がって歩き出す。時間のずれはあるものの最近は毎日このパターンが続いている。なぜか昼は熟睡できるらしい。しかし、この眠りが妨げられると大変だ。

まず眼がつり上がり、二重瞼になる。瞳が異様に光ってまるでトバ(方言でイタチのこと)のようだ。口をすぼめ、歯がみしている。心持ち右手を前に出し、宙を切るような格好で近づいてくると、心の混乱が始まった証拠である。妄想は自分を攻撃するものに立ち向かえと命令するのだろう。

こうなったら私もお手上げの状態になる。起きては混乱し、混乱しながらまた寝入るというサイクルが二四時間続く。

こんな母を看ている私はさしずめコンビニお手伝いさんである。母は私にとって大切な家族だが、私が娘だということがわからない。時々、尋ねてみても「なあん、わからん」とそっけない答えだ。考えてみれば悲しい老人力だが、私はもう慣れてしまっている。しかし、二年前の秋、娘である私のことがわからなくなり始めたとき、私は必死だった。何度も「娘のクミコ、娘のクミコやよ」と言い聞かせた。だが、しまいに母は怒りだし、娘はここにいないと言い張った。こともあろうにお手伝いさんだというのである。

「クミコと呼んでー」

母の両腕を掴んで、思わず叫んだ日のことがよみがえってくる。思い余って相談に行った病院の先生はにこりともせずに言われた。

「この病気ではあなたが変わるしかないですよ。お手伝いさんだと思われているのなら、それで通したらどうですか」

病院の帰り、私は駅まで泣きながら歩いた。以来、私はお手伝いさん業である。

「ねぇ、ボケちゃ、どういうことけ」

今朝、私は何気なく、母に尋ねてみた。

「ダラ*になること」

なかなかの答えに何かほっとする。重ねて「あんたボケとるけ」と聞くと、「うん、ぼけとる。だらやちゃ」と、眉間に皺をよせて答えた。

急に母が哀れになり、私は籠細工のように曲がった母の背を撫でてやった。

瞬間を生きるのが認知症というスーパー老人力の特色だ。母と焦点が合うほんのひととき、そのひとときを生きがいとして私はお手伝いさんの日々を送っている〉

彼女は、それから私たちの勉強会に参加してくれるようになった。

現在も、皆で立ち上げた医療法人社団ナラティブホームのメンバーである。

＊北陸地方の方言.「ばか」の意.

第七章　声なき声を聴く

「お前も医者なら、何とかしろ」

日系ブラジル人二世のSさんは、入院してきたときからほとんどコミュニケーションをとることができなかった。もちろん脳梗塞の後遺症でうまく発音できない構音障害という理由もあったが、日本語自体がほとんどわからず、しゃべれないという理由のほうが大きかったように思う。

ある時期から、皮膚の至る所に水疱のできる病気を併発した。水疱ができては破れ、皮膚はただれている。正常な皮膚自体も非常にもろくなり、軽く腕を持っただけで「ズルッ」という感触とともに皮膚がはがれ出血する。ガーゼを当てて保護しても、そのガーゼを止めている絆創膏をはがすときに一緒に皮膚までめくれてしまう。スタッフもそれを充分承知のうえで対応するのだが、着替えのときだけはどうしても服を脱がせて着せるという動作が入るため、傷はそのたびに大きくなっていく。

さらにSさんは、脳梗塞の後遺症のため関節が曲がった状態で硬くなってしまう、関節拘縮という状態であった。上肢は肘の関節で曲がり、手は出しそこなったジャンケンのグーの状態で胸の辺りで握られている。胎児がお母さんの身体の中にいる格好に近い。本来ならそうならないようにリハビリテーションをするのだが、一度このような状態になってしまうとなかなか改善は認められない。それらの要因が重なって、誰もがSさんの着替えを嫌がった。もちろん、皮膚を傷つけるに忍びないという理由が一番である。そうなると毎日の処置は、医師である私の仕事になる。

しかし、私がやったからといってうまくいくわけでもなく、そのたびに出血をした。文化も宗教も異なる、言葉もわからない異国の地で着替えのたびに皮膚がめくれ、出血をする。もちろん、ステロイドという強い薬で治療はしていたので、水疱自体は次第に良くなってはいたが、皮膚の弱さだけは劇的な改善が見られなかった。一回の処置に小一時間ほどかかる。患者さんも大変だが、こちらも汗だくである。処置のたびに血だらけの皮膚を見、衣服の着脱の難しさを見るにつけ申し訳なさでいっぱいになる。

「おい、いい加減にしろよ！　お前も医者なら、傷をつくらず着替えをさせて、できた傷はすぐに何とかしろ！　おい、お前、医者だろう！」

どこからか、そんな声が聞こえてくるような気がした。それを契機に関節拘縮が強く、皮膚の弱い患者さん専用の病衣をつくらねばならないという思いが強くなった。とにかく、この患者さんが楽に着替えができる病衣をつくりたいという願いだった。

現在、日本の病院で利用されている病衣のほとんどは、業者が一括管理しているリース品である。以前は病衣も健康保険内で入院費に含まれていたが、一九九八（平成一〇）年から適用外となり、自己負担に変わった。週二回の定期的な更衣でも、汚れたり濡れたり何らかの都合で何回着替えをしても、一日五〇〇円から一〇〇〇円前後の定額料金を患者さんが払っている。

なぜ、病院に入院すると病衣なのだろう。それまであまり考えたことはなかった。正確なことはわからないが、戦後すぐの、まだまだ結核が蔓延（まんえん）し感染症などが隆盛だった時代に、清潔を保つという医学的な理由で病衣やベッドなどの寝具が統一されたと聞いたことがある。また、病衣の前開きの仕様は、聴診や腹部の診察に便利であることも一つの理由であろう。しかし、これだけ公衆衛生が発達し、世の中が清潔になった時代に、しかも、検査や診察が頻回にあるわけでなく、生活中心の慢性期療養が主の病院で、本当にこれまでのような病衣でよいのだろうか。高齢者の施設では個人の服を着ることが多いようであるが、特に寝たきりの状態の患者さんが大半を占める療養型の病院では病衣を利用している所が多い。

さて、機能面から考えてみると、病衣の素材は昔ながらの綿が多い。綿は非常に硬く伸縮性がないために、寝たきりで関節拘縮の強い人の着脱は困難を極め、その際に、Sさんほどではなくても腕の皮膚などを傷つけてしまうことがある。さらに綿は、吸水性はあるが撥水性がなく、吸った汗が冷たくなってしまう。高齢者は、終末期になると栄養状態も悪くなり、全身のむくみ（浮腫）が出てくることが多く、床ずれ（褥瘡）もできやすい。しわになりやすい綿の素材は、この床ずれの生成を助長する。

病院で患者さん・ご家族にアンケート調査をしてみた。「襟元が開いていて寒そうだ」「皆同じで個性がない」などの意見があった一方で、「洗濯の心配がいらない」「学校の制服のようなもので何を着ようかと気を遣う必要がなくて、かえって楽だ」という意見もあった。いろいろな見方があったが、少なくとも病衣は病人の象徴になっていた。病衣を着ることで病人をつくり出してもいる。

私も検査のために入院した経験があるが、病衣に着替え、ベッドに横たわり、看護師さんに血圧でも測られると、何だか自分がひどく調子が悪い病人になったような気分がした。病気は社会的につくられるという話もあるが、何となく理解できる部分がある。病衣について再考することは、高齢者の医療を考えるうえで大切な一面ではないだろうか。そう考えるようになった。

とにもかくにも、「お前も医者なら、何とかしろ！」という心の声が頭から離れない。患者さんのためにというような、やさしいだけの取り組みではない。

開発その1——あたらしい病衣「スッポりん」

しかし、病衣をつくるといってもそれは途方もない取り組みである。生地のこともわからず、ボタン一つ付けられない医師にできるはずもない。幸せなことに、同じ思いをもった看護師や介護福祉士たちが、私の突拍子もない発案に力を貸してくれた。

私が彼女たちに言ったのは、「とにかく、かぶる、巻きつけるが基本で、身体を傷つけがちなボタン、ジッパー、マジックテープなどの付属品を使わないようにしてほしい」ということだけだった。

また、田舎の一医師の意見を親身になって聞いてくれたのは、当時、日本エンゼル株式会社の北陸統括マネジャーだった小原という人物だ。私の患者さんに対する思いや新しい病衣が必要な理由をとにかく真剣に聞いてくれた。その話は東京本社に届き、すぐさま専務の石塚とデザイナーの市村が砺波まで来てくれた。思いが通じるというのはこのようなことなのか。全然儲かる話ではなかったが、「こんな病衣を待っている人は絶対にいる」という私の話に、会社として力を貸すことを約束してくれた。

さっそく、あたらしい病衣の開発が始まった。かぶる、巻くを基本に、その最初のイメージはポンチョタイプと決まった。縫い目があると、そこが床ずれや皮膚を傷つける原因になるため、一枚布をくりぬく必要があった。市販の布では大きさが足りない。小原に相談すると、早々に東京から生地が届いた。バレーボールの実業団チームのユニフォームにもなっている伸縮性と吸水性がある生地だとのこと。それを惜しげもなく提供してくれた。

デザイナーの市村が考えたかたちも、私たちの案とほぼ同じものであった。「今までの介護用品としての服とはかなり異なっており、こんなデザインでよいのかどうか、本当は非常に心配だった」と後日語ってくれた。

試作品第一号ができたのは、それから間もなくのことだった。患者さんのご家族に承諾を得て、実際

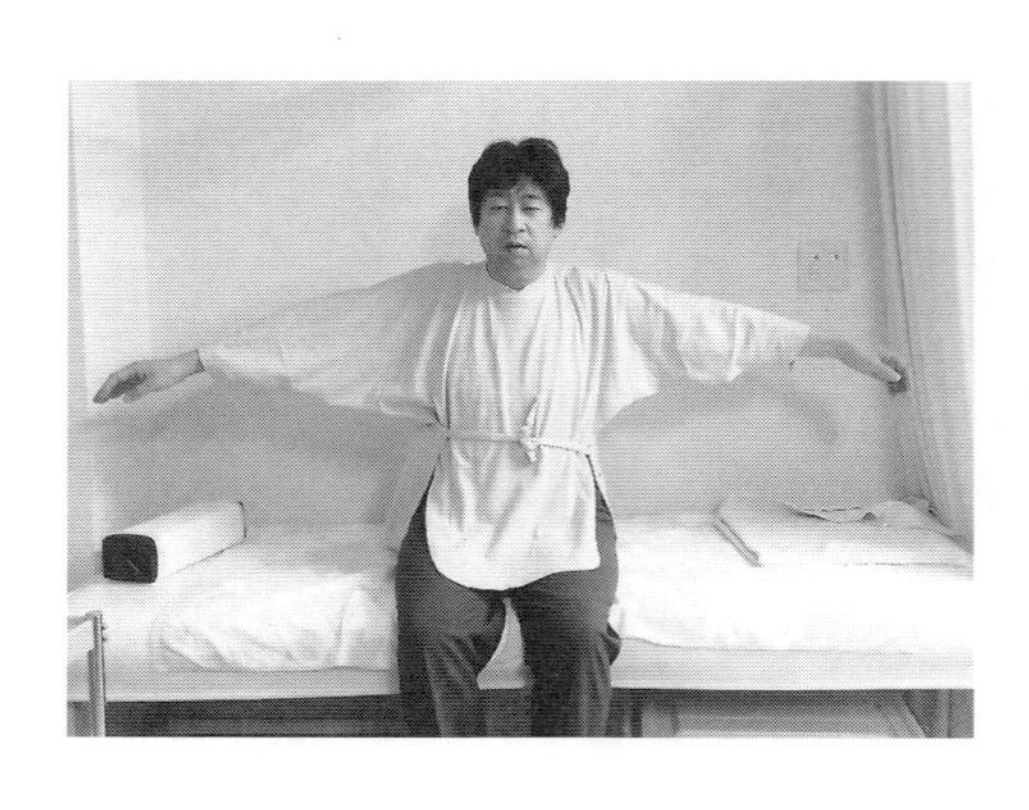

に試用してみると、いろいろと新たな問題点が出てくる。それを小原に伝える。彼は東京本社と連絡をとり、改良したものをつくる。そんなやり取りが一年以上続き、何とかあたらしい病衣が出来上がった。

病衣の着替え時間は、従来のものに比べて約半分に短縮されている。また通常は、寝たきりの患者さんの着替えに二人のスタッフが必要であったが、新しい病衣であれば一人でも簡単にできることがわかった。在宅で、家族が一人で介護をしなくてはならないようなときに、これはとても助かる。

更衣の時間が半分になったことは画期的であり、患者さんの安全もさることながら、スタッフの労力の軽減にもつながるという結果になった。取り組み始めてから約二年がかりで、新しい病衣はほぼ完成形となる。名称は彼女たちの想いを込めて「スッポりん」という愛称になった。NHKで全国にも紹介され、また、二〇〇七（平成一九）年九月に、神戸で行われた第一五回日本療養病床協会全国研究会で、スッポりんづくりの中心となってくれた安念看護師と菅野介護福祉士たちが発表した。* 小原の姿もそこにあった。

そのとき、私はSさんのことを思い出していた。結局Sさんにそのスッポりんを使ってもらうことはできなかった。しかし、彼が心の中で私に語りかけてきた「言葉」に、少しは応えられたのかもしれないと思った。

実際に話すことができない患者さんが「何とかしろ！」と言ったなんて、ひどい思い込みだと言われ

＊安念由起子，奥村ますみ，田中佐知子，菅野喜美子，村元真紀子，棚田晴香：上肢の関節拘縮がある患者さんの病衣“スッポりん”の研究（第2報），日本慢性期医療学会抄録集(suppl) 372-372，2007．2015年現在、製品化され販売されている(http://www.nihonangel.co.jp/)

るかもしれない。しかし、何もしない人よりよい。二年ものあいだ、開発のため一生懸命取り組んでくれたスタッフたち、日本エンゼルグループの方々、皆の真摯な思いが、何を語るより大事なのではないだろうか。

「患者さんにやさしくしなさい」というお題目を並べるだけではなく、こうした取り組みを生みだすことが、本当のやさしさへの「しかけ」なのだと思う。

経管栄養と誤嚥性肺炎

口から食べることができない人に、細い管を使って水分や栄養を補給する経管栄養という方法が近年は多くなってきている。管を通して投与するには、子どものミルクと同じように流動性があり、栄養価の高いものが必要になる。これを経腸栄養食品という。少子化でミルクの消費量も減ってきたためか、もともと赤ちゃんのミルクをつくっていた会社が、高齢者向けの分野に進出してきている。

この経管栄養法はまだ完全なものではなく、医学的には多くの課題を抱えている。その中でも臨床の現場で大きな問題になっているのは、誤嚥性肺炎である。一度管を通して胃に入れたものが、腸のほうに流れず、胃から食道を通って口のほうに逆流することがある。このとき逆流したものが、喉の辺りから肺につながる気管に間違って入っていくと、誤嚥性肺炎が起きる。これが実は、経管栄養をされている患者さんの命取りになることが多い。逆流が一気に大量に起これば、肺炎もまた重篤になる。しかし、少量が徐々に肺に入っていく場合には、はっきりと肺炎の様相を示さなくても微熱が続いたり、血液検査で軽度の異常値が続いたりすることがある。

ある日転院して来た患者Iさんは、一般病院から「状態は安定しています」と言われてきたにもかかわらず、その日から熱が出ている。レントゲンでも肺炎の影があり、しかも何度も繰り返している印象を受ける。その日から経管栄養を中止して、点滴と抗生剤で治療を開始せざるをえない。息遣いも荒く、見た目も苦しそうである。酸素の投与も必要である。これは先に述べた誤嚥性肺炎であった。この逆流を簡単に確かめる方法はなく、熱が出たり、肺炎になってからわかるというのが現状である。

「あなた、お医者さんでしょう。あなたがこのほうがよいって言うから、お腹に穴まで開けて経管栄養を始めたんですよ。これじゃ苦しいだけじゃないですか。あなたもお医者さんなら何とかしなさいよ」

という声が、また聴こえたような気がした。

開発その2——経腸栄養剤「マステル」

こうして、逆流の起こらない経管栄養の考案が始まった。まずは、逆流が起きていることを簡単に確かめる方法が必要である。そもそも、それがないと新しい栄養剤を誰に投与したらよいのか、その効果はどうなのかをきちんと把握することができない。そのうえで、どうやってこの逆流を減らすかということに知恵を出さなくてはいけない。

これも病衣同様、何人かのスタッフが、特に実際の経管栄養を担当する看護師たちが協力をしてくれた。またこのときも、田舎の一医師の想いを真剣に聞いてくれる外部の人間がいた。森永乳業グループの株式会社クリニコで、当時北陸担当エリアプロデューサーの万壽本(まんじゅもと)である。もと空手部だそうだが、その大きな身体には似合わないつぶらな瞳が印象的だった。

まずは逆流しているかどうかを確かめる方法である。胃の中のものが口のほうに逆流して出てくるなら、そこには胃に入れた栄養剤の成分があるに違いない。万壽本は私の思いつきの一つひとつを確かめるための実験を準備してくれた。最終的には、患者さんのいる部屋で、本人の負担なく簡単に検査する方法が開発された。

次は、胃から逆流させない工夫である。栄養剤を固形に近づければ近づけるほど逆流しないことは、すでにわかっていた。しかし、それが広まらない大きな理由は「手間」の問題である。通常の液体状のものは、入れ物を高くつるすことで、重力で胃の中に自然に入っていく。しかし固形に近くなると、一人ひとり直接手を使って最後まで入れなくてはならない。当時、私のいた病院では、五〇人中三〇人ほどが経管栄養で、固形に近いものを看護師が一人でケアするのは困難であった。

指示を出すのは医師だが、実際にそれを行うのは看護師であることが多い。とするとその労力を考慮しないといけない。というより、その手間の問題が鍵になる。しかし、液体を固形に近い状態に粘度をつけ、かつ手間を増やさないというのは、そう簡単なことではない。万壽本が本部の研究所にその話を持ち込むと、すぐに研究所から宮﨑が病院まで来てくれた。宮﨑もまた若手の研究者らしく、誠実かつ理論的にこの開発に取り組んでくれた。こうして研究所での実験、現場での試行錯誤が繰り返された。

約三年の期間を経て、半固形化経腸栄養食品「マステル（ＭＡＳＴＥＬ）」が開発され、発売となった。すべての人の逆流がなくなったわけではないが、一定程度の人の需要に応えているのは間違いない。これらの経緯は二〇〇五年に日本看護学会（老年看護）で発表したり、二〇〇六年から日本静脈経腸栄養学会（ＪＳＰＥＮ）で三年に渡って報告し、*それなりの学術評価も得た。

その後はさらに、逆流せず投与方法も簡便で、患者さんの負担の少ない「究極の経腸栄養剤」の開発研究の取り組みを開始している。これには、医療とは関係のないさらに多くの分野の人々が参加してくれている。

＊佐藤伸彦：抹茶及び尿糖試験紙を利用した経管栄養法の胃食道逆流現象検出への取り組み，静脈経腸栄養，21（増刊），207，2006．佐藤伸彦，宮﨑桂介，他：増粘剤を添加した経腸栄養食品による胃食道逆流現象の抑制効果と長期投与における栄養状態の検討，静脈経腸栄養，22（増刊），134，2007．佐藤伸彦，宮﨑桂介，他：（半）固形化流動食の胃食道逆流抑制効果と栄養評価　症例によって適正粘度はあるのか，静脈経腸栄養，23（増刊），174，2008．
https://www.clinico.co.jp/

逆流を確かめる方法、粘度を増す方法、そしてマステルの製品化、さらなる新製品の開発。すべては患者さんの「何とかして！」という声なき叫びから始まった。その声を感じ取れるか否かが、すべてを決めるといっても過言ではない。この取り組みに、現場の積極的な参加を認めてくださった、当時のクリニコ菊地会長や内田社長も、こうした感性をおもちなのだろうと、頭が下がる思いである。そういうトップがいる組織はすばらしいと思う。

そこからは何も生まれない

こんな話もある。

ある患者さんの湿疹がひどい。いろいろと処置をするがよくならない。その範囲はどうみてもおむつが当たっている箇所と一致している。そこで、そのおむつ会社の担当者に見ていただいた。

「栄養状態が悪いのではないですか？　毎日ちゃんと局所を洗浄して清潔にしていますか？　これ以上のおむつはどこを探してもありませんからね」

と言われて話は終わりである。それ以上は先に進まない。ここに、現に困っている患者さんがいる、ということがこの担当者には見えない。「何とかして」という声なき声は聴こえていない。

仕方がないので、その会社のおむつを取りあえず止めて、タオルを巻くことで対応することにした。おむつを使わないというのは介護する人にとっては大変である。しかし一〇日ほどすると、湿疹は嘘のようにきれいになった。その後はほかの会社の製品を試みるようになった。

「これ以上のものはありませんよ」という言葉には、やさしさがない。そこからは何も生まれない。

何とかしようとジタバタしていることが、患者さんと向き合っていることだと思う。少なくとも、「寝たきりの患者さんにも一人の人間として接しましょう」などと高いところから言うお題目よりは、よっぽどいい。

病院から地域に出て、医療法人社団ナラティブホーム、ものがたり診療所を開いた今でも、その想いは変わらない。

第八章　ナラティブホームへの想い

老人ビオトープ

　在宅死と病院死の人数の割合が逆転するのは一九七七年頃のことである。二〇一四年現在は、約九〇パーセントが病院で死を迎えている。それと平行して、死を看取るという知識や技術といったものが世代世代で伝承されずにわからなくなってきている。戦前に高等女学校の家政学では教えられていたらしいが、現在そんな死の教育を行っている学校は少ない。

　今、死に水をとる病院がどれだけあるだろうか。そこには「いのちの豊かさ」が感じられない。また、亡くなったあと、以前は自宅で行っていたお通夜、お葬式がセレモニーセンターなどの場所に移動し、プロの他人に仕切られて行われることが多くなっていることも、死が一般社会から遠ざかっている原因であり結果であろう。

　病院での「死」の多くは、医療という枠の中で管理されている。点滴の滴下の数をコントロールするポンプが回る中、心臓の動きを波形として描き続ける心電図モニターといった機械類が人の死を見守り続ける。管理された「死」「老人ビオトープ」ともいえる環境がそこにある。

　ビオトープという言葉は、子どもの小学校の授業参観で初めて聞いた。子どもたちが学校の中に、小さな池や川をつくり、自然の水生植物や小さな生き物の観察を行っている。二〇〇一年から導入された総合学習という授業のひとコマである。自然といいながら、人の手によって再生された自然生態系の一つの擬似モデルケースである。自然環境の成り立ちとそのしくみを学ばせようというのがこの授業の主目的らしい。調べてみるとビオトープとは、「ｂｉｏ（命）＋ｔｏｐｏｓ（場所）」の造語であり、本来は生物体が生息する「環境」のことらしいが、一般的には人工的につくった自然という印象が強い。

子どもたちの話し合いを聞きながら、病院や高齢者施設は、このビオトープに似ているのではないかと思った。地域、家庭という本来その人が「生息」していた環境から高齢者を切り離し、一定の特殊環境を保持しながら、私たちは集団で高齢者を施設や病院で診ている。在宅と施設の違いは、ビオトープか本当の自然なのかという問題に似ている。

施設の中はできるだけ家にいる感覚に近づけるため、部屋の入り口には暖簾（のれん）を下げたり、部屋の中のしきりには障子を使ったりしている。ところどころに写真を貼り、家で使用していた家具を持ち込める施設も多い。しかし、結局はスタッフの手によって再生された擬似環境である。各部屋を出ればそこには廊下があり、誰かスタッフの目が光っている。施設・病院全体として管理されている。管理の外にいったん出れば、帰宅願望、無断外出というレッテルが貼られる。

管理された環境の中だけで、自然を感じることができるビオトープの中で育った生き物たちは、いったんその枠組みを出るとどのような末路をたどるのだろうか。この学校のビオトープ授業が終了したとき、いったいどうなるのだろうか。来年も同じようにビオトープとして存在するのだろうか。ただの汚い池だけが残っているような気がしてならない。そしてそれが本来の自然に近いという皮肉とならなければいいのだが。子どもたちはそんなことは考えもせず、擬似自然の中で生き物を観察している。この授業の目的はどこにあるのか、もし機会があれば先生に聞いてみようと思いながら授業参観から帰った。

高齢者の本当の自然は、家や地域の中にあるのだろう。殺風景な、何もない環境よりは、この擬似環境のほうがよいのかもしれないが、やっぱり家がよいという人は多い。その気持ちがよくわかるような気がした。

みなし末期

末期状態という言葉がある。がんの末期というのはわかりやすい。「あと、もってせいぜい三カ月ですね」と宣告されれば、悲しいけれど、患者の病状が末期であることはわかりやすい。しかし高齢者の場合には、どこからが末期なのかはっきりしないことが多い。もちろんきちんとした基準はない。

「もう歳ですからね」という言葉もよく耳にする。この言葉は、よく考えると変である。六〇歳で脳出血になる人もあれば、九〇歳でも農作業をこなし元気に生活している人もいる。単なる年齢だけで、治療するしないを決めてしまってよいものだろうか。ある国では、七五歳以上は透析をしないと決めているところもある。「歳だから」と一律に、勝手に高齢者を末期の状態だと決めつけてしまうことが、往々にして起きているのも現状である。これを「みなし末期」と呼んでいる。

脳梗塞後遺症でADLほぼ全介助の患者さんが肺炎を起こして、食事が取れなくなった状況を考えてみよう。それを末期(みなし末期)と考え、まったく治療をしないということは現在の日本ではまずありえない。点滴と抗生剤と酸素投与はされるだろう。それでみなし末期が回避されるかというとそうではない。もっと別の問題がある。

酸素投与はするだろうが、人工呼吸器が必要な状態になったらどうするのか。抗生剤(抗生物質)は何を使用するのか。高価な抗生剤まで使用するのか。抗生剤といってもピンからキリまであって、アミノグリコシド系とイミペネム系の抗生剤では値段の桁が違う。重症感染で免疫グロブリンまで併用するのか、三日も使えば一〇万円もする高価なものである。末梢の点滴で長期になれば中心静脈栄養までするのか、という問題もある。

すべての治療がうまくいけば、また患者が食べられる状態に戻る可能性はある。

二〇〇一年の日本老年医学会の立場表明では、「その時代に可能な最善の治療により」とあった。「立場表明二〇一二」と改訂されたが、「すべての人は、『死』を迎える際に、個々の価値観や思想・信条・信仰を充分に尊重した『最善の医療およびケア』を受ける権利を有する」と基本姿勢は継承されているので、原則として、医療的ケアは継続しなければならないことになる。「みなし末期」としてはいけないわけであるが、しかし、それでも「生命の末期」はどこからなのかがわからない。人工呼吸器をつけるのは生命の末期なのか？　そこから離脱して肺炎が治療できたこともないわけではない。とすると、呼吸器をつけないのは「みなし末期」になってしまう。どこまでも治療は継続される。

救急車で一般病院の救急に搬送されたのであればできる治療も、患者が療養型病院に運ばれたのならば、人工呼吸器自体置いていないところが大半であるし、まして、高価な抗生剤や免疫グロブリンの使用や中心静脈栄養は、スタッフの人的な問題や経済的な理由で不可能である。介護老人福祉施設や介護老人健康施設ではほぼ考えられない。ならば患者全員を一般救急病院に搬送するのか、という問題にもなるが、それも現実問題、受け入れが無理である。また、「入院させたくない。在宅で看たい」と家族が強く希望された場合、点滴や抗生剤といった「最善の医療およびケア」はできない。それは「みなし末期」なのだろうか。

ここまで突き詰めて考えなければ、実際には、しっかりとした診断もされずに高齢だからという理由で治療が中止されることもまたあるわけで、それに対する警鐘の意味は充分にあるだろう。

つくられた終末期

そのとき私が勤務していた病院は、患者のほとんどが高齢者であった。当時は介護保険導入前、いわゆる老人病院である。建物もさることながら、その中の雰囲気は一種独特のものがあった。高齢で認知症や意識障害のある患者さんの多くは、おむつをいじらないようにつなぎ服を着せられていた(その病院では宇宙服と呼んでいた)。ファスナーが首のところから始まって、股で両足に分かれて足首のところまでついている。鍵がないと開かないために、診察ひとつするにも、いちいちナースセンターに鍵を取りに行かなくてはならなかった。さらにミトンと称する、鍋つかみのような大きな手袋のようなものをつけさせられ、点滴を引き抜かないように、身体中を掻きむしらないようにされていた。

極めつけは、抑制帯という紐で手足をベッド柵に縛られたり、身体をひと回り帯のようにまいて両方のベッド柵にくくりつけられたりして、まったく身動きができないようにされていた。それがまるで当たり前の光景だった。

A先生は、その病院で私が高齢者の終末期を考えるのに、大きな影響を受けた医師である。今でも忘れない出来事がいくつかある。

ある日、いつものように病棟でカルテを書いていると、一人の看護師が一枚のレントゲン写真を持って、何か言いたげに立っていた。

「レントゲンがどうした?」

「先生はこれをみてどう思いますか?」

私はシャーカステンにレントゲン写真を吊るし、スイッチをいれた。そこには、最近状態が悪く酸素投与をしている患者さんの頭部CT写真が映し出された。その患者さんはA先生が主治医で、私は詳しいことは知らなかった。

「小さな脳梗塞がたくさんあるし、脳の萎縮も強いね」
「命に関わりますか？」
「いや、これが直接の原因になるとは思えないな。肺炎か心不全でも併発しているんじゃないの」
看護師はそれ以上何も言わずに、レントゲン写真を元の袋に戻し、「ありがとうございました」と言ってナースセンターから出て行った。なぜ、看護師がレントゲン検査の結果をわざわざ聞きにきたのか、私にはこのときはまだわからなかった。

それから数日して、その患者さんが亡くなられた。たまたまその日は当直で、その患者さんのカルテをめくっていて、あの看護師の質問の意味が理解できた。カルテにはA先生が患者さんの家族に説明した言葉が赤字で書き込まれていた。

「脳梗塞を起こしています。高齢でもあり非常に悪い状態です。覚悟していてください」という内容であった。写真で見る限りとても死因となるような脳梗塞ではなかったことはしっかりと覚えていた。私は急いでカルテの後ろの血液検査結果をめくってみた。

ひどい低ナトリウム血症を起こしていた。意識状態が悪かったのもこれが原因だったかもしれない。少なくとも脳梗塞より信憑性がある。たしかに九〇歳を超えた高齢者であり、単一の原因で状態が悪くなったわけではなさそうだが、「高齢だから」という言葉でひっくるめて説明をしてしまう、しかも「脳梗塞」という切り札のような言葉を使っていることに唖然（あぜん）とした。

たしかに、ご家族には「低ナトリウム血症で……」というより「脳梗塞、高齢……」のほうがわかりやすく受け入れられやすいだろう。赤字の最後には、「ご家族は納得される」と記載してある。

ご家族はそのとき、どんな思いだったのだろう。おそらくA医師の言ったことに、微塵も疑問などもたなかったに違いない。A医師とご家族との間で、インフォームド・コンセントが得られているとでもいうのだろうか。死亡診断書にも脳梗塞と記載してあれば，真実はもう誰の目にも触れることはない。これから先，残された家族にとって「脳梗塞で死んだ」という事実は消えない。

A医師は何とも呑気な様子でいつものように早々と帰宅していった。罪悪感を抱いていないのか，と思うと怒りがこみ上げてきた。しかし，もしかしたら，この医師は本当に死因は脳梗塞だと思っているのかもしれない。この人も本当のことを知らないだけなのかもしれない，と考えると今回のことも，それまであったいくつかのことも，納得できた。痛風の患者さんの発作時に出してはいけない薬を投与し，患者さんはかえって痛みが増し，インターネットで調べてすごい剣幕で外来に乗り込んできたこともあった。悪意ではなく，明らかに知らないだけのミスである。がん性疼痛にモルヒネという鎮痛薬をギリギリまで使わずに，いつも「痛い，痛い」と患者さんが言っていた。A医師に何度もモルヒネの使用を勧めたが頑として使用しなかった。あとで聞いたことだが，モルヒネを使うと癖になるから，ということであった。三〇年前ならまだしも，緩和治療がこれだけ進んだ時代に，認識不足としか言いようのないことである。「無知の知」といったのはたしかソクラテスだっただろうか。

この頃から私は，「高齢だから」という免罪符まがいの言葉を使わなくなっていた。「高齢だから」というだけで家族も医療側もなんとなく諦めてしまうところがある。諦めても何となく許されてしまうところがある。もし先ほどの例が小さな子どもであったら，ご家族は簡単に納得できただろうか。本当に診断は正しいのか，治療方法はないのか，血眼になって調べたに違いない。子どもと高齢者に対して同じように検査や治療をすべきかどうかは，大きな問題点であるが，この時点で私は，どのような高齢者であっても，診断をするというプロセスを大事にしていかなくてはならない，と感じていた。そうしないと，闇から闇へと高齢者の死が葬り去られていくような危機感を強く感じていた。これこそ「みなし末期」の実態であろう。あってはならないことである。このような医療関係者だけではないだろうが、まれな話でもないような気がする。

だからと言って、高齢者にとことん、どこまでも延命治療をすればよいということではないこともわかっている。ただ安易に、医療側の都合で末期と決めつけてしまうことだけは、避けなくてはならない。

末期という状態をきちんと把握せずに、安易に「末期」という言葉を使い、ある状態に線引きをして治療の選択や方針の選択をすることは間違っている。そのときそのときの状況で判断されるべきことであり、それが末期と定義されるか、されないかは別の問題である。多分に個別性が高い問題であり普遍性を持たせることはできない。

「もう歳だから」は理由にならない

「もう、お歳もお歳ですからね」

こう切り出す医師もいる。心不全だろうが、脳梗塞だろうが、腎不全だろうが、その人の病態に関係なく、何でもかんでも「もうお歳ですから……。老衰ですから……。何をしても無駄ですから……。これで大往生ですから……」。血液検査の結果を見せるわけでもない。レントゲン写真をみせて詳しく説明するわけでもない。

最後には決まって、「いつどうなってもおかしくないですよ。何かあっても呼吸器の装着や、心臓マッサージはしなくていいですね」と延命処置を差し控えることをほのめかす。そして、「はあ、そうですね。歳も歳ですし……」という家族のつぶやきをまともに受けとって、ICをしたとカルテに記載する。

第四章で詳しく述べたが[*]、「家族に以下のことをICした」という使い方は間違っている。医師が家族を「説得」することではない。お互いに情報を提供し合い、どうすればよいのか話し合うことである。

＊43頁参照.

病状の的確な説明、今後の選択肢、家族の事情、希望、そういうものがあって初めて成り立つのがＩＣである。「もう歳だから」というのは、理由にはならない。

たしかに、年齢も重要な要素ではある。若い人と九〇歳の高齢者では、いろいろな面で違うことは医学に素人の家族だって百も承知のうえである。何もしないほうが患者に負担を掛けないことも多い。人工呼吸器をつけても回復する見込みは少ないことも間違いがない。

しかし、家族はそれに反論できない。

「歳、齢って言いますけど、うちのじいちゃんには、まだまだ生きていてほしいんです」

と言える雰囲気は、医師と対面する診察室の空気にはない。

看護師が後ろから家族に、そっとささやく。

「まだ、口に少し何か入れてあげると、うれしそうにされますよ」

「そうですか。歳なのはわかっていますけど、できるだけ母ちゃんには長生きしてほしいんです」

と喜ぶ家族の顔がそこにある。とことん生かせばよい、と言っているのではない。歳だから、老衰だからという前に、もっとたくさん話をしなくてはならないことがあるのではないか。そんなやり取りのあとで家族がつぶやく「もう歳だし、充分です」という言葉には重みがあるが、すべてを切り捨てるような、ねじ伏せるような医療側の「歳だから、老衰だから」という言葉は間違っている。

そこをないがしろにせず、きちんと根気よく対話をすることが高齢者医療なのだと思う。

専門性を捨てる専門性

医師も看護師も、全員が看取りの医療に向いているわけではない。看取りの医療はいろいろな意味で、高度な技術と豊富な経験を必要とする専門技能である。しかし、あるときには何気なく、その専門性を捨て去らなければならない。そしてまた医療者としての専門性に戻ってこなくてはならない。それが一番難しい。

「先生、Aさん亡くなられましたよね。四十九日の法要が終わったら、ご自宅を訪ねてもいいでしょうか」

看護師からそんな相談を受けたのはこれが初めてであった。よく聞けば、生前に患者さん家族とさまざまな話をしてはそれを書き留めたり、見せてもらった過去の写真や入院中に撮った写真とを組み合わせて、簡単なアルバムを作ったという。それが出来上がったばかりなのに、家族に渡せずにいることが心残りとなっているとのことであった。*

看護師や介護福祉士は、夜勤で一晩ほとんど寝ずに働き、それから変則的な休みに入ったりと、独特の勤務体系で働いていることが多い。それぞれに受け持ちの患者さんがいるが、主治医としての医師ほど個別に密接な関係ではない。ことによると、退院のサマリーを書くだけの関わり合いとなってしまうこともある。それが、わざわざ自宅まで訪問して渡したいという。

「どうしてそう思ったのか、よければ教えてくれないか」

「先生は、いつでも患者さんが亡くなったという連絡を受けるでしょう。医師という仕事はつくづく大変だと思います。でも、私たち看護師や介護福祉士は、いつその訃報に気づくと思いますか?」

たしかに、主治医は深夜や早朝でもお構いなく患者さんの死亡や急変の連絡は受ける。そのまま電話で済むときもあれば、ベッドサイドに出向かなくてはならないときもある。したがって、朝、病院に出勤して、すでに患者さんが亡くなられたことを知らなかった、ということは私の場合にはない。

「私たちも朝、病院に着いて、更衣室やナースステーションでその話題になっていたりしますが、決定

*78頁参照.

的に患者さんの死を知らされるのは、病室の空になったベッドを見たときなんです。そこに昨日までいらした人がいない喪失感や寂しさは、何とも言えないんですよ」

スタッフの気持ちも複雑なものがあるのだと教えられた。

深く関われば関わるほど、突然に断ち切られた死は、周囲の人間にそれを受け入れる準備を要求するようにまでなる。そうなると「看護師」「ヘルパー」「患者」といった職分としての関係をはるかに超えた、人と人との関わり合いである。「専門家なら、気持ちの切り替えを早くして次の患者に向かい合う。悲しんでいる暇はない」と言う方もいるだろう。

しかし、医療スタッフの中には、そうした専門家としての自分と、一人の人間としての自分のあいだを、実にうまく行ったり来たりできる人がいることにも気づいた。

この、「専門性を捨てる専門性」とでもいうものが、実はとても大事な能力であると思っている。医療に携わる者に必須と言っても過言ではない。なぜなら、この専門性を捨てた部分ではじめて、患者さんと向かい合う関係性が出来上がってくるからである。

ふと自分の専門性から離れることができる能力――私であれば、医師としてではなく、父親を早くに亡くし母一人に育てられ生きてきた一人の人間にふと戻ることができる能力、それが必要であると思う。

病院勤務時代の後半から、現在のナラティブホーム開設後には、亡くなられた患者さんの家族がよくご挨拶に来てくださるようになった。その際、最期まで関わった看護師や介護福祉士は、家族の姿を見てご挨拶をしながら泣いている。家族も思い余って泣いている。

こういう関係性が出来上がっていることはすばらしい。

でもその最中に、例えばほかの患者さんが急変して救急処置が始まったとしよう。彼女たちは一瞬のうちに専門家に戻り、蘇生術の輪の中に何の違和感もなく入り込み、助けようと努力する。泣きながらその場に立ちすくんだりはしない。プロの看護師にすっと戻る。

少なくとも、私のいる高齢者医療の現場では、専門家であることと、その専門性からさらりと普通の人間に戻れることのバランスを備えた人が必要である。エビデンスとナラティブのバランスである。

ある組織で「長」と名のつく役職者が、自分のデスクの脇にごみが落ちているのを見つける。それをいちいち事務の女の子を呼んで拾わせることがある。ごみを拾うことには何の専門技能もいらない。自身の専門にこだわるからこそ、拾えない。「専門性」や「長」などの肩書きをふと離れて、落ちているごみを拾える人が、本当に専門ということの意味をわかっているのではないだろうか。患者さんに起こる問題に、これは看護、これは介護という変な区切りはない。それは単なる責任転嫁でしかないのではないか。

もちろん、看護師にしかできないこと、医師にしかできないことはたくさんある。しかし、患者さんを前に、それぞれの立場から、視点が違うかもしれないが、問題意識をもつということに職種はない。「それは私の仕事ではない」と通り過ぎることは、ケアの質の向上にならない。職種を問わず、入院から退院まで、よりよいものを提供するという覚悟が全員に必要である。

治すことを目的としない医療

看取りの医療という言い方がある。しかし、それは「死」を正面から見据えてはいるが、決して「良い死」「すばらしい死」を目指しているものではない。結果としてそのような死であれば良いが、それは残された者だけが判断できることである。少なくとも死んで逝くものに、自分の「死」を客観的に判断することはできない。

では、看取りの医療とは何か。それは看取りの期間、つまり、生きてはいるが多くのことを他人の世話にゆだねなくてはならないその時間を、少しでも援助することにほかならない。そのことで、その人が、人生の最後の時を悔いなく生き抜いてくれることを援助する医療である。決して治療を目的とするものではない。

現代の医学は、「治す」ことを目的とした学問である。医学の発展もそこに集約されている。再生医療などはその最たるものではないだろうか。それはそれで大変重要な視点であり、私たちはそこから多くの恩恵を受けてきた。これからも人類とともに発展するだろうし、今後も必要であることにまったく異論はない。

しかし、現代の日本に必要なものは、「治す」医療だけではない。治すことを目的としない、その人が人生の最後を生き抜くことを援助する技術(医療)も必要である。しかし間違ってもらっては困る、それは「死なせる」医療ではない。死を見据えたうえでの残り少ない「生」を援助する医療である。これは世界でも最速で前人未到の超高齢社会に突入したこの日本で創り上げていかねばならない使命でもある。

医療的ケアが終わったあとで

治すための努力、医療的ケアの効力が薄れた患者には「何もしない」となった瞬間に、医療側、特に医師は、病室を訪れる回数が極端に減ることが多い。

なんとなく足が遠のいてしまう。何かをしていたほうがよほど楽なことは多い。「できるだけのことはしましたが、残念です」と言うことができれば、それはそれで楽である。何もしないで見ているというこことほど、つらいものはない。死に逝くだけの人に何をしてよいのかわからない、というのが正直なところではないだろうか。患者さんが食事をとれるかとれないかの時期に、誤嚥しないようにしないようにと一生懸命に食事介助を行い、むせたときには背中をたたき、流れ落ちるよだれをぬぐうあの感触。トイレに座らせようと介助をする、その際に相手に無防備に身を預ける患者さんの何ともいえない重みの感触。そういった、スタッフとの人と人との関わり合いは、食事が中止となり積極的に点滴栄養や経管栄養に移行したり、膀胱留置尿カテーテルが入ったりしたときには極端に減ってしまう。ここでも、延命処置をする／しない、という二項対立的な考え方ではうまくいかない。生きるという意味での積極的なことはしないにしても、現在の状態から死に向かうであろうその人に、しなければならないことはいくらでもある。誤嚥性肺炎に対する口腔ケアや栄養状態悪化による浮腫や床ずれの予防、皮膚にできるだけ傷をつけない、点滴の工夫等々。

医療にとって「死」は敗北であるとかつては考えられていた。しかし、百パーセント人間は死ぬ。ならば「死」を見つめ、「死」ぬことを真正面から見据えた生の医療があってもよい。

これを看取りの医療と、私は呼びたい。「もう最期だから何もしない」「何もすることがない」という状態から始まる医療がある。「治す」ということを目的としない医療がある。

延命処置不要

医療には、DNR(do not resuscitate)という言葉がある。がんの末期、老衰、治療不可能な疾患などの理由により、患者本人またはその代理人が、心停止に陥った場合に心肺蘇生法を行わないことを求める文書をいう。いわゆる延命治療を差し控えることである。病院のカルテに、その場合には黄色いシールが貼られることがある。

延命治療というからには、やはり治すことを目的としている。心臓の動きが止まったときのマッサージや、呼吸が止まったときの人工呼吸法などがある。

私自身がそのような状況になったとしたら、苦しいのや、痛いのは何とかしてほしいと思うだろう。しかし、脳死やそれに近い状態になったときの判断は、家族に任せたい。家族が死に目に会いたいと思うなら、心肺蘇生でも何でもすればいい。そんな状態になったこともないのに、また経験した人の話を聞くこともできない究極の状態を今から想像し、指示を出すことは不可能に近い。だからこそ、最低限のことは自分で決めておいて、あとはそのときの状況の関係性の中で決めていってほしいと強く思う。家族にもそう話してある。

日本では、DNRはなかなか正確には普及していない。特に、高齢者医療の現場では、多くが昔からいわゆる「あうん」の呼吸で行われている。まず、心肺蘇生をするのかしないのか、という二項対立的な判断はできないことのほうが多い。アメリカのように積極的に個人の権利というものを前面に出すという歴史や国民性、文化背景がないことがそうさせるのかもしれないが、心肺蘇生は死に逝く人の、それこそ「尊厳」を犯すものだという考えは、それほど強く意識されていないように思う。それよりも「もう、ばあちゃんかわいそうだ」という情緒的な感覚が強い。たとえDNRという約束をしていても、「息子が来るまで何とかできませんかね、先生」と言われるのはよくあることである。そこで「DNRというのは、そういうときに何もしないということだろう！　あんた書面にもサインしただろう！」と声を荒げてもしょうがない。

日本人のDNRは、とにかくみんなに囲まれて、苦しむことなく、命をまっとうしてほしい、ということをサポートするということに尽きる。何も延命処置を望んでいるわけではない。「納得処置」を望んでいるだけである。DNRならば何もしない、診なくてもいいということではない。そのあたりを勘違いしている医師も多いようだ。

一方で、「徒(いたずら)な延命治療」、という言い方もされるが、どういうことだろうか。例えば、高齢者で人工呼吸器をつける是非が問われる。多くの場合、それは差し控えられる。現在の日本で、いったんつけた人工呼吸器を外すのは至難のことだ。高齢者のそれを外科医が外した富山県射水市民病院の問題(二〇〇六年。二〇〇九年不起訴)は、国会でも取り上げられ社会問題にもなった。しかし、これも「治す」ことを目標に、それを念頭に置けば、治すことのできない高齢者に人工呼吸器を装着することは、「徒な延命処置」になる。多くの場合、それはあたっている。しかし、「治す」ということではなく、残りの「生」を家族も本人も生き抜くうえで、そうした処置が必要なことがあってもいいのではないか。

意識のない患者に人工呼吸器をつけてでも、静かに最期の時を家族は待ちたいということが、時にあってもいいのではないかと思う。苦痛を取るために呼吸器につなぐという状況もあるかもしれない。治らない人への処置をすぐに徒な延命、というのは少し短絡的ではないだろうか。

看取りの医療は治すことではなく、本人が最期の生をいかに家族や医療スタッフとの関係性の中で生き抜くのか、という視点で考える医療である。これは決して容易なことではない。高齢者医療はまぎれもなく高度専門医療である。

ナラティブホーム構想は、私とその仲間たちのこうした議論を経て、熟成されていった。

第九章　カルテからナラティブシートへ

医療型記載——カルテからナラティブシートへ

一般的にカルテといわれているものは、もともとドイツ語で「カード」のことである。日本語では診療録という。医師法では患者さんの診察をした際にはその経過を残すことが義務づけられている。看護記録もこの診療録の一部と見なされる。すべての病院で書き方が統一されてはいないのが現状ではあるが、日本医師会は二〇〇〇年に標準化されたものとして問題指向(型)医療記録(ＰＯＭＲ：Problem Oriented Medical Record. または ＰＯＳ：Problem Oriented System)を挙げている。

これは、まずは患者さんの訴えなどの問題点を挙げ、それぞれに主観的なデータをSと表し、診察所見や検査所見などの客観的データをO、そして両者の情報を評価したものをA、そして治療方針Pを決定するという順序を取るものである。

簡略化した例を挙げると、

Ｓ：喉が痛い、咳が出る
Ｏ：体温三八・〇度、咽頭の発赤、扁桃腺の腫大あり。白血球数高値
Ａ：扁桃腺炎
Ｐ：抗生剤投与、安静
という書き方である。

医療スタッフが患者さんの情報を共有することは大事なことである。スタッフのそれぞれで患者さんにとって今何が問題なのかの把握がまちまちであっては、治療もうまくはいかない。これは、熱が出ている、お腹が痛いなど、患者さんの問題がはっきりとしている急性期の場合には非常によい記載方式であるし、実際、多くの病院がこの記録システムを採用している。ところが、介護施設での記録は介護者による入所者のふだんの生活の様子が中心である。そして、何か問題があったときには、この問題指向型の記録が行われるのだが、医療的情報が不充分であることが多い。いつどのような病気になって、どのような治療が行われ、現在の状態はどうなのか、という記載が中途半端になりやすい。これは、基本的に介護施設の記録は医師や看護師が書くことが少ないということから必然的に起きている。

一方で、医療の記録には、介護の記録に比べてその患者さんの家族背景、社会背景などの記載が不充分であることが多い。これはどうしても医療に焦点が当たり過ぎる傾向があるためである。

医療機関に入院していても、生活背景や家族背景は大切な情報であり、介護施設に入所していても医学的な情報は大切である。対象になっている人は一人であり、医療だ介護だと分離したものではない。また一般急性期の病院に比べて、慢性期療養型病床や施設では病状の変化が少ない。刻々と病状が変化すれば、時系列で書くこともできる。くも膜下出血で手術をした術後の状態などは、意識状態や呼吸状態、循環状態などすべてが刻一刻と変化する。それを記載していくことの重要性は言うまでもない。医師も看護師も観察し、問題点を明らかにしてそれを記録し、誰が見てもわかるように追いかけていく。まさに問題指向型システムが必要である。

しかし、療養型病床・施設ではどうだろうか。多くの場合、日々の変化は少ない。少ないほうがそれはそれでいいのではあるが、看護・介護記録を書く身になるとつらいものがある。変化のない日々が続くと、「著変なし」や「淡々黄粘痰少量」などという、記録になるかどうかわからない記述が登場する。

病状に大きな変化がない分、日々起きてくる問題、つまり食事と排泄（はいせつ）という内容にどうしても偏ってしまう。便が四日出なければ、マイナス4と表記され、下剤投与の適応になる。食事も主食と副食を分けてそれぞれ一〇段階で記入し、例えばご飯三割、おかず七割を食べれば「七分の三」と書かれてしまう。食べて出すという人間の基本的な行動の記録がひたすら並ぶことになる。

医師も同様、とにかく大きな変化がないので書くことがない。

病棟を歩いていると、あるおばあちゃんから話しかけられる。

「あんちゃん、あんちゃん。ちょっとうちの電気も見てっておくれよ。二階の納屋の電球が切れているんじゃ。あんた工事の人やろ！」

「はい、わかりましたよ」

とその場を通り過ぎる。これをどう記述するか。「高次機能の障害顕著」と書くか？　工事と高次をかけた、なんて冗談にもなりはしない。従来の医療モデルの記載ではにっちもさっちもいかなくなっている。記録の研修会がいろいろなところで行われているのも無理はないが、いくら記録の仕方、大事さを説いても、医療モデルである限り無理がある。

急性期の場合は、医療モデル記録が重要であることは、これからも変わらない。しかしそれを補完または相補するかたちで、ナラティブという視点の記録が必要であると思った。

そこでナラティブの記録として、ただ患者さんが話した言葉を記載していく、というナラティブシートという取り組みを行うようになった。

二〇一四年に地域医療構想「ナラティブ・ブック」としてシステム化し、厚生労働省で発表するに至ったその原形である。

ナラティブシートとは

患者さんは、よく聞くといろいろ話をしていることがわかる。医師として患者さんの前に立つと、中等度の認知症の人でもそれなりに敬語を使おうとする。ところが看護師、介護福祉士となると、また少し違って、結構ため口的な話し方になる。相手を見て話をしている。一番いろいろな話を知っているのは、実は掃除のおばちゃんかと思うときもある。

辻褄（つじつま）が合う合わないにかかわらず、患者さんたちの話は面白い。

面白いというのは失礼かもしれないが、認知症の世界は私たちとは別世界だけに、突拍子もない話は日常茶飯事である。しかし、どこかで過去や現在とつながっている。認知症は、それまでの人生で作り上げてきた関係性が、少しずつ切れていく過程ではないのかと思っている。人は他人との関係性の中で生きている。ほかとの関わりの中で自分というものを認めている。認知症の人は、その関係性が切れないように必死に自分のアイデンティティーにしがみついているようにも思える。会話の一つひとつにそれが見え隠れする。その語りを記録していくことは、何にもまして重要なことではないだろうか。

毎日変わらない熱や血圧や食事量を記載する医療モデルと並んで、いや高齢者にとってはそれ以上に、語りの記録は必要だと考えた。

「あんたはん、先生か。結婚されとるんじゃろ。

看護婦さん、か・ん・ご・ふさんや。帰りに先生にジャガイモあげてくれんかの。キャベツもじゃ。納屋の二階にたくさん置いてあるから、好きなだけ持っていくがいいよ」

「はい、ありがとう」

通常なら、何言ってるのかと、こんな話はすぐに忘れ去られる。

別の日。

「先生、先生じゃろ。すまんがの、牛を一匹、福野の肉屋のあんちゃんのところまで運んではくれまいか。そこで肉にしてもらってほしいんじゃ」

これもなんだか意味不明。

ある日、息子さんが来たときに、何気なくこの話をしてみた。

「そうですか、ばあちゃんそんなこと言ってますか。先生、その話、結構合ってるんですよ。たしかに家の隣の納屋の二階には収穫したジャガイモをたくさん置いてあるんです。それを取りに行くのは小さい頃は私の役目でした。それが暗い所で怖くてね。嫌だったなぁ……。ちなみにキャベツは二階じゃなくて一階でしたけど」

何だか訳のわからない話が息子さんの思い出の中ではつながっている。

これは面白いことである。医療モデルでは認知症の一言で片付けられてしまうことが、こうも家族の関係の中では輝くのか。その話をしている二人は明らかに同じ空間で交流していて、心象の絆でつながっているようにみえた。

「肉屋ですか。それもだいたい合ってます。昔は牛じゃなくて豚を飼ってましてね。時々街の肉屋までそれを持っていって売ったんですよ。その豚を持っていくのも大変でね、よく親父(おやじ)の手伝いをさせられました。まいったな。ばあちゃんそんなこと病院で皆さんに話しているんですか。ご迷惑をおかけします」

と笑う息子さんの笑顔が、どこかすがすがしい。とかく日々の変化が少ない高齢者の集団である。こういう会話がとても新鮮に思えた。

よくよく聞いてみると、看護師からも介護福祉士からもこんな話はどんどん出てくる。なんでそれを書かないんだと聞くと、「それは先生、無理でしょう。そんなこと書いたら怒られてしまいますよ。何せそれから何も判断やケアプランが出てきませんから」と言う。

ならば、こういう記録をつくろうではないかと考えた。何もそこから判断することも、ケアプランをつくることもない。ただ、患者さんが言った言葉を忠実に記録に残していくだけでいい。それがもし、一カ月、半年、一年とたまっていけば、きっとその記録はその患者さんの入院していた何よりの物語になる。

家族にとっても、血圧がどうだとか、時々尿路感染を起こして抗生剤を投与しています、といった報告以上に、「あずけた」家族は患者さんを身近に感じられるに違いない。医学的な記録を補完するかたちでの記録、まさに物語を語り継いでいくようなこの記録を「ナラティブシート」と呼ぶようになった。その必要性をずっと実感している。

患者さんは病気や障害のみで生きているわけではない。何も変わらない日々に何気ない生活の中で生きている。そして、それは記録されない限り、何も残らない。何も残らないのは、何も語られなかったことと同じである。民話が綿々と語り継がれてきたように、私たちはその人の人生の最期の一時期を語り継ぐ役目を担っているのではないか。

その言葉を誰がどのように判断するかを考える必要はない。ただ書き綴っていけばいい。それが物語というものなのではないか。

ナラティブシート名言集

病院で拾い集めた言葉を少しご紹介しよう。記載法はそのスタッフによる。

話の途中で奥さんの話になって、奥さんのお名前は、と聞くと、

「ばあさん……」

今日奥さん来るかな、と続けると、

「来る、来る、絶対来る！」


おむつ交換のため患者さんの身体を横にすると、そこにスタッフの紹介写真が目の前に。

「ブラジル人？」

「かんごふさんよー。私ジャガイモの塩煮が食べたいわ」

……塩煮ってどんなの？

「ジャガイモの皮むいて、塩と砂糖を入れて煮るが。砂糖ポロポロと、あんまり、よけ、いれんが。おやつも出したらよろこんどったわ」

昼食時、食欲がなく、

「くずしならたべたいわ……」


……○○さん、私は誰？

「ごま！」

■クリスマスプレゼントは何がいいですか？と聞くと、
「わたしは、幸福がほしい!!」

■男性の患者さん。体温測定しようとすると、
「体温三六・五度、腹は妊娠二カ月。

あんた、ちょっと一服していかれ」

■鼻歌。
「幸せは歩いて来ない……、お金も歩いて来ない……」

■誕生日なので、いくつになりましたか？
「わからん」

八六歳ですよ。

「ほんまけ。いい年やね。満で八八やろ。数えで百や。百まで生きなん！」

■鼻歌。
「はとポッポ、豆がほしいかそらやるぞー。

みんなで仲良く食べにこいー。

三人前や——」

■毎日来ない人を待っている患者さん。面会簿を毎日見ては寂しそう。
ある日、面会簿に、佐藤伸彦、主治医と書いてある。

「これ誰け？

なーん。知らん顔」

■相撲中継の観戦中。

「あぶないでっそー」

■仕事帰りに挨拶に寄った職員、また、月曜日に来るからね。

「腹いっぱい、乳飲んできて、くだばれ」

■今日午後からの外出、楽しかったですか？

「あら、大阪と京都へ行ってきたべー。あんた今で道がよいもん。娘に会ってきたちゃー」（翌日も同じ質問に同じ答え）

患者「父さんおえるがけ」

職員「お父さんって誰け」

患者「（右手の親指を立てて）だんなやぜ！」

職員「○○さん、笑った顔、安部ジョウジに似ているね」

患者「誰じゃそれ」

職員「昔そんな人がおったがいぜ」

患者「そんなジョウジ（上手）言うて」

職員「今のダジャレけ」
患者「そんな崇高なこと言えんチャ」
職員「奥様、元気ですか」
患者「はい」
職員「奥様、美人ですね」
患者「はい、ありがと」ニコニコ、笑顔!!

職員「なみだ、出てくるは」
患者「どうして、哀しいがけ」
職員「そうかもしれん。なんまいだぶつ…」
患者「そのいんころ、そこの犬ころ、私の代わりにしょんべんしてった……」

職員「お子さん何人いますか」
患者「一ダースほど産んだ。さっきその話しとったとこや。男七人、女四人……」
実際には五人でしたが。
職員「○○さんお風呂どうやった」
患者「結構でした。ありがとう。私一人ではいれんさかい、皆さんのおかげです。ありがとありがと」

第一〇章　死と向き合う

死に化粧

渡辺淳一*の小説のタイトルに『死化粧』というものがある。「しにげしょう」と読む。死亡確認が終わると、医師は急ぎ足でその場を立ち去る。看護師は、「しばらくは家族で最期のお別れを」と言いながら医師に続いて部屋を出る。医師は死亡診断書を書き、看護師は死後処置の用意を始める。頃合いを見計らって、通常は看護師長が家族の中心の人に声をかけ、その後の手順を説明する。悲嘆にくれる家族に配慮しながら死亡退院への準備をいかに整えるか、このあたりは師長の真骨頂である。療養型病院において、このために師長がいるといっても過言でない。この時点で何か不都合があると、それはおそらくずっと家族の心の中に残る。いかに入院中に一生懸命ケアをしても、最期につまずくとよい思い出としては残してもらえない。

家族はまず互助会のようなものに入っていないかどうかを聞かれ、葬儀社などに自ら電話をして、病院からの遺体搬送や、これから行われる通夜、葬儀の段取りを始めなければならない。

昔は、自宅で通夜を行うことが多かったが、最近ではセレモニーセンターで執り行うことも多くなってきている。枕飾り、枕経……、という古くからの慣習がなくなりつつある。また、最近では直葬といって葬式自体をせず直接火葬にするような、儀礼一切が省かれた葬式も登場している。それに伴って葬礼自体も小型化している。

＊医師・作家【1933〜2014年】．1958年札幌医科大学医学部卒業．1966年同大学整形外科学教室講師．和田心臓移植事件を題材にした『小説・心臓移植』(1969年．後『白い宴』と改題)を発表，大学を去り専業作家に．ベストセラー多数．『死化粧』は処女作，第12回新潮同人雑誌賞受賞(1965年)．

こうした死後の流れをプロの手に任せるようになって、次第に死というものが私たちの五感からかけ離れたものとなっているのではないだろうか。こうしたセレモニー産業が浸透するにつれて、商売としての死の葬儀はきれいに、滞りなく進んでいく時代になっている。死の社会化とでもいうのだろうか。お通夜、告別式の司会も、ほとんどがプロである。結婚式の司会と同じように、ステレオタイプの声が流れる。祭壇に飾られた写真は故人とは程遠い、いかにもデジタル処理されただろうと思われる顔が笑みを浮かべてこちらを見ていることが多い。お棺の中の顔とは似ても似つかないこともまれではない。きれいな死が演出されている。

人は死んだら冷たくなる。ただそれだけのことが伝わらない。

病院での死後処置も、そうした死の社会化の一端を担っている。

ほとんどの場合、死後処置の際に家族は病室の外で待たされることが多い。廊下で立っているというわけにもいかず、待合室や食堂などで処置の終わるのを待つことになる。

「終わりましたのでどうぞ」

という看護師の声に誘われるように病室に入ると、そこには白い布が顔にかけられ、胸の前で手を組み、手首の辺りで白い紐に結ばれた故人の姿がある。組んだ手が何とも窮屈そうだ。パジャマや病衣ではなくなぜか着物を着て、腰紐は縦に結ばれている。襟は左前というように、故人から見て左側が手前になるように合わさっている。

顔の布を取ると、口は少し開いた状態で、奥に白い綿が見える。同じように鼻の穴、耳の穴にも綿が詰めてある。死んだあとの汚いものが出ないように蓋、栓をしているようにさえ思える。口紅はどうみても変だ。ちょっと赤過ぎないか。ほほ紅もまるでオテモヤンみたいだ。

ベッドの脇には、おそらく身体を拭いたであろうタオルや最期に着ていた服などが、雑然とゴミ袋に押し込められて置いてある。しかも市町村指定のゴミ袋であると、なんだかやり切れない。

プロにゆだねられた死

以前は地域の中で行われてきた通夜・葬儀なども、現在ではセレモニー産業が経営するホールで行われるようになった。一度も自宅に戻らず、斎場に行く場合も少なくないのではないか。

「家のほうは、もう誰も住んでいなくてとても帰れる状況ではないんですよ」という声はよく聞かれる。患者さん自身は一人暮らしや、老夫婦での生活が長かったため、一緒に生活していなかった子どもたちは帰りづらいようである。掃除もしていないし、近所付き合いも希薄である。それならプロに任せたほうがそつなく進み、ある意味気が楽である。香典返しの品物から喪主の挨拶の文面まで、至れり尽くせりである。

会場に近所の奥さん方が集まり炊き出しをしたり、広間で親戚が集まってお酒を飲みながら故人の思い出話に花が咲く。寝ずの線香守りといって、お線香を絶やさないように一晩中家族や親戚が交代で遺体の傍らにいるなどの風習が次第に薄れていっている。葬儀場によっては、その線香守りを代行する人もいるらしい。見知らぬ人に線香守りをしてもらっても、故人は喜ぶのだろうか。

一つの行為が本来持っていた意味が薄れ、形式化している。その是非は別として、昔ながらのそういう風習を誰かがきちんと残していく必要性がある。病院で死ぬことが多くなった現在、医療がそうした風習、祭式の一端を担っていることも間違いない。だとすれば、それを学び伝えていく役目も、医療者にはあるのではないだろうか。そうしていかないと、これからの多死社会の末に、血縁、地域、村、寺、墓といった文化が薄れ、他人の死に対して極めて無関心な社会が出来上がっていく。

地元の葬儀社やセレモニー会社の方に、私がスタッフと隔週で行っていたナラティブホーム勉強会に来ていただいたことがある。さすがに、医療関係者から勉強会をしましょうと誘われたのにはびっくりしたとあとから聞いた。

彼らには彼らの悩みや苦労がある。例えば、やはり感染症の心配が一番だと言う。それを聞いてなるほどと思った。病室にお迎えに来た彼らと医療関係者のあいだで情報交換することはまずない。死亡原因が何か、死亡時刻はいつかなどの情報は伝えない。何も情報もない中で、彼らは素手で遺体を扱う。彼らの手に傷があったとしたら、遺体の血液に接触する危険性が皆無とは言えない。さまざまな感染リスクがあり、ＨＩＶ患者だって皆無ではないだろう。死因のわからない遺体を運ぶのは、不安ではあるだろう。

一方、彼らは病院や医療機関での死後処置に不満もある。最後に遺体の髭をそるときには剃刀(かみそり)でそるが、蒸しタオルで皮膚を温めるわけでもなく、シェービングフォームを使うわけでもない。ただそることが多い。その際に傷をつけても、生きている身体のようにすぐに出血はしないが、病院を出てセレモニーセンターに到着した数時間後に、ジワッと内出血をすることがあるらしい。口の周りがそのために黒ずみ、輪で囲まれているようになっていることがあるとのことであった。このような勉強会でもしない限り、遺体がその後どうなるのか、医療関係者はまったく知る余地がなかった。

また、お迎えの際の自分たちの服装でも悩んでいた。多くは白衣を着ているが、病院内で医師に間違えられたりすることもあるらしい。かといって背広で遺体を乗せる荷台(ストレッチャー)を運んでいると、これもまた異様な光景に映るらしい。セレモニーのスタッフジャンパーあたりがいいのではないかと個人的には思うが、どうだろうか。

それにつけても因果な稼業で、「また、お願いします」と大声でお願いするわけにもいかない。誰かを紹介してくださいと気楽に言えるものでもない。だからこそ一人ひとりの葬儀に全力を尽くす必要がある職業でもある。

これからの超高齢社会の中でその需要がいや増すことはあれ減ることはなく、葬祭自体の内容は大きく変わっていくに違いない。おそらく簡略化かつ脱宗教という方向性ではないだろうか。死と葬送こそ、時代を反映する重要な文化である。

死に水と湯灌

現在、どれだけの医療施設で「死に水」「末期の水」を取るところがあるだろうか。私のいた病院では、割り箸に綿を巻きつけて、水と一緒に病室に持っていき置いておく。いよいよ最期というときには、酸素マスクを外し、鼻からの管も取り、家族に死に水をとってもらうことにしていた。

死に水と言ってもわからない家族も多く、「え、そんなこと病院でするの?」という顔をされることもあった。そんなときは、こちら側で「このガーゼに水をつけて、唇をぬらしてあげてくださいね。息子さんから、さぁ、どうぞ」と誘導する。

「湯灌(ゆかん)」といって、遺体をきれいに洗う儀式も、今ではほとんど行われていない。赤ちゃんが生まれてすぐに産湯を使うように、人の最期もまた水で清めるというのは理にかなったしきたりである。在宅で亡くなられた際に、お棺の中に入れる前に身体をお湯で流したことがもともとの意味である。しかし、病院ではそれがなかなか難しい。まずそういう場所がない。浴室のシャワーを使うという施設もあるようだが、他の患者さんにあまり評判はよくない。多くは、濡れたタオルできれいに清拭し、下に関してはおむつをするというのが一般的ではないだろうか。尿や便が、あとから出てくるとまずいからだろう。

これらはもうほとんど死語に近い。しかし、終末期医療に携わる者として、こうした人の死を看取るうえでの日本の風俗・風習の素養を身につけていてほしいものである。人の死を看取るということの歴史を知らずして、長く生きてきた高齢者の終末期をきちんと診ることも、決してできないであろう。

死に装束

病院ではなぜか、患者さんの最期のときは病衣ではなく、寝巻きを着せることが多い。家族に何を着て帰られるかを聞いても、よほどのことがない限り前もって用意をしているわけもなく、病院にお任せしますという返事がかえってくる。

病院にはエンゼルセットというものが、常にナースセンターの奥のほうに置いてある。その中には遺体に詰める綿や手を縛る白いバンド、顔を隠す白い布などが入っている。寝巻きもそのセットの一つである。なぜ寝巻きなのかはわからない。このセット、実費である。亡くなったあとでまとめての請求になるので問題になることはまずないが、数千円かかる。

あるとき、アパレル会社の社長さんが脳梗塞の後遺症で入院してきた。奥様は毎日のように来ては、かいがいしくお世話をしている。仕事柄おしゃれで、いつも粋な服装をされていたことを聞かされた。思い出の写真を見ても、きちっとした格好で撮られている。

病状が悪化し、いよいよ最期かと思われる頃、奥様がこうつぶやく。

「こんな人だから、最期はちゃんと背広を着て帰りたいね。着物やパジャマは嫌だよね」

それを聞いたスタッフの一人が、じゃあ、最後は背広を着せてあげようじゃないの、と言って、自宅から病室に愛用のスーツを持ってきていただき、準備をすることになった。夜間に亡くなられたときのことも考えて、スタッフみんなにその旨を話した。

「何でそこまでしないといけないの」という声もあった。忙しい夜間勤務中でのことでもあり、その意見を責めるわけにもいかないが、多少の寂しさと病院での限界を感じた。

案の定、その方は夜間に亡くなられた。そのときの夜勤担当者の努力もあり、希望通り背広を着ての退院をすることができた。

自分も、何を着て死にたいか、死んだあとは何を着ていたいか、を考えさせられた。

私なら、サッカーのユニフォームがいい。似合う似合わないはどうでもよく、イタリアのユベントスというチームの10番のユニフォームがいい。ミッシェル・プラティニというスーパースターが着ていたもので、レプリカを今でも大事に持っている。青春時代の思い出である。死んだら何を着せてほしいのか。これも大事なことである。一度考えてみてはどうか。

エンゼルメイク

身体をきれいに拭いたあと、最後に顔の化粧をする。近年はこれを「死に化粧」ではなく、エンゼルメイクと呼んでいる。欧米にはエンバーミングという習慣があり、日本語では「遺体衛生保全」と訳されている。現在でも土葬の習慣が根強い欧米で、主に感染症を防ぐという目的で行われる遺体処理のことをいう。ここには遺体に対する欧米と日本との感覚、宗教観の違いがある。キリスト教には復活という概念があるために、遺体を焼いてなくしてしまうということを長いあいだ拒んできた歴史があるらしい。一九六五年になってやっと、ローマカトリック教会が「火葬は教義に違反しない」と正式見解を出してはいるが、保守派の中では未だに土葬が中心である。アメリカの火葬率は州によってかなり違うが、平均すると一九九八年頃になっても約二〇パーセントにすぎない。日本では現在九九パーセントが火葬である。ブッダが火葬されたという仏教の影響もあって、日本ではその違和感は少ないようである。世界的にみれば、火葬、土葬のほかにも、鳥葬、風葬、洗骨葬、樹木葬、自然葬などいろいろなものがあり、地域文化を反映している。

そういった背景から、日本ではあまりエンバーミングという概念は発達せず、エンバーマーというような専門家がいない。セレモニー会社の中でそれに類したものが行われているが、その性格上あまり話題にはならない。

病院で亡くなられた場合には、看護師がそのエンバーマーの役を担っている。私が医師になった頃は、櫛や剃刀、口紅などがお菓子の空き缶のようなものに入っていた。いくつかの病院を回ったが、どこでもなぜか少し錆びた平たいお弁当箱のような缶に、それらは無造作に入れてあった。これらは基本的には看護師の仕事であって、医師は点滴などの管を抜いたり、傷の処置をしたりするだけである。私も、化粧をするという習慣が男性にはないためか、ほとんど興味がなかった。

ある日、エンゼルメイクをすることになった看護師が、「もっと自然な化粧をしてあげられないものかな」とつぶやくのを聞いて、たしかに、この化粧は日頃私たちが見慣れている女性の化粧法とは違うと気づいた。そういえば、男性にも同じようにエンゼルメイクをしている。死に化粧の意味は、何なのだろうか。

全国的にエンゼルメイク研究会(小林光恵代表、事務局は東京都)というものがある。その勉強会に、ナラティブホーム構想の仲間の何人かが参加した。そのスタッフの報告でまずびっくりしたのは、エンゼルメイクは顔面の皮膚のマッサージから始まることであった。亡くなられた後の顔にである。一度実演ということで、私がメイクをしてもらった。温かいタオルで顔面を覆われて数分、そのまま拭き取るようにマッサージ。正直とても気持ちがいい。女性が高いお金を払ってエステに通うのも、わかるような気がした。そのあとの口紅などの化粧まではさすがにお断りしたが、ファンデーションがどうのこうのと、まさに生者の「化粧」そのものだった。

それ以来、缶に無造作に入れてあった道具を変えた。

聞くと、エンゼルメイクセットということで三万円ほどで業者が販売しているという。そこまで商品化が進んでいるのかと唖然（あぜん）としたが、スタッフたちが言うには、ほとんどのものは百円均一ショップで揃うものだそうだ。そこで、私のポケットマネーで揃えてもらうことにした。数日後、その病院版・廉価版のエンゼルメイクセットが出来上がった。化粧箱を開けると、口紅が数本にマスカラからコットン綿まで、まるで芸能人のメイク道具のようである。（といって芸能人のそれを見たことはないのだが、なんとなくイメージとして……）。結局七千円ほどだった。化粧箱も含んでの総額である。

マッサージに関しては、これは変な話だが、死んでからではもったいないぐらい気持ちがよかった。寝たきりの患者さんにするのもケアの一つとしてよいのではないかと提案したところ、後日、家族の方と一緒に看護師が行ってくれた。

「主人、幸せです。元気なときもこんなことしてもらったことありません。ほんと、顔色がよくなりました！　気持ちよくて寝てしまっていますよ」

ケアというのはこういうものなんだなと、つくづくそれを見ていて思った。

さて、このエンゼルメイク、本当は技術や化粧品の善し悪しはさしたる問題ではない。亡くなられたあと、家族に湯灌（ゆかん）の代わりに身体を拭いてきれいにすること、そのあとに死に化粧をすることを説明し、「よかったらご一緒にいかがですか」と声をかけるようにしている。さすがに身体を拭くのは生々しいのか敬遠されることが多いが、エンゼルメイクには多くの家族が参加してくださる。

これは医療側から必ず聞くべきことだと思う。できれば一緒にと思っても、患者さんの家族のほうからわざわざ言い出しづらいところはあるだろう。家族に医療関係者がおられるときは、最初から一緒にできることも多い。帰宅後に、病院での化粧の出来があまりにひどいので、お孫さんなどが集まって自分たちの化粧品を使ってやり直したという話をしてくれた家族もあった。いつの間にか医療側の役割になっているが、本来、これは家族が故人を偲びながらするものではないだろうか。

以前、在宅で亡くなられた方のお孫さんが、「私にもやらせてください」と言って、そのとき一緒だった訪問看護師と一緒に、死後処置からエンゼルメイクまでしたことがある。名古屋の看護学校に通っていたが、祖父の状態が悪いので帰省していたときのことだった。泣きながら「死後処置は初めてです」と言っていたのを思い出す。彼女にとって一人の人としても、看護師としても、この体験はきっと将来に何かを残したと思う。おじいちゃんの贈り物ではなかったか。今ではきっと立派な看護師になっていることであろう。

さて、化粧箱からたくさんのメイク道具が出てくると、多くの方が驚く。しかも、最初は蒸しタオルでのマッサージから始まるからさらに驚かれる。

「こうするとですね、お顔のしわが伸びて血色が良くなるのですよ」という看護師の脇で、「こんなことまでしてくださるのですか。申し訳ないです」という話が始まる。皮膚の色に合わせてファンデーションを混ぜる、左手の甲に何種類かちょっと乗せて家族と話し合っている。

「口紅はどうされますか。日頃はどんな色がお好きでしたか」

「もう歳を取ってからは、ほとんど口紅なんてさしてませんでしたね、まして病気になってからは、化粧のけの字もしてないんじゃないですか。若い頃は派手めな色が好きでしたけどね」

「じゃあ、これくらいでいきましょうか。どうぞつけてあげてください。お母さんには似合いそうですね」

「そうですか。あら、結構赤いですねこの色。でも若く見えていいかなあ」

そんな会話が進む。看護師はすでに看護師としてはそこにいない。一人の女性、一人の人間として亡くなった方に対峙している。短い時間であったが、その人と関わった者として向き合っている。これが専門性を捨てる専門性である。この空間を多くの人が共有することは大切である。

見ていると、彼女たちは本当によく泣く。

家族と一緒に、いろいろな療養中の思い出を話しながら泣いている。泣きながらルージュを引いている。悲しみではない。号泣するような悲嘆ではない。やさしい涙である。これがスピリチュアルといえば、スピリチュアルなのかもしれないと思う。

入れ替わり立ち替わり、関わったスタッフが訪れる。もらい泣きでまた涙する。この空間の意味を、ありきたりな言葉に押し込めることはできない。

これは家族にとっても、死を受け入れる最初の一歩になる。人は死んだら冷たくなる。そんな単純なことを、五感で感じ、死を「温かく」受け入れる大事な経験である。

死に化粧の意味はここにある。小手先の技術ではない。これをプロの道具でプロの手順でプロがしては、意味がない。

再び、さようであるならば

私たちはつらいことがあったとき、特に自分ではどうにもならないことが身に降りかかったときには、なかなか前向きにはなれない。しかし、生きていくにはその何かにいったんは決着をつけて、前に向かうということをしなくてはならない。

人生の中でも節目節目で、そういうことは多々ある。お酒を飲んでクダを巻き、いろいろと後悔にさいなまれながらも、人は明日に向かって生きていくようになる。決着をつける、という作業はとても重要なのであろう。

患者さんが亡くなられたあと、葬儀社やセレモニーホールの方が遺体を引き取りに来る。多くは病院の裏玄関、または職員通路から見送りをすることになる。この際は、霊柩車というよりは、最近ではワンボックスカーであることが多くなってきた。

クラクションを一つ鳴らして、車がゆっくりと走り出す。見送るスタッフは全員頭を下げる。手を合わせる職員も多い。そのとき、皆、心の中で何と言っているのか。

私は、なぜか「さようなら」である。心の中で「さようなら」とつぶやいている。あまり意識したことはないが、ずっと「さようなら」である。

私の尊敬する看護師に聞いてみたことがある。彼女はすかさず「私は、ありがとう、です」と答えてくれた。最期の別れにそう言えるのは、すばらしいことだと思う。

「さようなら」の語源を調べてみると、どうも「さようであるならば」という、本来は接続詞であったらしい。別れの言葉が接続詞であるというのは興味深い。いったい、何と何を接続した言葉なのか。「さようであるならば」といったん立ち止まって振り返り、一度何かに区切りをつけて先に進むというように考えられないだろうか。とすると、私が患者さんを見送る際に「さようなら」と言っているのは、無意識に一人の患者さんを看取った、そのことにいったん見切りをつけて、また次の患者さんに関わる、そのための「接続詞」なのだろう。

人は、もしかしたらそうやって、一つのことに終止符を打ち、次につなぎながらまた歩き出す、それを繰り返して生きているのかもしれない。

「さようであるならば」、とつぶやきながら。

第一一章　医療者と葬礼

主治医の責任とは

知人のお通夜や告別式に参列していて思うことがあった。体調を崩して入院していたことは知っていたにしても、その人がどんな病気で、どのようにして亡くなったかについては、よくわからないことが多い。列席者が小さな声で、「あ、そう。そうなの。知らなかったわ」と話をしているのを耳にする程度であり、詳細はわからない。喪主の挨拶があるものの、医療関係者でない限り詳しい説明はできるはずもない。まして喪主として、悲しみの中で代表して死亡原因や最期の状況を冷静に詳しく話すことは不可能に近い。

死んだあとになってまで、なぜ死んだのかを詳しく話す必要性はない、病名ぐらいわかればそれでよい、という考え方もある。しかし、故人を偲ぶために集まった人たちに対して、本当にそれでいいのだろうか。たしかに、近所付き合いや会社の関係でやむを得ず会葬したという方も多いだろうが、それでも、最期はどのように過ごしたのか、苦しまなかったかどうか、知りたいと思うのが心情ではないだろうか。そのあたりがうやむやになっているのが、プコ化された近年の葬儀の問題点である。

これは、もしかしたら主治医として最後まで責任をもっていた、自分の役目ではないかという思いを少しずつもつようになった。主治医が通夜に出て最期の経過を説明するなんて、聞いたこともない。しかし、ほかにそれを代行できる人は少ない。故人のためにというよりも、医師として責任をもって最期を看取るというのは、きちんとそのような場で話ができるということではないのか。

先述のセレモニー会社の方にこの話をしたところ、びっくりされた。そんな話を医師から呼び出されて聞かされたのは、あとにも先にもこれが初めてだという。


「でも先生、いったい、その話をいつ家族にするのですか。まさか死ぬ前にってわけにはいかないでしょう。病院で医師が、患者さんが死ぬ前に、そのお通夜で私に病状説明させてほしい、なんて言えないでしょう」

「うーん……」

「亡くなった直後だとしても、そのときは家族もいろいろなことで頭がいっぱいで、急にそんなこと決められないでしょう。先生の気持ちはわからないでもないですが、無理ですよ」

「まあ、それは置いといて。セレモニー側としては何か問題があるかい？」

「そうですね、お経が終われば、宗教的なことは終わりですから、お坊さんのほうにも何も問題はないでしょう。こちらとしても、急にそう言われても困りますが、前もってわかっていれば、喪主の挨拶前に主治医の先生からのご報告、ということで二、三分話すのがいいような気がしますが。実際そういうことが可能かどうかは、少し時間をください。あまりにも突飛なお話でそれくらいしか今はお答えできません。でも、先生、本気なんですか。どうしてそこまでしようとされるのですか？」

「自分の中できちんと区切りをつけたいんだよ。高齢者の終末期は、医学だけで割り切れない部分が非常に多い。それだけに医学的な部分をしっかりしておかないと、何か道を踏み外してしまう危険性が高いと常々思っている。医学の部分は医学として、しっかりと地に足をつけておかないといけない。

それに何といっても、私は関わってしまっているんだ。主治医として、その人の最期にどうしようもなく関わってしまっているということに区切りをつけたい。どちらかというと僕のわがままなお願いなんだよね」

「わかったような、わからないような。先生の話は、いつも半分ぐらいしか理解できないですね。でも正直であることには間違いありません。わかりました。そのような機会があればいつでもご連絡くださ い。うちの斎場でされるのなら、いくらでもその時間をとりますよ」

家で看取ることが多かった時代には、おそらく医師や看護師がその家族や親戚たちにそのつど病状を説明し、それなりに周囲の人たちは、亡くなる理由や最期の状況を理解していたのではないだろうか。子どもたちもそれを怖々、遠巻きに眺め、人の死を五感で感じ取っていたに違いない。それも、葬式のプロ化により少なくなってきている。だからこそ、医師がお通夜できちんと病状の説明をすることは必要であると思う。また、葬式に集まった若い世代、子どもたちもそれを聞くことで、何らかのものが心に残るはずである。へーっ、そうやっておばあちゃん死んだんだ、という感覚は大事である。そうした経験を繰り返すことで、「死」というものが少しずつ地域で、今とは別のかたちで受け入れられていくのではないか。

「でね、実はふた家族、すでに話をして了解をもらっているんだよ……」

「ホントですか！　先生」

「ああ、この前ね、病室でお話ししていて、『あとどれくらいですかね』と聞かれたので、正直にお話ししたんだ。その後ね、怒られるの覚悟で聞いたんだよ」

「通夜に出たいって、ですか？」

「『今まで三年間お母さんを診てきて、ほんとにがんばってきたと思うんです。最期を迎えることは避けられないけれど、きちんとそれを見届けたいという感覚がある。そして、それをここに来られなかった人にも伝えたい。それが、僕がお母さんにしてあげられる唯一のことだと思うんです。そうすることで自分の中でも区切りがつくんです』と、正直に」

「そんなことよく話せますね。日頃の関係がいいんでしょうね。で、返事は?」

「『そこまでしてくれるのですか、ありがとうございます』って言ってくれたよ。ありがたいことだよね」

でもその患者さんは、そんなことさせるかと思っていたかどうかはわからないが、その後もしばらく療養を続けられた。しかし、やはり最期の時は来た。そのときに、きちんとご挨拶できるように、日々関わっていきたいと強く思うようになっていた。

主治医の責任とはそういうことではないか。

葬儀での実践

通夜で主治医が説明するという文化が地域に育てば、それがまさに「死の教育」になるのではないか。自分自身の死であれ身近な両親の死であれ、「死」という概念の希薄な子どもたちも、それぞれに何かを感じるはずである。葬式こそ「死」ということを学ぶ最もよい機会でもあり、学校での「いのちの教育」なども大事だが、日常生活から学びとることのほうが身につくだろう。火葬場で骨を拾うときのあの感覚、さっきまであったお棺ごと遺体が灰になって、骨だけが残る。そんな単純なことから学んだほうがよい。「死」を医学という専門性の中に押し込めてしまうのではなく、社会に拡散させるしくみが必要である。

と、さて約束はしたものの、葬儀で医師が話をするということが、本当によいのかどうかは、正直わからない。

個人情報保護という問題がある。そのときは故人になっているとは言うものの、病名や最期の状態をこと細かく話をすることの是非には、慎重にならざるをえない。今でこそ認知症という病名が市民権を得た観があるが、少し前までは「痴呆」「ぼけ」という言葉が差別用語のように使われていた。また病気は遺伝するのではないか、感染するのではという偏見が残っているところもあるかもしれない。家族には、その旨きちんと承諾をとっていればよいことではあるが、やはり躊躇する。「そんなことは嫌」と言われる家族には、決して無理を強いるつもりはないが、葬儀で医師が話をすることが、どのような影響をもたらすのか予想ができなかった。

しかし、その機会は思っていたより早くやって来た。

セレモニーのスタッフに誘導されて、中央一番前の席に座る。香典返しの品物を椅子の下に置き、祭壇を見上げた。そこには、私の知っている患者さんの顔はなかった。面影はあるが、自分が主治医として関わるようになってからの顔ではなかった。不思議な感覚である。

静けさの中、荘厳な音楽が流れている。後ろに少しずつ参列者が増えてきているのは、なんとなく雰囲気で伝わってくる。

「ずいぶん長いあいだ入院してたそうですね」

「娘さんも大変だったろうにね」

そんな会話が、実際にすぐ後ろの席から小さく聞こえてくる。これがおそらくは一般的な葬儀の状況なのではないかと思う。

司会者の太く低い声が静かに響き、葬儀が始まる。

富山県は、浄土真宗が多い土地柄である。その流れに沿って葬儀が滞りなく進行していく。会葬者のお焼香もほどなく済み、読教も佳境に入る。

もう一度祭壇の写真を見る。私にはやはり今ひとつピンとこない。微笑んでいるその顔は、何かしゃべり出しそうな感じさえするが、三年間毎日のように見てきた顔ではない。私の看取った、「その人」という実感がわいてこない。

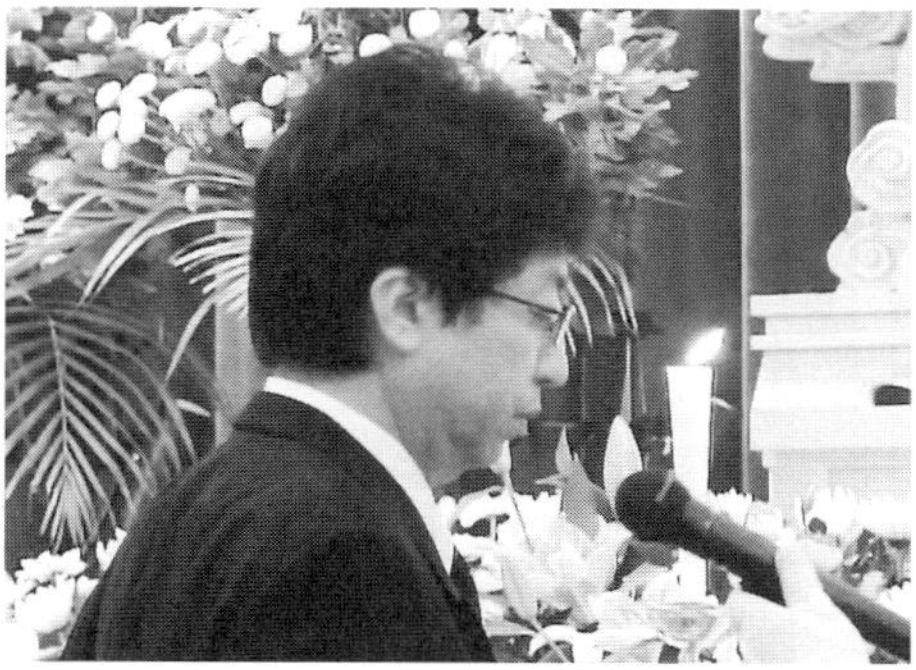

多くの参列者は、おそらく祭壇の写真のほうに実感がわくのだろう。お見舞いに頻回に来た人でもなければ、元気だった頃の写真に現実味を感じるのは致し方ないことであろう。
逆に今、納棺されている遺体の顔を見ることでしか、その人の実感がわかないのは私一人かもしれないと思った。いったい、私が診てきた人は誰なのか、奇妙な感覚が襲ってくる。その人生が、病という出来事で途切れている。私がここで話すことが一つの物語として一貫性をもつための役に立つのであればよいと願うだけである。彼女の人生の物語が最終ページに行き着くまで、その語り手の一人として関わることが少しでもできればよい。また、その人と関係性をもった人たちが各自の物語を語り直すきっかけになってくれればと願う。そんなことを考えていた。

「弔辞。○○病院副院長、佐藤伸彦様にお願いいたします」

弔辞という故人を偲ぶ大切な役割を、主治医だった自分のような単なる医師が果たせるのだろうかという思いが、一瞬だがよぎる。

昨日の夜、カルテを見返しながら書いた紙をポケットから取り出した。二年もの経過になると、カルテもかなり分厚くなる。カルテの最初には現病歴といって、入院するまでの経過が書かれてある。それをまず読む。「そうだった、入院して来たときはまだ『お・は・よ・う』と片言ではあるが話をしていたんだった」。熱が出たり、点滴をしたり、医療的な出来事のたびに、その内容が記載されている。自分の字で書いてあるのが、奇妙な感じがする。娘さんが洗濯物を取りに来た帰りに、階段や廊下ですれ違いざまにお話をした記憶だけが、なぜか鮮明に残っている。

祭壇の前に立ち、写真を見て一礼する。まだ、お坊さんがそこに座っている。こういう場での存在は非常に大きい。圧倒される威圧感がある。死というものを別の立場から扱う二つの職種が、こうして同じ場にいることに、私自身に違和感はない。

お葬式の場合、僧侶は亡くなられた人の生前のことをどれだけ知っているのだろうか。昔は檀家として、その人とのつながりがかなり強くあったのだろうが、今ではどうなのだろう。そうした関係も最近では薄くなってきている感じがする。一度、そのあたりの話を関係者としてみたいと思っていた。

書いてきたものをマイクの前で、ただ淡々と読んだ。

それが自分の役目だとも思っていた。感想やねぎらいの言葉をかける必要はないと。故人が入院してから亡くなるまでの出来事を話す、それを聞いた遺族や会葬者が何を思うのかはわからないが、それでいいのだとも思っていた。

話し終わって自分の席に戻る。隣に座っていた年輩の方が軽く会釈をする。

「どうも」と言って会釈を返すことしかできなかった。すべてが滞りなく終わり、玄関で霊柩車の出棺を遠くから見送った。クラクションの音だけがやけに耳に残った。

そのとき、何を感じたか。一言で言えば、「達成感」である。葬儀に出て達成感というのは少し失礼かもしれないが、あえて正直に言わせてもらえば、一つの仕事が終わったという感覚である。たしかに亡くなられたことへの寂しさもあるが、それと同時に心地よいものでもあった。この感覚は、明日からの仕事の糧となる気がした。

高齢者医療における達成感

医師になってすぐ、救急医療に従事している頃は毎日大変ではあったが、医者になった、人を救い感謝されるという一種の達成感を強く感じていた。それはそれで大変心地のよいものであった。当直の夜は、救急室で一晩、救急車で運び込まれる患者さんとまさに格闘し、いつの間にか朝になっていることが日常茶飯事であった。救命できればもとより、たとえ救命できなかったとしても、できる限りの手は尽くしたという「達成感」があった。そう闘って迎えた朝は眠気を通り過ぎ気分は高揚している。病院の屋上で昇る朝日を見ながら缶コーヒーを片手に背伸びでもすれば、TVドラマならばエンディングのテーマソングが流れてきそうである。この、つかの間の気分、どんな職業でもきっと味わっているのではないか。徹夜で仕事の資料をつくり上げたとき、一つのプロジェクトを無事成功で終えることができたとき、何かの現場を守り通して退勤するときでも、何らか心地よい達成感を感じているに違いない。そしてこれは間違いなく、次の仕事のエネルギーになっている。モチベーションを上げている。

高齢者医療に携わってきて、今までにこのような達成感を感じたことが、実はほとんどなかった。どちらかといえば、空しい、徒労に終わったという感覚のほうが強かった。この現場では、患者が元気になって家に帰っていくということはなかなかない。救命はしたが後遺症が残る人が多い。そして何より、亡くなられることが多い。達成感は味わえなかった。しかし、今回葬儀に出るということを通して、ひとつの物語を読み終えた、ひとつの物語を書き終えた、という感じがあった。救急救命で感じたものと同じではないが、この感覚は大事にしたい。

これから高齢者医療に携わる多くの医師、看護師、介護福祉士の方にも感じてほしい。得てして、空しさと諦めと愚痴が蔓延（まんえん）する高齢者医療の世界で、この達成感は、自分たちの仕事の重みと、次の仕事への動機づけになると確信した。

遺族からの手紙

〈ひと筆もうしあげます。

師走を迎えて、何かとご多忙のことと存じます。

母○○の生前中には、たいへんお世話になったにもかかわらず雑事にかまけてご挨拶が遅れましたことはまことに申し訳ございません。

佐藤先生には、父・母とも長い間お世話になりました。なんとお礼をいえばよいのかわかりません。いろいろお手を煩わせました。姉ともども大変感謝しております。また、気軽に声をかけていただいて、いろいろご説明いただき、お話しできて光栄でした。

母のおかげでいろいろな方々と出会えました。特に○○病院のスタッフの皆様には、大変お世話になりました。ここまで母を支えていただいたのも、ひとえに皆様のご尽力の賜物と思っております。本当にありがとうございました。

看護師さんも介護の方もほかのスタッフの方も、訪室のときには必ず「○○さん」と声がけしててきぱきとお世話していただきました。同じ職種として働きながら、自分の無能さを痛感させられました。母の見舞いにいって、駐車場で◯◯先生にお会いして声をかけてもらいとてもうれしかったこともありました。

また、母の亡くなった日、あるコンビニに立ち寄ったところ、偶然にも荒川先生にお会いしました。そこで母の死去のご報告ができ、お礼の挨拶ができました。これもひとえに母がめぐり合わせてくれたご縁だと思います。

先生にお葬式で母の病状の経過をお話していただいたことがきっかけで、私もこの二カ月で母の生前のいろいろなことをふりかえる機会となりました。

母は昭和◯年に生まれ、青春時代は戦前の混乱の中で名古屋の軍事工場の女工として働いていました。戦後は生家に戻り、病気がちの母・シベリアから帰れぬ兄の代わりにひたすら父と農業をしていたと聞いています。結婚してからも長い間私の父は北海道に出稼ぎに行っていたので舅・姑とひたすら農業をして、冬場は着物の仕立てをしていて私たちを育ててくれました。母の四八歳の時、父が脳梗塞になり、ますます母がいないと家は回っていかない状態になりました。娘たちの結婚、孫の世話、たくさんある親戚のつきあい、村のつきあい、本業の農業と目の回る状態だったと思います。姉夫婦に所帯を渡したいといつも言っていた矢先、姉の夫の病死があり、また母はがんばることを余儀なくされてしまいました。母の安らぎ、生きがいはどこにあったのでしょうか……。あまり笑っている姿の印象はありません。

でも私も親になってわかったことですが、子ども・孫の成長、幸せが一番の母の喜びだったに違いありません。そのことすら認知症になってわからなくなってしまうなんて悲しいことだと思いいました。反面、苦しいことも忘れてしまったのではありますが。

先生に葬儀でお話ししていただいた内容は、葬儀に参列していただいた方にも大変なインパクトを与えたようです。「人生を終えていくことは大変なことやね。お母さんもたいへんやったね。もっと楽に死ねたらいいね」「これから自分がどうなっていくのかと思うと怖くなってきた」と、母の年配の人からは自分にあてはめて考えられる方が多かったです。

また、「お見舞いにいってもお話しできないと聞いていたのでなかなか会いにいけなかったけれど、お母さんの状態(病気の様子)がよくわかったわ。本当に家族の人もたいへんやったね」とねぎらいの言葉もたくさんいただきました。病気をもって生きていくことのつらさ、たいへんさ、それを支える家族の苦悩と努力の必要さを皆様にわかってもらえたような気がしました。

私も姉も、母の最期のイベントとして行われた葬儀で先生のお言葉をいただいたこと、葬儀に出席できなかった姪が母に対する感謝の弔電を打ってくれたこと、大変簡単ではありましたが社会人となった甥が自分を育ててくれた祖母について語り喪主として葬儀をまとめてくれたことは何よりうれしいことでした。

五月に一度状態が悪化した時点で、私たちは母の生命について見切りをつけていました。しかし最期まで皆のことを考え、母は九月○○日をお別れの日に選んだような気がします。母の姉にも一度顔を見ていただけたし、母の弟の仕事(農業)もひと段落したところでしたし、甥も四月から社会人となり九月で正社員となれましたし、姪の三月に生まれた双子も葬儀には間に合いませんでしたが、四十九日の法要には遠方よりお参りできる月日となりました。一一月〇〇日の四十九日の法要は、姪夫婦に三人の曾孫も加わり、母もさぞうれしかったことと思います。悔いなく父と一緒のお墓に納まったと思っています。

臨終の時も、準夜勤務をしていた姉の仕事の終わるのを待ち、娘二人と内孫に看取られることができました。その日は〝中秋の名月〟。月の光に見守られ身柄は自宅に帰り、母の魂はかぐや姫のように月に帰っていったのかなあと姉と話をしていたものです。

明け方西に沈む丸い月を姉と一緒に見ながら、「さよなら」と一礼していっておりました。ちょっとおかしいですかね……。

私の息子に「お母さんも伯母さんも、自分のお父さんもお母さんも死んだのに悲しそうな顔していなかったね」と言われました。「それは医療者だからじゃないかな」とその場を返しました。しかし姉にその話をすると「私は、父に対しても母に対しても精一杯してきたから悔いはないよ。『母ちゃん。楽になったやろ』と素直に言えるよ。骨壷に会ったときも『今帰ってきたよ。病院へ行かんでもすぐ会えるね』と言っていたよ」という返事が返ってきました。私は薄情者でたまにしか母を見舞われず世話もせず親不孝な娘でしたが、姉は本当によくしてくれたと思って感謝しています。

父と母の一代のイベントは終わりましたが、そのことを通して子ども・孫・それから父と母に関わりのあった人たちが一生について考える機会を与えてもらったような気がします。このように母についてふりかえるきっかけを作ってくださった先生には心から感謝しております。

長くなりましたが、先生本当にありがとうございました。またお会いできる機会があれば声をかけてやってください。病院の皆様にもよろしくお伝えください。

またひとつ歳をとりますね。向寒のおりからお身体を大切になさってください。無理はなさらないように。

乱筆乱文失礼致します。

かしこ

平成一九年一二月〇〇日

〈

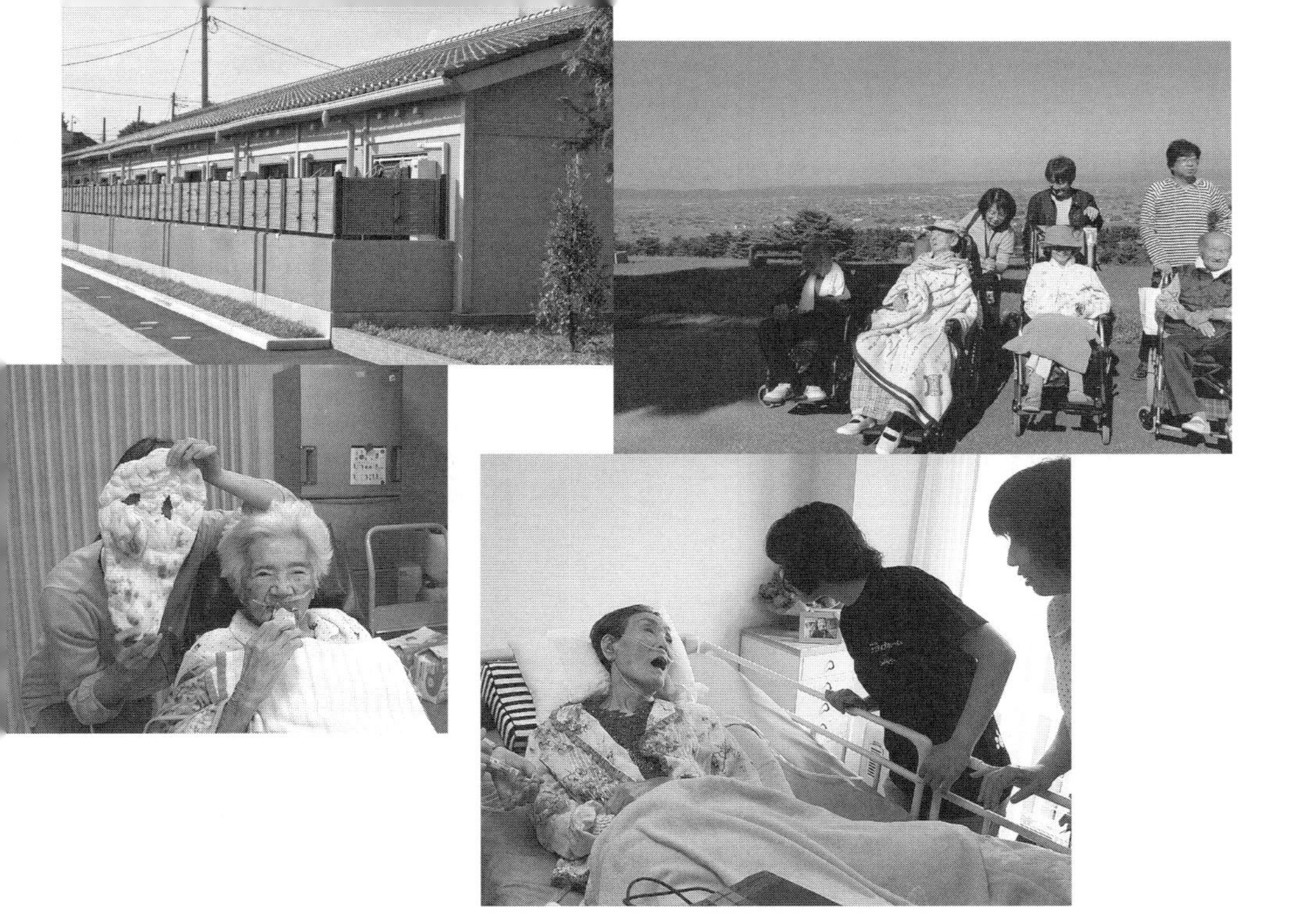

第Ⅱ部　ナラティブホームの風景

第一章　人が安心して死ねる住まい

ナラティブホーム構想

二〇〇三年、市立砺波総合病院前院長で、当時は療養型病院の院長をされていた荒川龍夫先生に院長室に呼ばれた。私はその病院で高齢者医療に携わっていた。

将来の夢について聞かれた。

「とにかく、もう、病院という箱物の中で医療するのがきつくなってきました。在宅でも病院でもない、あたらしい第三のアパートのようなところで、必要な医療と介護を受けて暮らしていけるようなものが、つくりたいです。高齢者の生き方に寄り添うような、医療がしたい」

四人部屋の片隅で、奇声やいびきの聞こえる中で、家族に臨終の報告をするのはたまらなかった。家には帰りたい、でも家では面倒をみられない。そんな患者家族も多くいた。ほとんど誰も面会に来ない寂しい患者さんもいた。八割の人が病院で死ぬ時代である。でも本当にこれでいいのかという思いが強くあった。

以前よりホスピスに興味をもって、研究会にも参加していた。しかし、そこで行われている医療は、当然のことだが末期がんの患者さんを専門にケアすることであった。がんと告知されていないと、ホスピスに入ることは難しい。九〇歳で脳出血を起こし寝たきりになった患者さんでは入れない。徘徊する認知症のがん患者を受け入れるホスピスがどれくらいあるだろうか。

ホスピス自体はすばらしいものであるし、緩和医療という概念は絶対に必要である。それによってどれだけのがん患者が救われていることか。しかし、ホスピスの医療は私がしなくても、ほかに多くの先達、優秀で心ある医療関係者がいるに違いない。私が本当に取り組みたいこととは、少しずれているような気がしていた。

私が考えていたことは、がんであるなしにかかわらず、また意識のあるなしや家族がいるいないにかかわらず、高齢者の最期をできるだけその人らしく診たいということである。そのときは、私自身でそれを「ホスピホーム」と名づけていた。

その概略を荒川先生にお話しすると、じっと根気よく耳を傾けてくださったあとで、先生はおっしゃった。

「その考えはこれからの高齢社会に絶対に必要な視点ですね。でも、現在の保険制度や医療スタッフの意識を考えると、その方向で考えられる人がどれだけいるでしょうか。先生の考えを理解できる人がどれだけいるでしょうか。今すぐに現実のものとなるとは思えません。実現するには多くの問題が山積みですね」

私自身もまだ、きちっとした考えを持っているわけでもなかったし、具体的な構想を考えていたわけでもなかったが、荒川先生のこの一言がなければ、今の私はない。組織のトップや政治に対して「何もわかっていない」と文句や愚痴を言いながらも、そこから給料をもらい、偽りの正義感で理想を語るだけの人間で終わっていただろう。

「先生のその考えを、もっと多くの人に知ってもらう必要がありますね。そのためには口で話しているだけではだめです。いつまでたっても夢物語にしか思ってもらえませんよ。何か文章としてまとめて、いろいろな人に読んでもらうのがよいのではないですか」

その日の夜から、私は考えを文章にすることを始めた。その中で、自分の求めているものをひと言で象徴する言葉として「ナラティブ」「物語」を思い立ち、この取り組み全体を「ナラティブホーム構想」としてまとめることにした。

「ナラティブホーム」という造語はこうして生まれた。


「そんなの理想だね。現実は厳しいんだよ」

「言いたいことはわかるが、無理でしょう」

自分の理想を言葉にして伝えることの難しさを知り、現実化していくためには多くの理解と協力が必要であることを、それからの七年間で学んだ。その中で、荒川先生は私のよき理解者として今もその進む道を示し続けてくださっている。

二〇一〇年に誕生するナラティブホーム、その中核である「ものがたり診療所」の外来診察に毎週木曜に来てくださる、「おじいちゃん先生」がその人である。

それは仲間づくりから始まった

それから隔週で始めた勉強会では、スタッフの看護師、介護福祉士、ソーシャルワーカー、医療事務、ボランティア、患者さんご家族と、多職種・多施設からの参加を呼びかけた。多くの人が私の荒唐無稽な考えを、夜遅くまで一緒に真剣に考えてくれた。日々の診療をこなしながら、ほとんど休むことなく続けてこられたのも皆のおかげである。

そこでの話題を、本書の第Ⅰ部でつづってきた。時には「先生が何を言っているのかわかりません」

と手厳しい批判もいただき、頭を抱えたことが思い出される。「あの勉強会は佐藤教だよ。あの世の話ばかりだってさ」と揶揄(やゆ)されたこともしばしばあった(今でもそうかもしれないが……)。しかし職種を超えて、ナラティブというキーワードのもと、高齢者医療を取り囲む多くの問題について考え続けてこられたこと、そしてそのメンバー一人ひとりと出会い、仲間になれたことが、私の一番の財産である。

この勉強会は、二〇〇四(平成一六)年度に公益財団法人在宅医療助成勇美記念財団の一般公募での研究助成を受け、二〇〇六年三月に「ナラティブホーム構想―福祉・医療・介護のクリニカルガバナンスを目指して」と題して報告書を提出、関心を持たれた方に頒布可能な小冊子にもまとめることができた。*

また、二〇〇五年から翌年にかけては「砺波クリニカルガバナンス」と題し、地域住民にひらかれた講演会、討論会を開催した。斎藤清二先生による「ナラティブ・ベイスド・メディスンって何?」、会田薫子先生による「経管栄養適応の質的要因について」、篁(たかむら)俊男先生による「症例にみる死の受容について考える」などである。

そのほか、臨床死生学で著名な哲学者の清水哲郎氏ら有識者とナラティブホーム構想についての意見交換の会を設け(二〇〇五年七月)、さらにこの地域で、実際に患者がどのようなライフコースをたどるのか、どこで医療を受け、どう介護保険を使い、実際にどれくらいの費用がかかっているのかも、実際の患者データから調査し、参考にした。

この時期、介護保険、医療保険の改正が行われ、「在宅支援診療所」制度が新設されたが、全国それぞれの自治体でのニーズすべてに合ったものとは言い難い内容であった。地道に、着実に地域での医療連携(クリニカルガバナンス)を考えていく必要がある。

連携とは、コンピュータでネットワークを組めばいいというだけのものではない。最後は人と人のア

＊財団ウェブサイトにて全文公開
http://www.zaitakuiryo-yuumizaidan.com/data/file/data1_20080328120936.pdf

ナログな連携になる。その拠点としてのナラティブホームであればよいと考えていた。

高齢者医療の分野では、すでに二〇〇〇年に介護保険が導入され、「療養型病院」という名の病院が生まれて、従来は出来高制であった診療報酬が包括方式に変わっていた。それに伴って現場は大きな変換を余儀なくされていた。しかし、その介護保険対応の療養型病院も、二〇一一(平成二三)年度末にはいったんは廃止が決まった。新しい病院をつくり、その借金を返し終わる頃である。かけた梯子を外される、そんなことの繰り返しである。しかし二〇一一年に起きた政権交代で、これも六年間の存続延長が認められた。

制度が紆余曲折する中で、社会の高齢化は否応なしに進み、一九四七(昭和二二)年から一九四九(昭和二四)年の第一次ベビーブームの、いわゆる「団塊の世代」が六五歳を過ぎ、高齢者の仲間入りをするところにまできている。平均寿命は、男性で約八〇歳、女性で約八六歳。彼らが最期を迎えるだろう、ここ一〇年から一五年が日本の高齢者人口のピークになる。そして、間違いなくたくさんの方が亡くなる「多死社会」が到来する。もしかしたら、亡くなってから火葬まで何日も待たなくてはならない時代が来るかもしれないのである。

家づくりの人たちの想い

勉強会での学びと並行して、生活する住まいとともに、人が安心して死ねる住まいとは何かを探し始めた。

私の小さい頃の家には仏壇があり、早朝まず一番にご飯とお茶がそこに運ばれ、お線香の匂いが立ち込める中、母はすでに故人であった父の位牌に手を合わせていた。家の中で、仏壇は怖い所だった。何か、すべてを見透かされている感じがする厳粛な場所だった。

人生の最期を、どこで誰と迎えたいのか。それが選べる時代にしていきたい。

そんなナラティブホームを考えるために、住宅展示場めぐりを始めた。かなりの数の住宅メーカーを訪問した。どこでも懇切丁寧に案内をしてくれた。住むという機能面では本当に工夫を凝らしていて感心させられた。

「医師として、患者さんに最後まで住んでいただくアパートのようなものを考えているんですよ」と言うと、やはり多くのメーカーが「そうですか。それはすばらしいですね」とは言ってくれたが、具体的な話になるわけでもなく、自社物件の売り込みで終わる。ある大手メーカーの方は、後日病院に訪ねてこられ、「病院か老人ホームをお考えのようですので、いくつか提案をさせていただきたく資料をお持ちしました」とたくさんのパンフレットを置いていかれた。「こんなふうにしたくないから、ナラティブホームなんだけどな」と思いながらも、うまく自分の考えが伝えられないことにいらだちも感じていた。

そんなとき、「それは面白いですね。もう少しお話を聞かせていただけませんか。これから高齢者は増えていきますものね。失礼ですが、お医者さんがそういう視点を持っているのは驚きです」そう言って、身を乗り出してくれる人に出会った。スウェーデンハウス株式会社の当時、北陸担当営業部長の山形と、富山展示場担当の日南田である。高齢者医療の現状と、何とか病院でも施設でもない新しいかたちの住宅をつくりたいということを話した。「ナラティブホーム構想」の小冊子も渡して読んでいただいた。

「このお話、本社のほうに上げてもよろしいですか」

「私はかまいませんが。一軒の家を建てるという話ではありませんけど、それでいいのですか」

「わかっております。でも、家をつくる人間にとって、これはとても大事なことです。これからの住宅というものを考えるうえで貴重なお話ではないかと思っております」

程なく東京本社からわざわざ富山まで、ナラティブホーム構想を聞きに来られるという話が山形から伝わり、「この人は本気だ」と思った。リップサービスで類似の話は何度もほかの業者からも聞かされていたが、実際に動き出したのは初めてだった。

富山市のモデルハウスで、私は高齢者医療の現状と問題点、そしてなぜ今ナラティブホームなのかを、スライドを使って一時間余り話し続けた。それを、メモを取りながら真剣に聞いてくれたのは、東京本社の岩下と安部である。それから現在まで、同社との付き合いは続いている。私のナラティブホームという発想を、建築家としての視点から、少しずつ具体的なかたちにしてくれたのは彼らだった。医療の専門家でないのにもかかわらずその知識は豊富で、教えていただくことばかりであった。

それからいくつも一緒に、三年がかりで既存の施設に足を運んだ。

『病院で死ぬということ』の著者で、東京のケアタウン小平クリニックで在宅ホスピスをされている山崎章郎先生の「いつぷく荘」。愛知県の長久手市で高齢者中心の「多世代交流自然村」を運営されている愛知たいようの杜の「ゴジカラ村」。長野県上田市真田町にある、地域分散型サテライトケアという発想による「アザレアンさなだ」などである。

その時期、岩下の言った言葉が、今でも忘れられない。

「スウェーデンハウスとして多くの家をつくってきた。札幌にはスウェーデンヒルズという一つのコミュニティーもできた。何世代にも渡って住んでもらえると自信を持ってつくった家ばかりだが、次第に住む人も高齢化し、何らかの病気・障害をもつとその家にいられなくなり、病院や施設に入らざるを

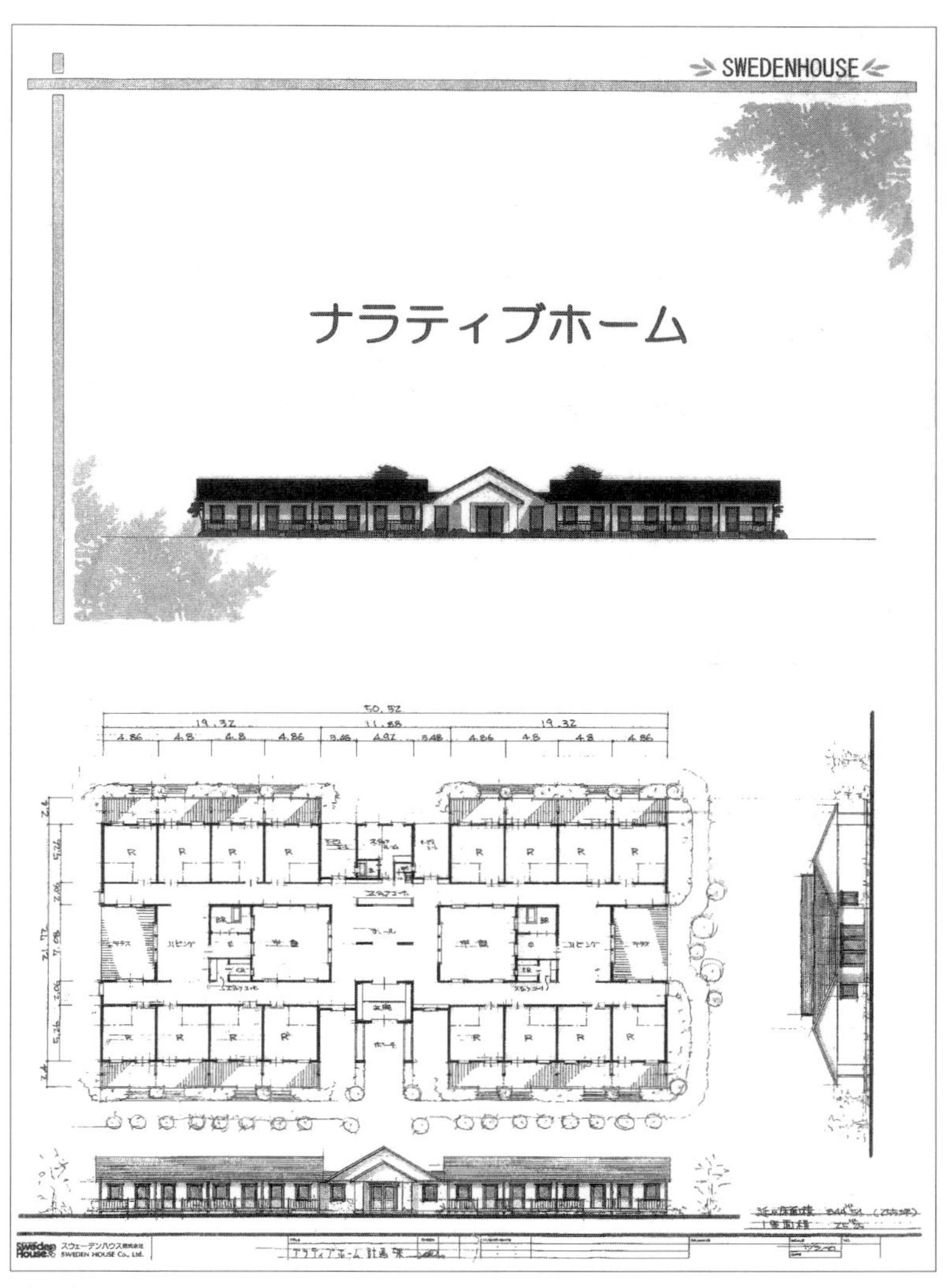

岩下宏之氏（スウェーデンハウス株式会社）による「ナラティブホーム」幻の設計図（2006年）

えないのが現状である。これはとても寂しい。家を造る者として、最後の最後まで責任を持ちたい。だから今、先生と一緒に勉強をさせてもらっている」

これも、やさしさのしかけであると思う。人にやさしい住まいづくり。口で言うのは簡単であろう。医療・介護が「やさしいケアを」と、言うのと似ている。しかし、本気で考えている人は言葉ではなく、こうして自分の目と足を使って広い視野から考えている。私が一人の患者さんの最期まで責任を持ちたいと思うことと、岩下が家をつくった以上はそこに住む人に最後まで責任を持ちたいという気持ちに、大きな違いはない。

二〇〇六(平成一八)年の初夏。ナラティブホーム構想の勉強会のために、岩下が砺波を訪れてくれた。「佐藤さん、はいこれ、プレゼント」。そう言って、A3判の大きな図面を見せてくれた。そこには「ナラティブホーム」という文字が並んでいる。その時点で私がイメージしていた理想図が、そのまま出来上がっていた。

「久しぶりに自分で図面引きましたよ」

企業で岩下クラスの役職になると、多くの部下を統率する立場上、自らそうすることはよほどのことがないとないのであろう。それなのに、忙しい中まだまだ夢物語に過ぎないナラティブホームを具現化してくれた。多くの人になかなかその構想の具体的なイメージを伝えることができないでいただけに、これは本当にうれしかった。今でも大事にとってある。私の宝物である。

私にとってみれば、これもまた、一つのやさしさのしかけだった。

新聞（明治17年創刊）　2008年（平成20年）5月6日　火曜日　（日刊）

北日本新聞

発行所
北日本新聞社
富山市安住町２番14号
〒930-0094 電話076-445-3300
© 北日本新聞社 2008
ホームページアドレス
http://www.kitanippon.co.jp
購読申し込み
0120-88-3746（ぱぱ みなよむ）

看取る「家」砺波に構想

病院の安心　在宅の自由

終末期の高齢者に、必要な医療や介護を必要なときに提供し、看取り（みと）まで行うことを想定した新たな形態の居宅施設「ナラティブホーム」の設立構想が、砺波市内で進められている。提唱者の砺波総合病院地域医療部の佐藤伸彦医師(五〇)は「これからの在宅での看取りの一つの形になる」と、新しい高齢者医療を提言する。

夕陽を織る

ナラティブホームは佐藤医師の造語。「ナラティブ」には「物語」「語り」などの意味があり、患者や家族の人生を物語として理解した上で、高齢者の終末期にかかわっていくとの思いを込めた。佐藤医師は「病院の安心感や在宅のプライバシー確保、自由さを兼ね備え、終末期の患者と家族が物語を語り続け、安らかな最終章を迎えられる空間」と説明する。

構想では、ホームの建物は理念に賛同した団体が建設し、希望者は個別に入居契約を結ぶ。入居者は重度の病気や障害のある人を想定している。在宅での医療や介護を支える専門の診療所、訪問看護ステーション、ホームヘルパーステーションなどを近くに設置。地域の開業医と連携し、二十四時間、必要な介護、医療サービスを提供できる体制の構築を目指す。

国は療養型病床の削減方針を打ち出している。だが、受け皿となる療養型病院や老人保健施設、特別養護老人ホームなどは、それぞれ機能が異なり、患者の要望を満たす十分な対応は難しい。家庭に戻ると介護する家族の負担は重く、行き場のない高齢者が増えると危ぐされている。

佐藤医師は四年前、勤務していた療養型病院での体験からナラティブホームの構想を抱き、看護師や介護士、患者の家族らと勉強会を始めた。昨年三月には研究会を立ち上げ、会長として半年間、会員の建設や不動産、福祉関係者らとともに、県内外の講師を招いて課題などの検討を重ねてきた。ホームを建設する予定の団体が今月中に計画を正式決定する見込みで、構想は大きく動き出す。

佐藤医師は「家庭のような病院を」（文芸春秋）を刊行、ナラティブホームの理念などを書き記した。「高齢者の最期をゆっくりとみてあげたい。このシステムがうまくいけば、全国に広がることも期待できる」と話している。

〔北日本新聞社提供〕

第二章　ハードの課題 ソフトの問題

住宅メーカーの人たちの意見を取り入れることができ、ナラティブホームの方向性が固まってきた。原則としてアパートとして建て、そこにクリニックから必要な医療と介護を提供し、一人の患者さんの人生の最終章を、在宅に近い恵まれた環境で迎えることができるように援助することを最大の目標とする。

患者さん自身やご家族の生活する住宅環境、それにサービスを提供する医療・介護の環境を考えながら、医療保険・介護保険との連携の問題、スタッフの質の問題といった視点から解決策を練っていった。ここでの記載は二〇〇六年当時のもので、二〇一〇年、実際に医療社団法人ナラティブホームを砺波市に創立できた際に具現化しなかった部分もあるが、今後どこかで新しい人たちの参考になればうれしい。

小規模であること——共同体であり個室であり

ナラティブホームの具体的なイメージ、そのヒントは、学生時代の下宿生活にあった。

私が高校を卒業して富山に来たのが一九七七(昭和五二)年のことである。その頃の学生アパートは六畳一間で、各部屋と廊下とがドア一枚で仕切られている簡単なものであった。部屋数もせいぜい二〇室程度のこぢんまりとしたものが多かった。もちろん炊事、洗面、洗濯、風呂、電話、トイレはすべて共同である。そこではいつも他人の気配がしていた。その頃の下宿には共同体としての一体感があった。

お酒を飲み過ぎて酔いつぶれれば誰かが介抱した。お腹がすけば誰かが食べ物をくれた。風呂の順番をみんなで取り合いもした。

昔はよかったと懐古しているのではない。よく考えてみると、二四時間三六五日誰かの気配を感じ、それでいて狭いながらも自分の空間が持てた昔の「下宿」は、見方を変えれば、病院や施設に環境が似ていないだろうか。全室個室で、そこに必要な医療や介護がそろえば、病院・施設以上の環境ではないだろうか。

小規模であることも重要である。私はこのとき療養型病院で一〇〇名の患者さんの主治医であり、特別養護老人ホームの入所者八〇名の嘱託医としての責任があった。これはかなりのストレスである。患者さんとゆっくりと話をする時間は思うようにとれない。親密に関わるのは、ほとんどが状態の悪くなった患者さんというパラドックスを生じる。本当にすべての患者さんを責任をもって診ているとは言えないことがいつも心に引っかかっていた。

看護師、介護福祉士も同様の思いを多かれ少なかれもっている。療養型の病院では、看護師は日勤なら約二五名を、夜勤では一人で約五〇名を受け持つことになる。体温、血圧を測り、種々の処置をして一回りすれば半日が終わる。さらに記録という仕事も残っている。介護福祉士も同様で、おむつ交換、体位変換、入浴介助、リハビリテーションの送り迎え、食事の介助と忙しく時間が過ぎる。個人のケアというよりは、いかに早く業務をこなすかが問題になる。ただ、マンパワーの絶対数からして仕方がないことでもあった。とにかく病院のスタッフは忙しい。施設でもそれは同じことである。患者さんの身になった精神的なケア、ケアリングなどといっても、実際の現場では時間がない。

それは言い訳であるとの指摘を受けるかもしれないが、緩和病棟、ホスピスなどでは別に手厚い看護、介護配置基準を置かれていることからしても、時間的な余裕とマンパワーがないことが大きな要因であることは間違いない。しかし余裕ができたから、よい看護、介護ができるわけでないのも事実であり、スタッフの質も大変重要である。

現場の数人の看護師に「どれくらいの人数なら、責任をもって看護計画を立て、深く患者さんと関われるか?」との質問をしてみた。受け持ち患者さんの重症度によっても違いがあるが、だいたい五人から八人、その人数なら介護職員と共同しておむつ交換から入浴までをカバーでき、ゆっくりと一人の患者さんと向き合うことができるという答えが多数あった。介護職員も同様の意見が多かった。

医師としてはどうかと考えてみると、私自身の経験からはその二倍、一六人ならすべて責任をもって診ていける人数とした。小規模の人数は八人で一ユニット、医師としてはその倍の一六人、つまり二ユニットを診るのが妥当であると考える。

一ユニット八人で二ユニットとする。全体に医師一人、一ユニット毎に看護師が日勤で一人ずつ計二名、介護福祉士が二ユニットで三名。夜勤は看護師、介護福祉士ともに一ユニットに各一名ずつになる。日勤、夜勤の回数から逆算すると、必要な人数は、看護師五人に全体を見渡す師長を入れて六名、介護福祉士六名となる。これを一般病院での配置基準に換算してみると看護、介護とも非常に厳しいものになった。現実と理想のギャップがここにもある。

建物としてのナラティブホーム

ナラティブホームでは、病院の安心感と在宅での個別性、自由さを兼ね備え、「家族と患者が物語を語り続けることのできる空間」をつくりたい。介護施設としてではなく、あくまでも賃貸住宅として建てるために施設基準などの制約は少なく、自由な発想ができる。詳細な検討は専門家やスタッフと一緒に考えていくとして、一部屋が一六〜二〇平米で、六畳+四畳半から八畳+四畳半程度の広さに相当するのが妥当かと考えた。そして室内に、洗面兼簡単な炊事のできる所を用意する。賃貸住宅と大きく異なる点は、一部大きなドアで「共通のリビング」に通じている点である。逆に、病院の特別室に玄関がついたようなものと考えてもよい。

全体としては、八室を一ユニットとして二ユニットを配置して、中央にトイレと風呂(特浴)を付ける。可能なら、ベッドのままいけるサンデッキをつけたい。また、各部屋は天窓から空が見えるようにしたい。あるアンケートで、最期に何を見て死にたいかという問いに「自然」という答えが圧倒的で、その中でも「青空」が多かったという結果がある。自然に還るという日本人らしい思想がよく出ている。窓から見える緑、寝ながら見上げる青空、満天の星は語るにふさわしい環境かもしれない。

個室が対面して並ぶのはいかにも施設的かもしれないが、コストの面からも、その点は今後の課題としたい。このユニットは人生の終末を迎えるのに、本人にも、ご家族にも自由と安心感を与えることができるようなものにしなければならない。そのために既成概念にとらわれず、スタッフや家族の意見も取り入れながら一緒につくり上げていくのがよい。ただし専門家の協力が必要である。

外山義が指摘した「五つの落差」

外山義氏の著書『自宅でない在宅　高齢者の生活空間論』(二〇〇三年)が指摘していることは参考になった。外山氏は、高齢者の生活をゆるやかに包み込む空間とは何かを考え続け、ユニットケア、グループホームの普及に尽力した。厚生労働省が提案した逆デイサービスも彼の考えによる。

この著書の中で彼は、地域で生活してきた高齢者が、生活の場を施設に移したときの生活の落差を強調している。これを「空間」の落差、「時間」の落差、「規則」の落差、「言葉」の落差、そして最大の落差――「役割」の喪失――に分けている。

「空間」の落差として、まっすぐな廊下に沿って四角い部屋が並んでいることを指摘し、それを「学校」と対比して批判している。たしかに職員は学校の先生のように入所者に対して「……してはいけません」「……しなさい」などの対応をしてしまう傾向はある。

次に、視線の問題を挙げている。病院も含めて個室であることは少ない。四人部屋で、ポータブルトイレで用を足すのは本当に勇気がいることである。いくらカーテンを閉めても他人の視線は気になる。大の字になって寝転んで、誰の視線も感じることなく、おならの一つもできる環境は必要である。

「時間」の落差は、施設に限らず病院でも同じであろう。起床は六時、朝食は七時、昼食は一二時というようにほとんどが決まっている。今日は眠い、朝ごはんはいらないから九時まで寝ていたいということは許されない。高齢者に限らず、個人固有のペースというものがあるが、それが認められない。まして施設はあくまでも「在宅」と銘打っているわりには、それには程遠い話である。

入浴に関しても、ほとんどの施設がその時間は昼間である。昼風呂が好きな高齢者もいるかもしれないが、ほとんどは夕方のたそがれ時から夜にかけての入浴が普通ではないだろうか。夏、お風呂に入ったあと、甚平でも着て夕涼みといった在宅ではよくある風景も施設では見ることはできない。そういった時間の落差を感じなくなっていること自体が大きな問題である。「入所者のことを考えて」と言いながら、自分たちの都合に合わせていることがどんなに多いか。私たちは麻痺(まひ)した感覚を取り戻すことから始めなくてはならない。

「規則」の落差について考えてみると、「施設・病院の常識、世間の非常識」ということは山ほどある。前述の起床、食事時間、入浴のこともそうであるが、おやつの制限や外出の制限もある。家訓はあってもこんな規則だらけの家はないであろう。マンパワーの問題、集団生活だから、わかっているけど無理、といった反論が聞こえてくることは目に見えているが、「できない、できない」と言っていてはいつまでも変わらない。ナラティブホームとして検討しなくてはいけないことである。

「言葉」の落差では、孫に当たるような年代の職員から一方的に指示を受けることが、高齢者にはかなり屈辱的であることを指摘している。さらに「言葉」は職員の置かれた環境に依存していることが多い、という指摘も面白い。ユニット形式の特養と従来の特養でどのような言葉が使われているのかを調べたところ、地域に関する言葉や生活に関する言葉は圧倒的にユニット形式に多いという結果が報告されている。自宅と施設ではよりいっそうその差が顕著であることは予想される。

実感としても、往診で患者さんのお宅におじゃまするると、まず天気のこと、お祭りなどの地域のこと、子ども、お孫さんの学校のことなど、ほとんどがそのような会話になることが多い。家では患者さんが主役であり、私はお客さんである。環境が言葉をつくり、その人をその人らしく感じられる。これは、ナラティブホームでは欠かせないポイントである。

最後の「役割」の喪失に関しては、地域や家族の中でもっていた役割がなくなることの重大さを指摘している。こうした喪失をどう防ぐかという視点から、外山氏は実際にユニットケア、グループホームなどの新しい施設を推進していく。そんな中、志半ばで二〇〇二年に五二歳の若さで、氏はこの世を去った。生きておられたら、高齢者の終末期や人の死と居住空間の関連をお聞きしたかった。この本では終末期に関する記載まではないが、それに対しても確固たるビジョンをおもちだったのではないか。

終末期において最低限必要な環境は、個室である。しかも、家族が休んだり泊まったりできる所も一緒になくてはいけない。四人部屋でほかの患者さんや家族に気兼ねしながら、小さくなって看病したり、最期を看取ったりする家族がいかに多いことか。日本人らしさなのかもしれないが、周りの目が気になる。寝たきりの患者さんのベッド脇の床頭台、四〇センチメートル四方程度の狭いテーブルの上でお弁当や惣菜を食べているご家族の後ろ姿は、あまりにも哀しい。最期の場面でも、ほかの患者さんとはカーテンで区切られてはいるが、決して他人の気配は消えない。認知症のために意味のわからない奇声や独り言が聞こえてくることもままある。「お亡くなりになりました」と最期の言葉をかけるときに、隣からいびきが聞こえてくるのは、何ともばつが悪かった。

病院の個室は選定療養費という名目でいわゆる差額代をとられる。大きな個室で三〇〇〇円から四〇〇〇円、特別室になるとこの倍にもなることがある。一カ月約一〇万円である。地方の一般病院でこの水準であり、それを払える家族はやはり限られており、「大部屋でいいです」と言わざるをえない。これも悲しい終末期の現実である。

二〇一五年現在、一般病院、療養型病床とも終末期の個室環境を全員に整えるのはかなり困難である。全室個室であるナラティブホームは、「自宅ではない在宅」を、施設や病院という枠を超えて、別の角度から実現しようという挑戦でもある。ケアの質が環境に依存していることを、決して忘れてはいけない。

多機能であること――医療保険と介護保険の連携

「医療・介護・福祉、それらの連携だ」と叫んでいるのは提供側の勝手な論理であり、患者さんのニーズではない。勝手に内容を区分けして選択させるというのは、本末転倒である。医療と介護の線引きはどこでするのか、それさえも充分な理解とコンセンサスは得られていない。医療保険と介護保険が協同して必要なものを提供していく体制が急務と思われるが、実際には大きな行政の壁がある。

在宅に限って言えば、訪問看護や訪問リハビリテーションなどは医療保険でも介護保険でも使うことができるが、原則は介護保険が優先されてしまう。介護保険からの訪問看護と、医療保険からの訪問看護といったいどれだけの違いがあるのだろうか。

「介護はあくまでもケアプランに従っており……、医療が急きょ必要になった場合は医師の指示のもとに医療保険に切り替えて……」というような説明がなされるが、内容に大きな差はなく、結局は医療保険と介護保険の混用を避けるための縛りであると思われる。要介護認定を受けた人に対しての医療保険の在宅患者訪問看護は、以下の場合以外には認められない(二〇一四年現在)。

1. 末期の悪性腫瘍を含む、厚生労働大臣が別に定める疾患の患者
2. 急性増悪等により医師が頻回の訪問看護の必要性を認め、特別に指示を行ったもの

また、医療保険の訪問診療と介護保険の訪問看護は、「同一日でも時間が重ならなければ認められる」となっているが、同一医療機関や特別の関係にある医療機関からの訪問診療(医療保険)と訪問看護(介護保険)は制限がある。なお、「特別の関係」とは二つの保険医療機関の開設者または代表者が同一の場合または、代表者の親族の場合をいう、と規定されている。つまり経営者や代表者が一緒なら丸抱えしたらだめですよ、ということなのだろう。もっとも、医療保険の訪問診療と訪問看護はまったく認められていない。午前中に医師が診察し、午後から看護師が状態を看に行くということが医療保険では認められていないのである。医療必要度の高い人は押しなべて介護度も高い。医療と介護の連携の必要性を説きながら、実際にはこういった制約があることが連携を困難にしている。「あなたは要介護認定を受けているので、医療保険での訪問看護はできません」という説明は、患者さんには理解していただけない。

例えば、介護保険でデイサービスや訪問介護を受けている人に、最近血圧が高いのでかかりつけの医師が週一回看護師を訪問させようとした場合、原則的に勝手には医療保険での訪問看護はできない。介

護保険で利用するにはケアプランにその訪問看護が盛り込まれる必要がある。そのためには、まず医師がケアマネジャーに連絡をとり訪問看護の必要性を話し、ケアプランに訪問看護を盛り込み、訪問看護指示書を書いて初めて可能になる。

「二つとも保険料をちゃんと支払っているのに、何で必要なサービスをこっちの希望で受けられないのか。どこが利用者本位の制度だ。わしら利用者にはさっぱりわからん」といった内容のことをよく耳にする。医療保険と介護保険を連携させながら、お互いの機能を有効に利用する方策を考える必要がある。

多機能性とは、家にいるのに近い環境で、必要なときに医療、看護、介護、時には民間サービスやボランティアサービスを受けることができる「自由度」のことである。この環境としての自由度が高くなることが、本来の意味でのＱＯＬの向上ということであろう。

入居対象者とスタッフ

一般病院では、平均在院日数を圧迫しないよう退院を示唆される。かといって、療養型病院には入院できず、まして施設や在宅には帰れないという受け皿のない人たちがいる。ナラティブホームでは、こうした現行のシステムの中ではじき出された、行き場のない高齢かつ重症の患者さんを診ていくことになる。要介護度4または5で、経管栄養か中心静脈栄養を行っている人も、気管切開や在宅酸素の方も受け入れる。本来ホスピスではないが、悪性腫瘍の患者さんも引き受ける。積極的な治療を望まれない高齢者の最期にも積極的に関わっていきたい。

このような対象者が中心になるとスタッフの士気が下がりやすいといわれる。実際に「療養型病床は寝たきり老人のお世話ばかりで嫌になる」という声も多く聞こえてくる。そのスタッフの意識を下げることなく生きがいを持って仕事をしてもらうためのキーワードが、ナラティブなのである。逆に、それに共感できる人が集まらなければナラティブホームは成り立たないといっても過言ではない。

また以前は、看護師の役割はあくまでも医療現場での医師の補助としての意味合いが強かったように思う。しかし看護師は、医師とは比べものにならないぐらいに患者との接触時間が長く、療養上のいろいろな場面で密接に患者と関わっている。医師には報告しない(聞く耳を持たない医師が多いのも事実だが)たくさんの患者情報を持ち、医師とはまったく違う角度で患者をささえてきている。その影響力は、おそらく患者の療養生活の善し悪しの大部分を決めてしまうほどの影響力をもっているであろう。

医師は、それに気づかなくてはいけない。そしてその力を十二分に発揮できる環境をつくることが、ナラティブホームの大事な目的であり、その力なくしてナラティブホームは存在しない。

ナラティブホームでは看護師を「療養生活を支援していく専門家」として位置づける。

「療養生活を支援していく専門家」としての看護師

平成一三年度厚生労働科学研究「諸外国における看護師の新たな業務と役割」によれば、当時において看護師の裁量の範囲、役割・業務が変化し拡大しつつある諸外国が少なくなかった。日本でも厚生労働省の「新たな看護のあり方に関する検討会」が二〇〇三(平成一五)年三月にまとめた報告書の中で、「医師の指示を受けて看護師等が単独で訪問して、静脈注射、筋肉注射等を行っても、診療報酬を請求できないことになっており、訪問看護師等が行う場合の評価のあり方について検討が行われることが望まれる」と指摘したことを踏まえ、二〇〇四(平成一六)年度診療報酬改定で、在宅患者訪問点滴注射管理指導料が認められた。これは医師の指示のもと在宅で、看護師一人で点滴を行うことを認めたものであった。それから一〇年がたつが、行政上、法律上の問題も依然検討中の段階であるので、それを超えてまでの負担を強いることはできないが、ナラティブホームにおいて看護師は多くの裁量権をもっていただきたいと思っている。

前述の検討会報告書からいくつか引用しながら、具体的にナラティブホームでの看護師の役割を考えてみた。

・療養生活の支援については、看護師などが、知識・技能を高め、医師などとの適切な連携のもとに、その専門性、自律性を発揮し、患者の生活の質の向上に資する的確な看護判断を行い、適切な看護技術を提供していくことが求められている。

・医療の現場において、療養上の世話を行う際に医師の意見を求めるべきかどうかについて適切に判断できる看護師などの能力、専門性を養っていくことが重要である。

医師の意見を求めること、医師との連携をとることと、医師に従属することとは意味が違う。従属しないためには看護師としての専門性、自律性をもつ必要があるが、それは決して難しいことではない。常に向上心と責任感を持っていればよい。あなた(看護師)がそのことを報告しなくても、あなたがそのことを今やらなくても、大きな問題はないかもしれない。誰も見ていないし、誰も気づかないかもしれない。でも、誰のためにではなくて、自分の看護師としての存在価値(プライドといってもいいかもしれない)のために仕事をしてほしい。そうすれば、知識や技術はあとから必ずついてくる。たしかに、現在の勤務体制では時間に追われ余裕がないかもしれないが、ナラティブホームでは、日勤では看護師一人に対して八人の患者さんの受け持ちとなるようにしくみをつくる。看護師として、もう一度自分の仕事を振り返ってほしいと思う。

・食事(一般病人食)の形態、安静度、清潔の保持の方法などについては、治療方針を踏まえ、患者の状態に応じて、看護師などが判断し、行うべきものである。
・苦痛の緩和が看護の重要な機能のひとつであるという観点から、疼痛、呼吸困難、発熱、不眠、便秘などの諸症状の緩和のため、療養生活の実態を最も把握している看護師などが観察や看護判断を行うとともに、まず、さまざまな看護技術を駆使して、患者の安全や安楽を確保することが重要である。
・患者の症状に応じた医薬品などの量の増減を可能とする医師の指示の範囲内において、患者の症状を観察した看護師などが症状に応じて適切な服薬を支援することが望ましい。

これらに関しては、そのままナラティブホームでは取り入れていく。ただし、内容を一つひとつ挙げて、その裁量権を決めていくのはいかにも形式的でなじまない。ある程度(例えば、便通コントロールの下剤の使用など)の範囲は決めておいて、それ以外はそのつど医師と相談のうえ決めていくほうが実践的であろう。

・インフォームド・コンセントを前提に、看護師などは、患者・家族と充分にコミュニケーションを行い、看護ケアの内容、検査などについてわかりやすく丁寧に説明するとともに、患者・家族が自らの意向を伝えることができるよう支援をしたり、時には代わって伝える役割を担うなど、患者・家族が医療を理解し、よりよい選択ができるよう支援することが必要である。
・さらに、こうした患者・家族との充分なコミュニケーションとそれに基づく信頼関係のもと、専門的な看護を提供するとともに、家族でなければ担えない患者に対する精神的な支援機能や患者の自己回復力を最大限引き出し、生かせるような看護師などの関わり方が、これからの看護のあり方として必要である。

これは、まさしくナラティブアプローチの一部分である。そのあとは「看護師等の専門性を活用した在宅医療の推進」として、在宅、特に在宅がん末期患者の緩和療法の重要性を述べていて参考になるが、ここでは省略する。

介護の専門性と役割

看護も介護もお互いにオーバーラップする部分が多いが、二〇〇〇(平成一二)年の介護保険導入前後から「介護」という言葉が独り歩きしてきた。そして、何よりも「介護」が「看護」と対立したかたちで語られていることが大きな問題であり、その軋轢(あつれき)を取り除く必要があることは、第I部でも述べた。寝たきりの患者さんの体位交換をするのは「看護」だろうか「介護」だろうか。入浴介助は? シーツ交換は? おむつ交換は? 痰の吸引は? それ自体どちらに属するのかを議論するのは意味がない。患者さんにしてみれば看護だろうが介護だろうが心地よくしてもらえれば、ただそれだけでよいことである。

「医療介護」という言葉を耳にすることがある。介護や福祉の立場から提案されることが多い。「医療」と「介護」の連携という意味で使用されていることが多いが、時に、介護に医療を担わせようとする意味で使用されることもあり、注意が必要である。「ミニ看護師」をつくるような方向にはいくべきではない。そこには医師と看護師のあいだにあった階層性——時に看護師をミニドクターと称するようなーーの関係が、看護と介護にも見え隠れする。「看護に追いつけ追い越せ」と背伸びをしている限り、介護職の自立はありえない。

厚生労働省により、二〇〇三（平成一五）年四月に、ＡＬＳ（筋萎縮性側索硬化症）の患者さんに対する在宅での吸痰が一定の条件のもとホームヘルパーにも認められた。今後もそうした傾向は続くであろうが、しっかりとした条件を設定しないと、お互いのよいところを相殺する可能性がある。

専門性を捨て、今しなければいけない仕事を淡々とこなすことが、介護の専門性なのかもしれない。それに加えて患者の話を聴いたりして、一人の人として接する場面も多くある。そのときは、介護職には患者とナラティブな関わり合いが必要になる。あるときはただの手足となり（無味乾燥な機械的な役目）、あるときはナラティブな関わり合いをする、このバランス感覚が必要である。

家族のケアは、このバランスが意識されることなくうまくとれている関係なのかもしれない。あるときは妻として語りかけ、あるときはただ黙って排泄（はいせつ）の後始末をする、そのバランスの中に介護の本質があるように思える。

第三章　ナラティブホームの経営基盤

情報開示とIT化

続いて、経営面での問題をクリアし、新しい基軸を打ち出すべく相談を重ねた。*

ナラティブホームの特徴として、情報の開示とIT化を推進したいと考えた。セキュリティの問題をきちんと処理して情報の流出がないように最大の注意を払うことは当然であるが、毎日の患者さんの情報はすべて、各部屋のパーソナルコンピュータ上で家族が確認できるようにしておく。カルテは電子カルテとし、診察所見から血液検査、画像診断に至るまですべてオープンにする。また、希望と同意があれば、なかなか訪問できない方（遠方に住んでいる子どもなど）にはメール（携帯電話のメールでもOK）を利用して情報を共有することも可能である。今日の状態（熱があるとか検査データの結果、ケア担当者会議の報告など）をリアルタイムに患者さんの家族全員にメール発信することは実に容易である。ばらばらに見舞いに来る家族がそれぞれに心配で説明を希望されるのだろうが、病院側は何度も同じ話をしなくてはならないことも多い。ある意味では無駄な時間である。できるだけ情報を共有し、それを基にして家族と話し合いを持つほうがよい。会って話をすることと、情報は情報として効率的に配信することとのバランスをうまく取ることにより、今までとは違ったかたちのシステムが出来上がる。

また、月々の支払いが一〇万円を超える額になるのに、その明細が最初にはっきり表示されていないというのは、医療以外では考えにくい。「○○検査……▲▲円・抗生剤○○……▲▲円」のように、

＊本章は2006（平成18）年時点における検討を記載しており，2015（平成27）年現在の医療・介護の諸制度とは異なる状況下であることを了解願いたい．

レストランのようなメニューが外来においてある病院はないであろう。検査や薬の内容を決めるのは医師かもしれないが、その値段がその場でわからないのは、患者側からすれば何とも勝手な話である。食事をしたあとでレジに来て初めて値段がわかるようなものである。それも友達同士でいろいろ食べたのに、一括した料金しかわからない。疑問があってもなかなか聞くこともできず、しぶしぶ帰るような場面に近いのではないだろうか。

受けたサービスに納得すれば、人はそれに対する代価を払う。自由診療ではないので私が診察しても研修医が診察しても基本的には値段は変わらない。いくら「○○様」と言葉遣いを丁寧にしようが、サービスの内容を明らかにしない限り、単なる慇懃(いんぎん)無礼な対応にしかとれないのではないか。

こういったことも、IT化により、サービスとその支払いが明瞭にわかるようにするべきである。それが本当の意味での信頼関係につながる。IT化はただ単に便利だから、コスト削減ができるから導入するのではなく、それをいかに利用するかにかかっている。そうでなければ元来、コンピュータは医療という臨床にはなじまない。

ここでもバランスの問題になる。人と人が関わり合う部分と、無味乾燥な処理の部分とをいかに有機的に結びつけられるかが鍵になる。

地域社会の中で――クリニカルガバナンス

今後、社会保障制度は改革を繰り返すであろうが、介護保険制度がそうであったように、次第に保険者は国から地方へと移り、地域社会の中で完結するような方向に進むことは間違いないと考えた(二〇一四年現在、政府は「地方創生」政策を推進している)。つまり、財源も含めて、高齢者を地域でどのようにみていくのかが最重要課題になる。本来、地域の厚生は、地域住民・医療関係・行政の三者が、連携をうまく取り合っていくことが重要であろう。しかし、現実問題それがうまく機能しているとは言い難い。制度的に医療保険と介護保険が独立したものである限り、お互いが連携し合おうというインセンティブは働かない。

医師は、主治医意見書は書くものの、ケアプランを取り寄せて確認することは少ないだろう。また、ケアマネジャーが積極的にかかりつけ医と連絡を取り合って医療との連携を図っているとも思えない。お互いに自分の制度の中だけでしか動いていない。厚生労働省の中でも、介護保険制度は老健局、医療保険制度は保険局、医療施設施策は医政局や保険局と部局が分かれているのだから、無理もない。

地域住民にとって、行政のそのような分断がかえって利用を複雑にしている。何度も述べてきたように、利用者はどんな制度であろうと、必要なときに必要なサービスが効率よく簡単に手に入ればそれでいいのである。まず、地域の中で急性期から亜急性期、慢性期、そして終末期までの途切れることのない連続性のある医療・介護を提供できる「もの」が必要である。急性期と亜急性期の一部は総合病院が担う。一部の亜急性期のリハビリと慢性期は療養型病床、介護保険施設、介護福祉施設あるいは在宅がそれぞれ担う。

しかし、終末期を担う「もの」がなかった。それぞれの施設や病院や在宅に「終末期」までも任せてしまうのは無理がある。以前は、がん患者の最期は一般病棟の主治医に任されていた。現在でもホスピスや緩和病棟で、自分の思い通りの最期を迎えることのできる人はひと握りであろう。多くの人が医療の延長上で最期を迎えている。がん以外の高齢者に至ってはホスピスという選択肢さえなかった。医療保険の療養型病床がそれを担うべきであると思うが、包括制度の報酬の中では人員的にも医療・介護の質的にも無理である。

次に、その人をどのように地域でみていくのかを強力にマネジメントする人としくみが必要である。

現行のケアマネジャー制度ではやや弱い。ケアマネジャー一人に地域でのケアマネジメントは期待できない。同様に、主治医意見書を書くいわゆる「かかりつけ医」がイギリスのようなゲートキーピングの役目を果たすことも無理がある。地域の行政、医師会、介護保険組合、健康保険組合などが協同してケアマネジメントを推進していくことが必要なのではないか。それが最も地域厚生としてのコスト効率が上がるものと考える。

ナラティブホームの経営

ナラティブホームでは医療保険から医療サービスを、介護保険から介護サービスを受けることになる。医療サービスはクリニックを開設すれば訪問診療を中心とする在宅医療で対応できるが、介護サービスとしての訪問看護、訪問介護、そしてそのもとになるケアプラン(介護サービス利用計画書)を立てる居宅介護支援事業所が必要になるであろう。

クリニックは、法人立でも個人立でも保険医療機関として指定を受ければ、訪問看護、居宅療養管理指導、訪問リハビリテーションは指定を受けたものとしてみなされるので訪問看護は可能である。次に訪問介護は、指定訪問介護事業者の認定を受ける必要がある。このとき、医療法人を設立して、訪問看護事業と訪問介護事業を同じ法人で行うほうがいいのか、医療法人(クリニック)では訪問看護事業だけを行い、訪問介護事業はＮＰＯなどの別法人で行うほうがいいのかという選択が必要となる。どちらも一長一短で「こちらが断然有利」とはいえないのが実情だろう。

ただし医療法人を設立して、病院・訪問看護・訪問介護の三事業を同じ法人で行うとすると、次のようなメリットがある。訪問介護を行うには管理者一名、従業員(訪問介護員)二・五人以上を用意しなければならない。また、訪問看護を行うにも同様に管理者一名、従業員(訪問看護員)二・五人以上を用意しなければならない。言い換えると訪問介護事業を行うには最低四人の人員が必要になり、同じように訪問看護事業を行うにも最低四人の人員が必要となる。別々の法人で行うと合計八人が必要になるが、同じ法人でこれらの事業を行うならば兼職が認められるようになるので、人員の削減を図ることができる。

一つの医療法人で同じ敷地内でこの二つの事業を行うならば、管理者(訪問介護と訪問看護両方の管理者を兼職)一名、従業員五名の合計六名で済む。看護師(准看護師)にも訪問介護員の資格が与えられているので、人数の最低基準さえ遵守すれば需要に合わせて配置を変動させることができるのが強みであろう。あとは、「株式会社」「NPO法人」より「医療法人」のほうが比較的よいイメージをもたれているぶん、若干有利かもしれない。

逆にデメリットとして、医療法人は行える業務が法律で制限されている。介護保険法で定められている居宅介護事業は行えるが、事業を進めているうちに「こんなサービスがあったら利用者に便利だろうな」と思いついた「プラスアルファ」の付随的なサービスが有料で行えない場合も発生する。

ナラティブホームは、医療法人として行ったほうが有利であると考えた。居宅介護支援事業所としての指定を受け、ケアプランの作成もナラティブホームのスタッフで行うほうがよい。サービスの変更や医療保険への変更など、内容を理解しているケアマネジャーが必要である。

問題点としては次の三点が事前に予想され、開業後に実際に直面した。

1．結果的にはサービスの抱え込みになるので、行政側に指導される可能性が高い。実際これだけのケアをほかの事業所でできるわけではないが、そこを家族の強い希望があるということで乗り切れるか

2．土曜、日曜、夜間、深夜の訪問看護を行うことになるので、ほかの利用者からの本当の在宅での依

頼があったときにどうするか

3．居宅支援事業所である限りケアマネジャー一人に三〇人ほどの利用者のノルマが課せられることが多いが、自治体の要請でナラティブホーム以外の利用者のケアプランを依頼されたときにどうするか

とにかく行政との話し合い、連携が必要である。地域で重症の患者ができるだけ最低のコストで最大の厚生を得られるということがポイントになる。ただのコスト削減ではなくコスト効率、対費用効果を考える視点が必要である。容易ではないが、解決しなくてはならない問題である。富山赤十字病院を退職して始められた看護師の惣万(そうまん)佳代子さんたちの富山型デイサービス「このゆびとーまれ」でも、行政を動かすのに約一〇年の年月がかかっている。しかし、今では全国でその取り組みが導入され始めている。

ナラティブホームの収入

前述のように、ナラティブホームは当初八人を一ユニットとし、二ユニットのアパートを建てる構想を練った。その近くにクリニックを建てて、そこから医療、介護を提供する。基本的収入としては、①家賃収入、②介護保険収入、③医療保険収入になる。

家賃収入は、ホームコストの一部である。五～六万円程度が適当かと考えた。当時の私の勤務病院で、二人部屋の料金が一日二〇〇〇円であるから、一カ月六万円になる。個室になると一日四〇〇〇円で一カ月一二万円にもなる。患者側から見ても、病院の二部屋分として考えるとこの部屋代は成り立たない額ではないだろう。アパートは別経営であるので、まず建物の建設費用と維持費用が出る額を計算しなくてはならないが、規模にもより、詳細な計画は専門家との打ち合わせが必要であった。

一人の患者さんについて、次のような計画で行ったときの概算をしてみた。

	〔医療保険〕	〔介護保険〕
月	訪問診療	訪問介護
火		訪問看護・訪問介護
水	訪問診療	訪問介護
木	訪問診療	訪問介護
金	（往診）	訪問介護
土		訪問看護・訪問介護
日		訪問看護・訪問介護

介護保険収入

要介護度4と5の方に二四時間の介護と看護を行えば、限度額までの使用は可能である。右のようなモデルスケジュールだけで、要介護度4の限度額三〇万六〇〇〇円（二〇〇六年当時）を超えてしまう。要介護度4が八名、要介護度5が八名で計算すると＊、一カ月の収入は五三一万四四〇〇円となる。

医療保険収入

基本は、訪問診療料と指導管理料と機器の使用加算である。

患者宅に赴いて診療を行う場合の診療報酬は、訪問診療と往診の二通りがある。計画的医学管理のもと定期的に訪問する訪問診療と、患者の求めに応じて実施する往診という形態である。訪問診療は、概

＊306,000（円）×8（名）＋358,300（円）×8（名）＝5,314,400（円）

ね診療時間内で週に三回までが限度である。計画的という理由から、同時に緊急加算、夜間加算、深夜加算はとれない。その際は往診で対応する。「夜間」とは午後六時から翌日の午前六時までか、午後七時から翌日の午前七時までで、「深夜」とは午後一〇時から翌日の午前六時までのことをいう。

往診の翌日は訪問診療を算定できず、訪問診療と往診を一日おきに行うようなことはできない。往診はあくまでも患者の求めに応じて突発的な場合に限られている。

ただし、急性増悪などにより頻回の訪問診療が必要なときは一カ月一回に限り一四日を限度に連続で訪問診療をすることができる。使用加算はそれぞれ算定可能であるので、呼吸不全や慢性心不全で在宅酸素の必要な患者さんや状態の変化に伴って酸素投与などが必要になれば、さらに収入はアップする。

また医療保険ではこのほかに薬剤料、検査料があるが、ここではそれらは含まず、変化のない固定収入というかたちでまずは考えてみた。経管栄養、中心静脈栄養での基本は二万三〇〇〇点前後、悪性腫瘍患者では訪問診療に制限がないためこれ以上の点数となり、末期になれば在宅末期医療総合診療料であれば月四万点を超える。一カ月平均二万五〇〇〇点として四〇〇万円となった＊。

以上より、概算で介護保険から五三〇万円と医療保険から四〇〇万円で、一カ月約九三〇万円の収入となる。これとは別に、家賃収入が月で一〇〇万円ほどになるが、これはナラティブホーム自体の建設費と維持費として使用すると想定した。

ナラティブホームの支出

クリニックとしての支出は、ほとんどが人件費となる。施設の中で人件費に次いで多いと考えられる水道光熱費が、ナラティブホームの場合には、原則個人負担であることは大きい。そのぶん、人件費の占める割合は五〇％を超えるであろう。しかし、少人数を二四時間三六五日サポートするナラティブ

＊25,000（点）×10（円）×16（名）＝4,000,000（円）

ホームの意味から人件費の割合が高くなるのは必然であり、致し方ないと考え、試算*をしてぎりぎり採算が合う見通しが立った。開業後、紆余曲折を経たが黒字経営が続いている。

入居者の個人負担額

介護保険は一律一割負担であるから、要介護度5の人で約三万六〇〇〇円である。医療保険はそれぞれの病態に応じて差が出るが、老人医療では、外来の上限額は一定以上の収入がない限り、一万二〇〇〇円である。身体障害1級または2級の認定を受けていれば、医療費は後日還付される。限度額を使って、合計して四万七〇〇〇円になる。

これに住居費六万円と水道光熱費になる。総務庁「家計調査年報」によれば、二〇〇〇年の富山市の平均で家計支出のうち、光熱費は二万三四五四円であった。水道料金は二カ月毎の検針になるが、砺波市の場合、基本料金＋メーター使用料金＋水量料金で二四〇〇＋四〇〇＋α円。集合住宅の水道料金計算は若干違うが、概略で一カ月五〇〇〇円前後と推定し、水道光熱費として合計で約三万円がかかると考えた。

以上から、四万八〇〇〇円（医療介護費）＋六万円（住居費）＋三万円（水道光熱費）＝一三万八〇〇〇円となる。費用の総額は、グループホームや新型特養で個室代を自己負担された場合と大きな違いはないように考えられた。食事の自己負担が導入されれば、負担額は逆転する可能性もある。

療養型病院の医療保険対応病棟では、入院の上限負担額が一般では四万二〇〇〇円で、食事が七八〇円×三〇日＝二万三四〇〇円で、合計六万三六〇〇円。これにおむつ代と二人部屋程度の個室代を考えると大きな差はない。

二四時間三六五日の医療、介護を最大限に受け、かつ家族が泊まれる二人部屋で、在宅の自由さがあ

＊5,060,000（円）÷9,300,000（円）×100＝54.4（％）

るナラティブホームの値段が高いか安いか、決めるのは入居される方であるが、同じ環境で同じ医療・介護を受けようとしたときの費用と比べると、医療・介護の質を高め、かつコスト効率の改善が得られるのではないだろうか。

低所得者へのセーフティネットを考慮したうえで、政策として必ず自己負担の増加は行われる。そのときに、どれだけの質のサービスを提供できているのかが真に問われる時代がすぐそこまできていると考えた。

制度面からの検証と最後の課題

最後に、ナラティブホームの形態は、「施設なのか居宅なのか」ということが制度上で大変重要な問題になった。なぜならば居宅に該当しない限り、一つひとつの訪問診療料が算定できずに収入が安定しないためである。

ここで、有料老人ホーム、グループホームとの違いはいったいどこにあるのだろうか。

まずは有料老人ホームの定義である(老人福祉法第二九条第一項)。

老人を入居させ、入浴、排せつ若しくは食事の介護、食事の提供又はその他の日常生活上必要な便宜であつて厚生労働省令で定めるもの(以下「介護等」という。)の供与(他に委託して供与をする場合及び将来において供与をすることを約する場合を含む。)をする事業を行う施設であつて、老人福祉施設、認知症対応型老人共同生活援助事業を行う住居その他厚生労働省令で定める施設でないものをいう。

このように、有料老人ホームは集団的に運営されることが前提になっている。施設的な人員基準(管理者・当直体制など)、設備基準(食堂・談話室・浴室等の必置設備や居室・廊下幅基準など)は集団的な介護(利用者三人に対して介護者一人など)を前提にしている。

では、ナラティブホームが「居宅」と認められる条件は何か、東京、神奈川、北海道の事例から考えてみた。基本は、「入居させる」事業者と「介護等を供与する」事業者が実質的に同一または一体的ではないことである。具体的には、次の三点である。

1．賃貸事業者とサービス事業者が別事業者であり、「委託」などの取引関係がないこと
2．建物賃貸借契約とサービス契約が別個に行われ、一方が他方の条件となっていないこと
3．賃貸住宅において提供される介護サービスは、一対一の原則が遵守されていること

したがって、ナラティブホーム構想には少なくとも三人の登場人物がいる。

まずは、医療・介護を提供する部分(診療所、訪問看護ステーション、在宅介護支援センターなど)。次に、その法人とまったく関係のない土地提供・住宅建築を行う部分、食事を提供する外部機関である。砺波市の場合、となみ野農業組合(JAとなみ野)がその二番目を引き受けてくれ、三番目の食事サービス業者も確保できた。

こうしてナラティブホーム構想は基本的には違法でも脱法でもなく、構造特区を取る部分もないという結論に達し、実際の開設に至った。ただし、支払い基金、国民健康保険連合会(国保連)との打ち合わせは必須であって、その理解をいただけるように説明を継続していく不断の努力が課題である。

また、ナラティブホームの設立により地域の厚生がどのように変わったかを、プロスペクティブに検

証していく必要があると考えている。そのパイロットスタディとして、患者のライフストーリーのデータ解析を、筑波大学との共同研究で今後継続していくことになっている。

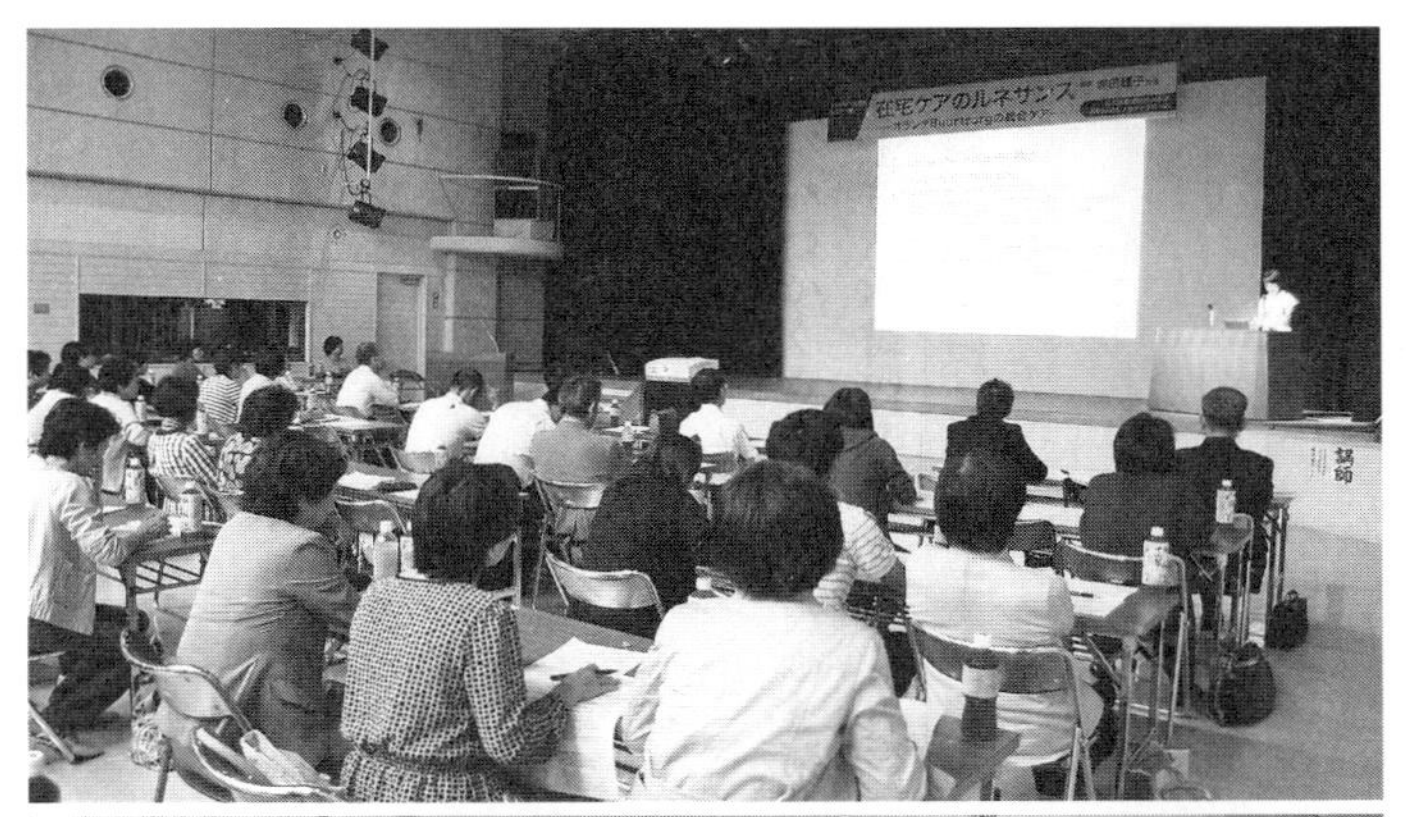

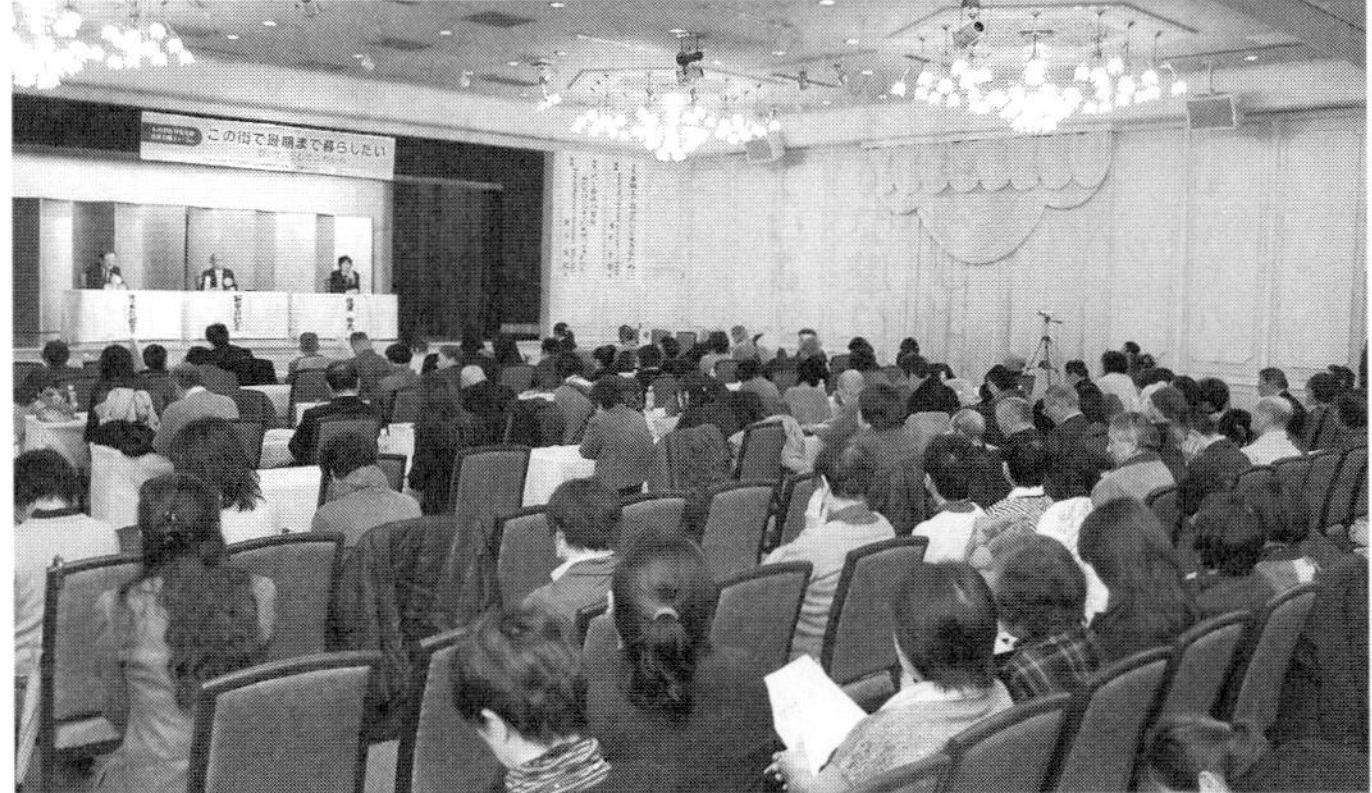

上：ものがたり在宅塾 セミナー編「在宅ケアのルネサンス—オランダのBuurtzorgの統合ケア」(2012年10月3日，砺波市文化会館)
下：ものがたり在宅塾 市民公開フォーラム「この街で最期まで暮らしたい」(2013年3月2日，オークス砺波平安閣)
撮影◉赤壁逸朗

ナラティブホーム公式ウェブサイトにて全レポートは公開保存されている
http://www.narrative-home.jp/

第四章　地域の理解を得る

地域で公開研究会をひらく

病院スタッフや地域の仲間たちとの自主勉強会に引き続き、二〇〇七(平成一九)年三月から九月にかけては、地域の企業や有力者を募り、ナラティブホーム実現に向けた公開研究会を開催した。荒川先生に顧問として、呼びかけ人を引き受けていただいた。

この研究会は六回開催され、講師には経営コンサルタント(平井謙二氏＝第一〜四、六回)、大学研究者(吉田あつし氏、西本真弓氏＝第三回)、社会事業家(NPO法人ぐるーぷ藤の鷲尾公子氏、シニア住まい塾の有山志津子氏＝第四回)、市役所職員(齊藤一夫氏＝第五回)、市民(瀬尾並木氏＝第五回)と多様な立場からの意見を伺うことができた。

公開研究会の終盤には、全国各地で同時発生的に「ナラティブホーム的建物」が出現しているとの指摘が平井氏よりあった。地方だけでなく都市圏でも、団地やニュータウンの施設老朽化とともに住民の高齢化が進んだ実態から、建て直し計画の一環として一階部分に診療所やケア施設、ヘルパーステーションなどを誘致する動きが出ていた。なお二〇一一(平成二三)年には、東京都新宿区の集合住宅(戸山ハイツ)の一角に「暮らしの保健室」が地域の訪問看護師秋山正子により開設され、地域住民にひらかれた医療、健康相談の場として機能するというモデルケースも出現している。

私の想いだけでなく、高度医療の枠から外れ、なお病める高齢者たちの行き場がコミュニティとして必要とされる時代になっていたことを痛感した。

現在は、「ものがたり在宅塾」と銘打って定期的に市民公開フォーラムなどを主催し、広く交流を図っている。

研究会で掲げた前文を示そう。

〈「ナラティブホーム」。これは私がつくった造語である。

「ナラティブ」という言葉は「物語」「語り」という名詞的な意味と、「語る」という動詞的な意味を持っている。その基本的な概念は、科学の持つ普遍性・論理性・客観性に対して、近代科学が無視し、軽視し、果てしなく見えなくしてしまった現実を「言葉」「語り」「物語」という視点から再構築することと言われている。

現代医療における臨床の場は、科学的理解と物語的理解が混在し、その葛藤のバランスのうえに成り立っている。それを医療スタッフ全員が理解したうえで、ナラティブ・物語の主人公であり担い手でもある高齢者の終末期に関わっていこう、という気持ちを込めて、この場所を「ナラティブホーム」と名づけた。ナラティブホームは、病院の安心感と在宅での個別性、自由さを兼ね備え、「終末期の患者と家族とがその物語を語り続け、安らかな最終章を迎えることのできる空間」を目指す。

二四時間三六五日、誰かの気配を感じ、それでいて狭いながらも自分の空間がある。例えば昔の「下宿」「寄宿舎」は、見方を変えれば病院や施設に環境が似ていないだろうか。しかも全室個室である。ここに必要な医療や介護がそろえば、今の病院・施設以上の環境となるのではないか。あえて、「ナラティブホーム」はそれに挑戦し、環境としての「個」と最期の看取りまでをバックアップする医療環境を、物語的理解という理念を中核として提供する。

ナラティブホームは必要な医療や介護を、必要なときに、必要なだけ提供し、最期の看取りまでを想定しているが、現在の医療・介護制度の中ではどのような位置を占めるのか。病院や施設ではなく、単なる居宅や集合住宅でもない、それらの機能を併せ持つ第四の形態と考えていいだろう。

今後、ケアつき有料老人ホームや高齢者優良賃貸住宅などの居宅系のものが増えていくことは間違いない。また、老健や特養で最期を迎えることもまれではなくなる時代が必ずやってくる。次に、こうした趨勢（すうせい）や現状とすり合わせながら、ナラティブホームの具体的なイメージを描いていきたい。

ナラティブホームは、必要な介護は介護保険から、必要な医療は医療保険から提供するものであるから、「居宅」であることが絶対条件になる。居宅に相当するかどうかが、なぜ重要なのかは医療を提供した場合の診療報酬の違いによることが大きい。

ナラティブホームは居宅である。終末期の方が入居されても、安心して住んでいただけるように種々の事業所が連携を取り合い、その環境を提供できるしくみを備えている。どのサービスをどのように使うかは個人の問題であるが、例えば、在宅でがんばってきた患者さんがそろそろ状態も厳しいし、家で看取るのも家族が不安、かといって、病院はどこも満床だし入院もさせたくない、というような場合にはこの一室に住み替えるという使い方もあってよい。そこで、在宅の主治医として最期の看取りまで行うというのもこれからの家庭医としての役割の一つではないだろうか。その際にはやはり在宅専門のクリニックの存在が必要であり、終末期に特化したケアサービスへの早急な取り組み、質の高いサービスを提供できるシステムの整備が必須である。

まず在宅専門の診療所（ナラティブクリニックと仮称する）*が必要である。そのためには、地域の開業医

*「ものがたり診療所」の名称で実現

と連携をとって、数名の開業医でチームを組み、チーム全体で在宅支援診療所の届出をする。当然その中心になるのは、ナラティブクリニックである。ここは外来診療を一切行わず在宅医療に特化することにより、外来患者さんの取り合いのような問題は起きない。さらに、多くの開業医は外来診療を行い、その合間に訪問診療や往診を行っているために、外来の途中や夜間往診を頼まれるとなかなか対応できないのが現状である。そのようなときには、ナラティブクリニックは夜間、休日の緊急対応を連携の開業医の先生にお願いし、患者さんに直ちに対応できるのが大きなメリットとなる。また連携を組んでいる診療所はすべて在宅支援診療所としての診療報酬を請求できるというメリットも大きい。

現在の在宅支援診療所が、二四時間三六五日の対応をどの程度真剣に考えて申請しているのかわからないが、とりあえず電話指示で夜間は総合病院送り、のような軽い考えで対応をするようであれば意味がない。

在宅でのケアの中心を担っているのは間違いなく看護師であり、介護福祉士である。彼ら、彼女らは在宅支援で忘れてはならない大事な登場人物である。事実、医師は在宅ではあまり主導権を主張しないほうがいい。

そうした彼らが所属し、彼らを派遣する、ナラティブクリニックと連携して動く訪問看護ステーション、ホームヘルパーステーションの整備が必要である。看護師、介護福祉士は責任も重く大変な仕事ではあるが、その仕事をやりがいのあるものにしていかなくてはならない。

ナラティブホームの在宅サービスは、忙しいとはいえ一対一の対応が基本となっている。ここでの仕事は彼らにとって必ずややりがいのあるものとなり、ここはその生き生きとした活躍の場となるだろう。

以上、ナラティブホーム構想は、見ての通り、とても一人ではできない構想である。その理念については最初に述べたように、高齢者の人生の最終章をその人の物語として理解し援助したいというものである。そのためには、さまざまな分野の人たちが手をつなぎ、協同して作り上げていかなければ実現できない。ポツンと一軒のアパートをつくってみても一〇年ともたない。早い話、私が死んだらそれで終わりである。そうした個人商店的なものでは意味がない。二〇年、三〇年先でも、その理念は色あせず、地域社会での事業として存続してゆけるものを目指さなければならない。

ナラティブホームは、医療、福祉を手がかりに、地域の住民、さらに行政や産業を巻き込んで、各々がつながることが必要であり、これが一つの目的でもある。地域の連携が叫ばれて久しいが、本当の意味での連携がとれているところは少ない。「連携」という抽象的な言葉だけが先行している。「医療、福祉を手がかりに」と記したが、福祉の限界は、最期に必要な医療という分野でなかなか手を結べないことであろう。「福祉のターミナルケア」という言葉を聞くが、ターミナルケアには医療も福祉もない。あえて「福祉」と言うのは、医療側を意識したからであろう。一人の人生の終わりに、医療だ福祉だ、とこだわりを持つこと自体が提供する側のおごり以外の何ものでもない。必要なものを、必要なときに提供できれば、それを何と呼ぼうと利用する人には関係ない。

行き場のない高齢者はこれからどんどん増えてくる。超高齢社会を迎えているこの日本で、高齢者の人生の最終章に手を差しのべる援助を、その「死」を見つめながら、科学的理解と物語的理解のバランスを保ちながら実践する場を早急に構築しなくてはならないだろう。

人それぞれに物語があり、その周りにそれを大事にしたいと考える家族の想いがある。その人の歴史を知り、理解すること、そして寝たきりになって、自分のことを自分で語れなくなった人の物語を確保し、完成させる関係性（患者対家族・医療者）を作り上げていくこと、それが人間に「尊厳」をもって接するということであろう。それはこれからの高齢者医療の核心をなす。

ナラティブホームの使命はこのように、「いのち」について深く考え、高齢者と関わっていくことである。最後に、ナラティブホーム完成のあかつきには、その入り口に掲げる言葉をここに引用しておきたい。

ナラティブホーム
そこには人生の最終章を
家族と伴(とも)にゆっくりと
安心して過ごせる空間がある
ただ傍(かたわ)らに在り
温もりを感じ　声なき声を聴け
ただそれだけでいい
ケアの原点は　心象の絆の中にある

二〇〇七年三月三日　於・ニチマ倶楽部（富山県砺波市）〉

第五章　はじまりの日

仲間に三つの約束を掲げて

ナラティブホームが始まる最初の日、いつものように朝がきた。

昨日までと同じようにコーヒーを飲みながら、車で診療所に向かう。

「総合病院には行かなくていいんだ、道を間違わないようにしないと……」

そんなことを考えて運転しながら、これから始まるであろう、多くの物語をつなぎ語り継ぐ日々のことを思っていた。

さまざまな困難を乗り越えての開業で、私自身、不安感のほうが強かったように思う。でも、ずっと勉強会の仲間として一緒にやってきたスタッフたちが続々と出勤してきてくれて、その顔を見たらほっとした。開業にあたって、求人広告を出して新規に人を募るということをせずに済んだのは、本当に幸せなことだと思う。

1. ここで働くことが誇りであると思えること
2. 自分というものが成長できる職場であること
3. きちんとした給与をもらえること

この三つを達成する環境をつくる、と皆に約束してきた。

二〇一〇年二月にＪＡとなみ野の高齢者福祉施設「ちゅーりっぷの郷」が竣工したことを受け、三月中旬にそれまで準備期間として勤めてきた総合病院を退職、三月一九日から「ものがたり診療所」を先行開業し、外来と地域への訪問診療を開始した。

診療所は「内科、神経内科」を標榜（ひょうぼう）した。本当は「在宅診療科」とか「在宅緩和ケア科」などにしたかったが、勝手に診療科の名前をつくることは法律で許されてない。究極的には「ご用聞き科」を掲げたいと思っている。医学というものにこだわらず、地域の介護や福祉の知識を持ち、弱った人の相談に乗ることができる、困ったときのものがたり診療所。それが理想である。地域医療のゲートキーパー（門番）でもあり、何かあればこの門を通って、総合病院や各施設に紹介していく役目を果たすこと。それが超高齢社会では必要とされると思うからだ。

初日の外来患者さんは一〇名、訪問診療は六名だった。

最初の患者さんは、総合病院時代に診ていた患者さんが引き続いて、わざわざ隣町から来てくださった。地元テレビ局（北日本放送）も継続して取材に入ってくれていて、そのカメラの前で自然と、私もスタッフも、患者さんも緊張したはじまりだった。富山県内の六五歳以上の高齢者夫婦は、当時の推計で四万世帯、一人暮らし高齢者は三万一〇〇〇人に及んでいた。さらに増加が見込まれるという情勢の中で、私たちの取り組

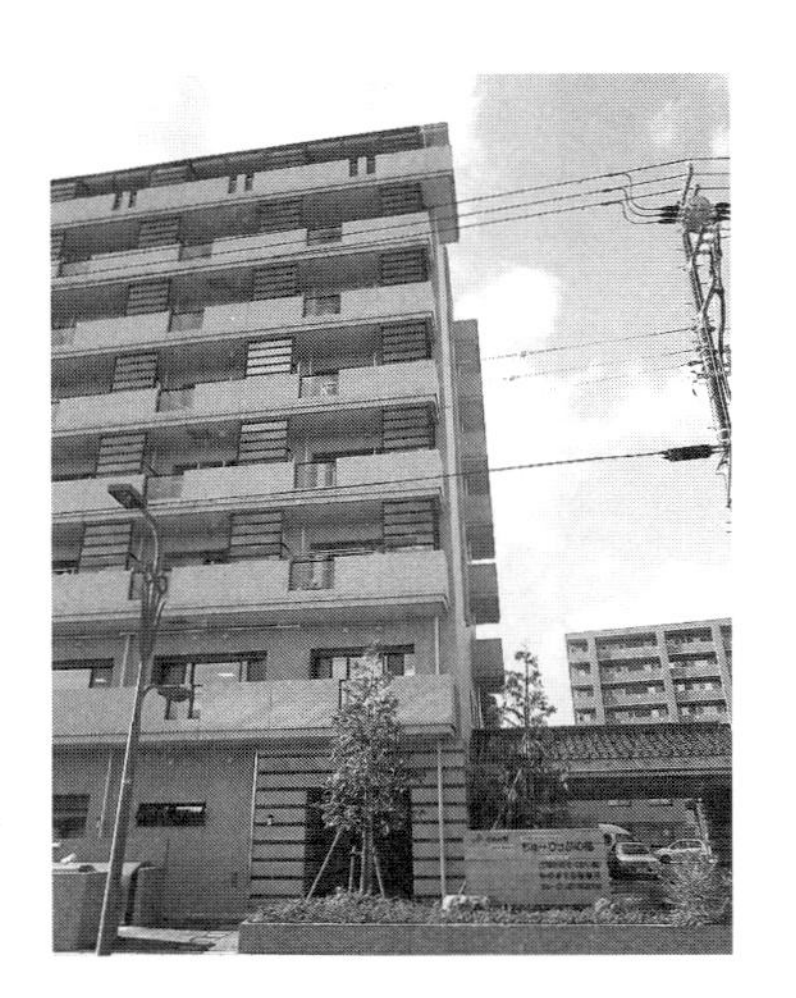

みは県内の注目を集めるようになっていた。

「がんの末期の方とか神経難病の方でも、ここに住んでいきたいと、ここ砺波の地で最期まで住んでいきたいということであれば、私たちはできるだけそれをお助けしたい」

「私としては、これ（建物の完成と診療所開設）は本当のはじまり。これから、どういうふうにソフトを入れていくかということが私たちの仕事だと思っています」

（KNB NEWSリアルタイム・二〇一〇年二月一八日木曜日放送「砺波市に完成　ナラティブホームとは」著者インタビューより）

三月のうちに、地域に出て初めての看取りも経験することになった。がん患者さんだった。病院勤務時代の訪問診療でも多くの死亡診断書を書いてきたが、自らが設立した法人での訪問診療で最期を診させていただいたこのときは、強烈に身が引き締まる思いがした。

これから、たくさんの人を見送っていかなければならない。

その道を選択したことの覚悟を新たにした。

ナラティブホームの船出

医療法人社団ナラティブホームの船出は、訪問看護ステーション、ホームヘルパーステーション、居宅介護支援センターを予定通り開設した、二〇一〇年四月一日になった。

スタッフは自分たちで選んだユニホームに着替えて、皆恥ずかしそうにしていた。

職種ごとにユニホームを変えず、皆が同じものを着ることに決めたのも、彼女たち自身だ。初めて会う人が見たら、誰が看護師か介護福祉士か、介護支援専門員か事務員かの区別もつかない。まさにフラットな関係を目指した組織のはじまりであった。

「フラットな組織」と言うのは簡単だが、実際に維持するのは至難の業だと思っていた。メンバーそれぞれに自律と自立の心が芽生えない限り難しいものだからだ。自由であることは、一歩間違えると、何でもありのわがままな組織になってしまう。節度がなくなってしまう。人間が集まると、どうしても声の大きい者が得をする組織、言ったもの勝ちの組織になりがちだが、そこを何とか対話中心に、ナラティブに乗り越えていきたいと真剣に考えた末のことだった。だから、師長も主任といった中間管理職も、「ステーション管理者」といった登録上の便宜的な位置づけ以外には置かなかった。それで、どこまでできるのか。これもまたナラティブホームが挑戦しようとしたことの一つだった。

ずっと私をささえてくれている同世代のベテラン看護師が、あとになってから語ってくれた。

「『見通しが甘いのでは。そんなつぶれるような所に行くのは止めなよ』なんて、実は周囲に言われることもありました。でも自分としては、スタートを待ちくたびれていたくらい。あるいは勉強会での夢で終わっても仕方がないかもしれない……とも思っていて。五〇歳過ぎての大冒険になりましたけれど、でも、いざとなったら、不安より希望が勝(まさ)っていました」

「佐藤先生は、療養型病院で出会った当初、茫洋としてつかみどころのない印象でした。でも院内のいろんな委員会で、私たちと一緒になって一所懸命に活動してくれる姿に接するようになって、『いい人過ぎて壊れてしまうのでは……』と不安になることもありましたよ」

なお、彼女たちは病棟看護のベテランであり、熟練のヘルパーであったが、この日まで訪問看護や訪問介護としてのキャリアはなかった。みな在宅ケアは初めての経験になるのに、怯(ひる)まず進んで乗り出してくれたのだ。

最初に、皆の前で訓示を求められた。

「皆さんおはようございます。こういう医療が、私はこれからの日本の高齢社会をささえていく医療の一つになると信じていますので、ぜひ皆さんのお力を貸していただいてやっていきたいと思います。よろしくお願いします」

（KNBニュースエブリィ金曜ジャーナル・二〇一〇年一一月一二日木曜日放送「～看取りの場・ナラティブホームの今～」より採録）

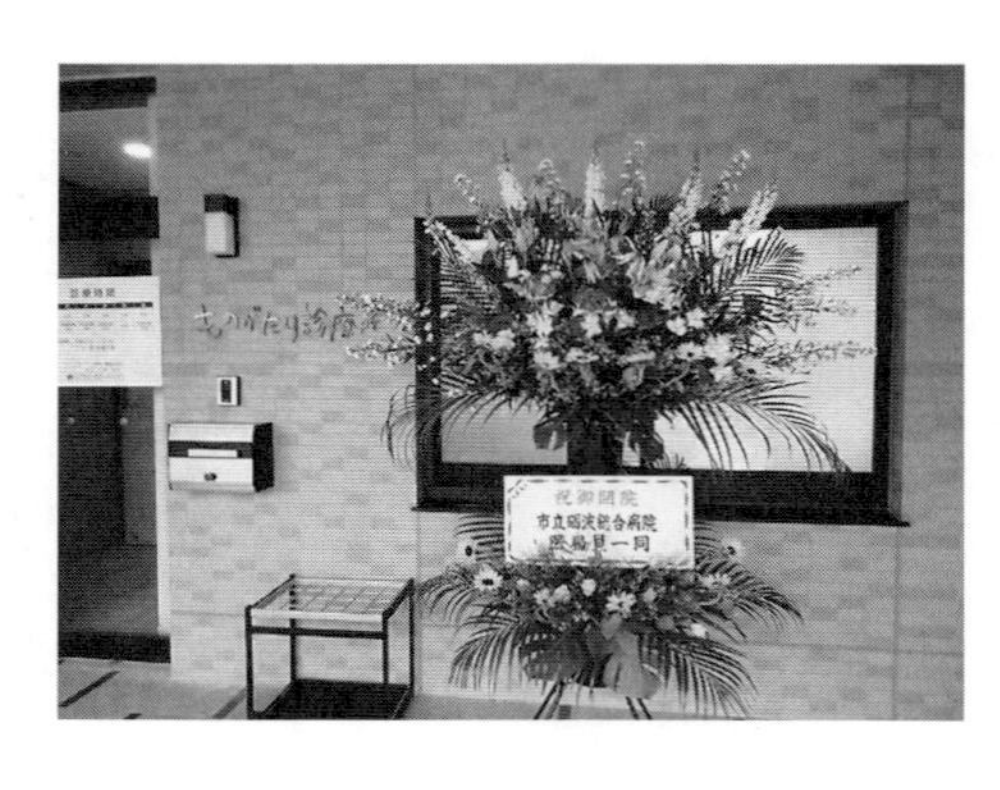

この日の記憶が、私自身には点景でしか残っていない。

ただ、まずは構想を世に出してから約五年もかかって、やっとその出発点に立てた私を、ここまでささえてくれた仲間にお礼を言いたいとずっと思っていた。

本当に皆のおかげで、私一人では決してこのはじまりの日にさえ来られなかっただろうと思う。

「ここは病院ではない」

その日、「ものがたりの郷」に最初の入居者さんが入った。すでに四人の入居が決まっていたが、スタッフの慣れを考えて、最初の一週間はお一人、筋萎縮性側索硬化症の方だけに限定させていただいた。

その症状が進行するに従って一人では暮らせないだろうことを思い立たれ、「ナラティブホームというものができる、病院とは違う家庭に近い環境で療養できる」とどこからか聞きつけられて、総合病院時代の私の外来を受診されてきて、開業したらすぐそこに入りたいと希望されていた方だ。

長いあいだお待たせしてしまったが、第一号に迎えることができた。

「ここは病院ではない」ということを頭ではわかっていても、ついつい長年染みついた慣習は変えにくい。この入居者さんを「患者さん」と呼んでみたり、スタッフルームを「ナースセンター」と呼んでしまったり。アパートなので病室とは違うのに、勝手にドアを開けたままにしていたり、突然入ってしまったりと、とにかくすべてが初めてのことで失敗続き。私も含めて、皆が当惑しながらの一日を過ごした。

この日はその方一人だけだったのに、やはり大変に疲れた。皆もそうだったと思う。

しかし、楽ではないが、楽しい仕事ができると確信した。仲間が、同じ想いで集まるということのすばらしさを実感して夜を迎えた。何があってもこのナラティブホームを存続させなくてはならない。そのために、最大限の努力を惜しまないという覚悟も、この初日にできた。

JAと結んだ賃貸契約は一〇年間。その半分に当たるまずは五年間、どこまでいけるかわからないが、ここでがんばろうと思った。

「同じ想いの人をバスに乗せる」という海外のことわざがあったように思い出した。ここにナラティブという想いでつながった仲間が、同じバスに乗って出発しようとしている。でも、行く先はわからない。これからもいろいろなことがあるだろう。しかし、いつか私たちの走ったあとに物語が連なっていることを夢見ていた。

深夜に帰宅して、また振り返った。多死社会に向けて、人の死に真摯に対峙するこの新しい医療、社会的実践行為としての医療が、いつか必ずや社会の中で認められ、この地域で、そして他の地域で広がることを、新しい目標として心に描いた。それからやっと、疲れた身体を休めに床に入った。

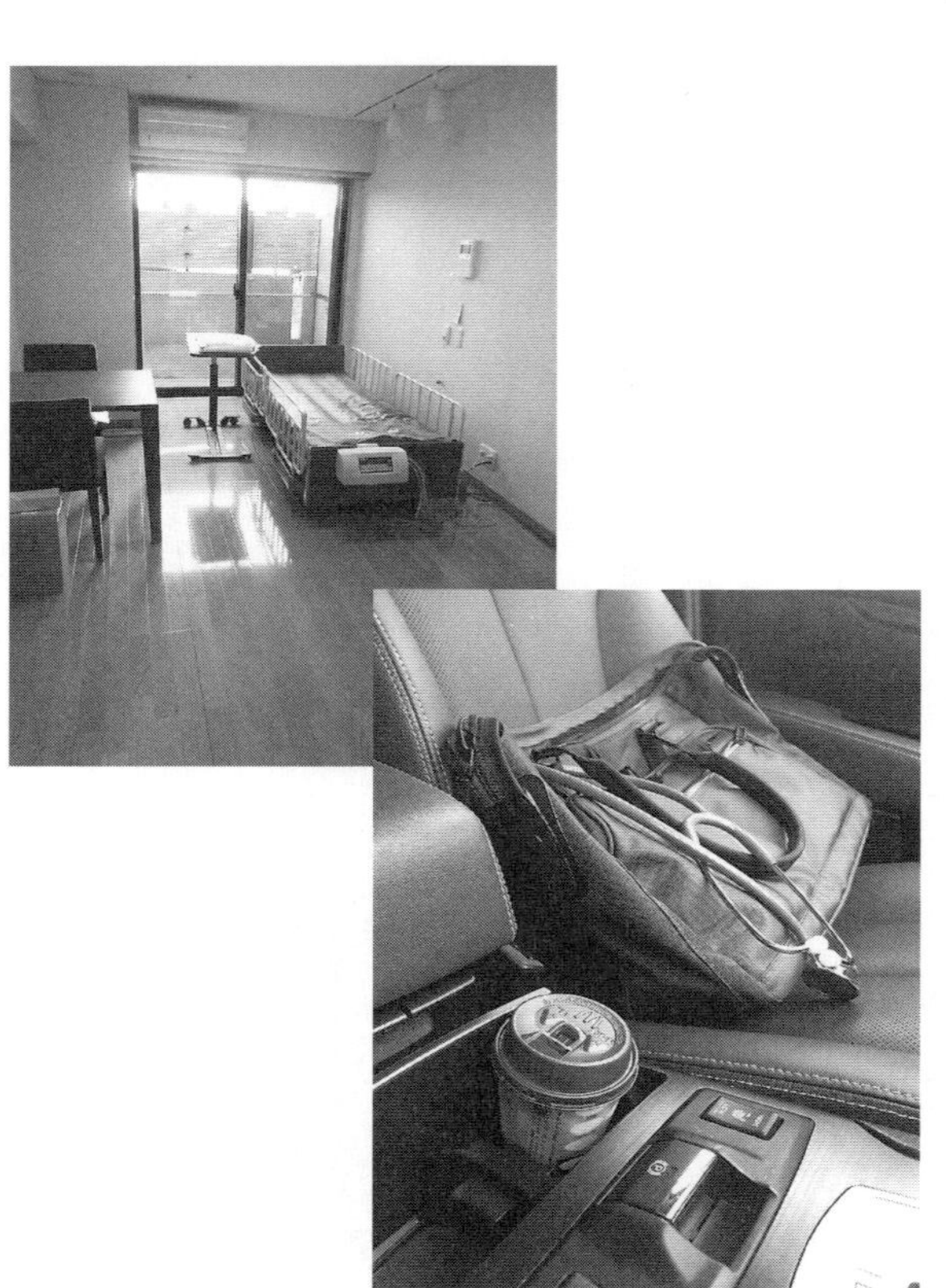

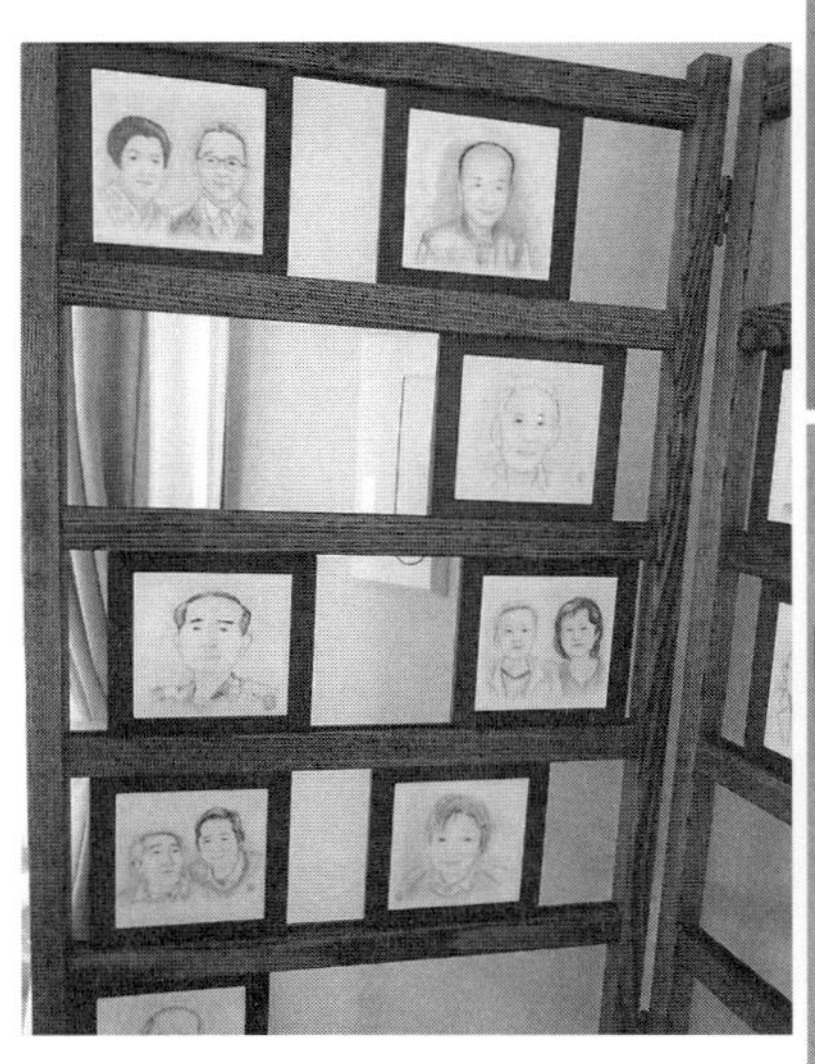

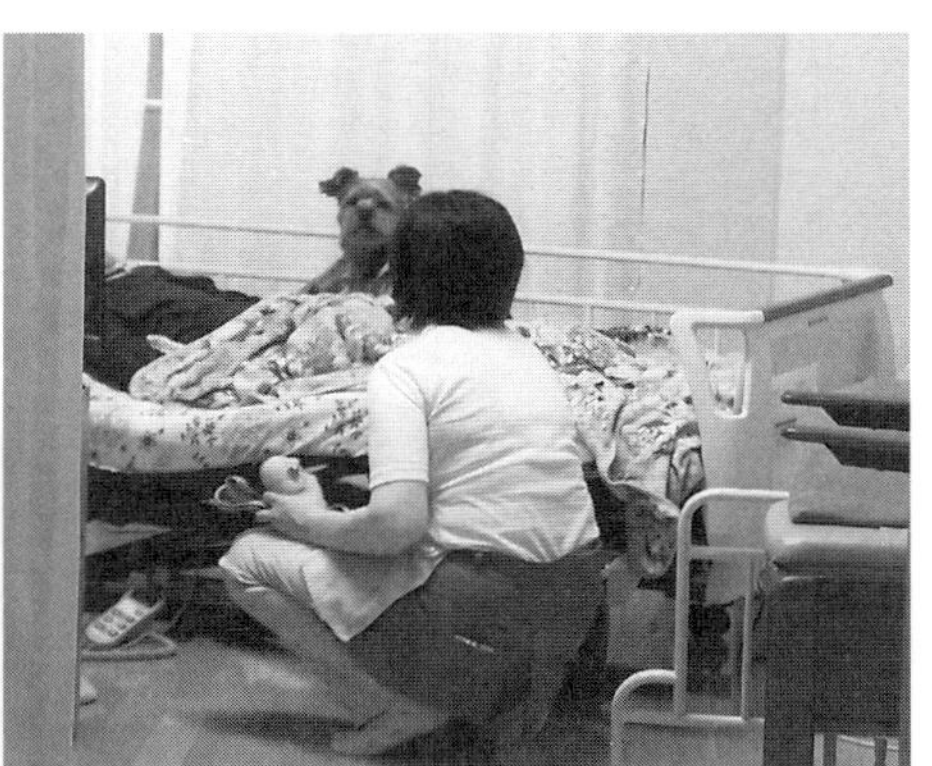

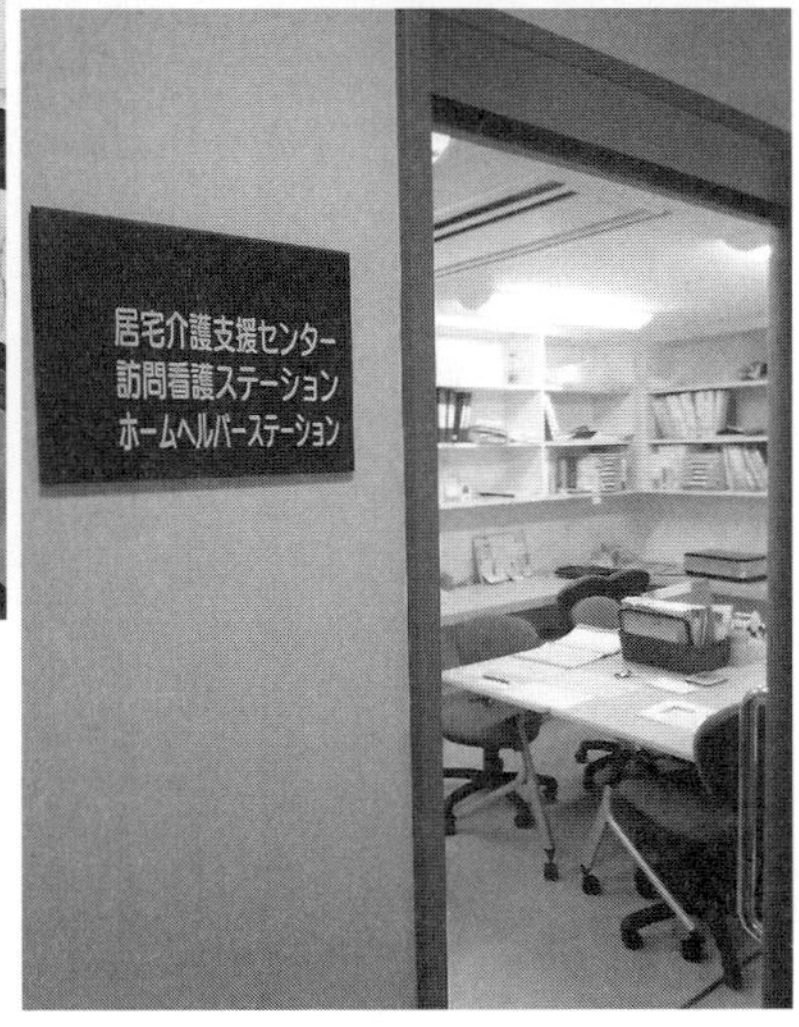
居宅介護支援センター
訪問看護ステーション
ホームヘルパーステーション

第六章　ナラティブホームの風景

制度上は賃貸住宅として設立

これからの医療で、基本的には「医」「食」「住」は分離していくに違いない。「食」と「住」は個人負担で、「医」については病院では内づけで、在宅や施設では外づけで整備する。これが今後の一つのかたちになっていくと考えている。

「医」の中に看護や介護も含めると、病院でも施設でも、あまり医・食・住を分けては考えられていない。一般の患者が入院・入所する部屋は、四人部屋などの多床室が多く、個室は別に個室代をとられる。一日五〇〇〇円として月に一五万円にもなる。これには保険がきかない。食事も判を押したように一日三食決まった時間に出てはくるものの「今日はラーメンが食べたい」「夜食におにぎりが食べたい」「晩酌がしたい」などの希望はかなわない。

しかし、その場所が家(自宅)——賃貸住宅であれば、ある程度解決できる。前章までまとめたナラティブホームの基本である。

私たちの医療法人四事業(ものがたり診療所、ものがたり訪問看護ステーション、ものがたりホームヘルパーステーション、ものがたり居宅介護支援センター)は、となみ野農業協同組合(JAとなみ野)が富山県砺波市の砺波駅南に建設した八階建て六〇室の高齢者向け優良賃貸住宅「ちゅーりっぷの郷」の一階に店子（たなこ）として入った。それに併設するかたちで設計された別棟一六室の、単なる賃貸住宅の平屋がナラティブホーム——「ものがたりの郷」である。

「ちゅーりっぷの郷」では、六〇歳以上の方の同居が条件で所得制限もあり、入居時には自立した生活ができることが条件になっている。「ものがたりの郷」にはそうした条件がなく、学生が借りたとしても何の問題もない。どちらも制度上からいえば、病院でも施設でもない単なる賃貸の集合住宅というかたちで、その賃貸住宅を終末期の方が、大家さんであるＪＡと賃貸契約を結び、在宅系のサービス（訪問診療、訪問看護、訪問介護）を利用して療養生活をしていただけるというのが大まかなしくみである。

目標通り、〝がんに限定されないホスピス〟として開設することができた。台所もついており、外出や面会に何の制限もない。「夜食におにぎりが食べたい」というような気まぐれを束縛する規則もない。どこに生まれてくるのかは選べない。せめて、どこで死ぬかは選べる時代にしたい。

「ものがたりの郷」の概要

ものがたりの郷は、洋室九畳にキッチン・バスつきで二五・三三平米。費用は、家賃五万円＋共益費九〇〇〇円＋光熱費（入居時に敷金一〇万円。短期では毎月一五〇〇〇円必要）。保険外サービス三万円。介護・医療保険の自己負担と食事代で、目安として毎月一三〜一八万円想定となった。

実際の入居者は、神経難病の方。腎不全末期で透析適応のない方。重度認知症の方。経口摂取困難だが胃ろうは希望しない方。がん末期の方。寝たきり全介助で意思疎通困難な方などになった。

四事業の事務室は共同であり、情報交換は密に行われる。二四時間三六五日対応である。

二〇一五年現在、スタッフは二六名になった。常勤医師二名、非常勤医師一名、無任所の副理事長一名、ケアマネジャー・社会福祉士一名、看護師九名（正看八名、准看一名）、介護福祉士八名（一名はパー

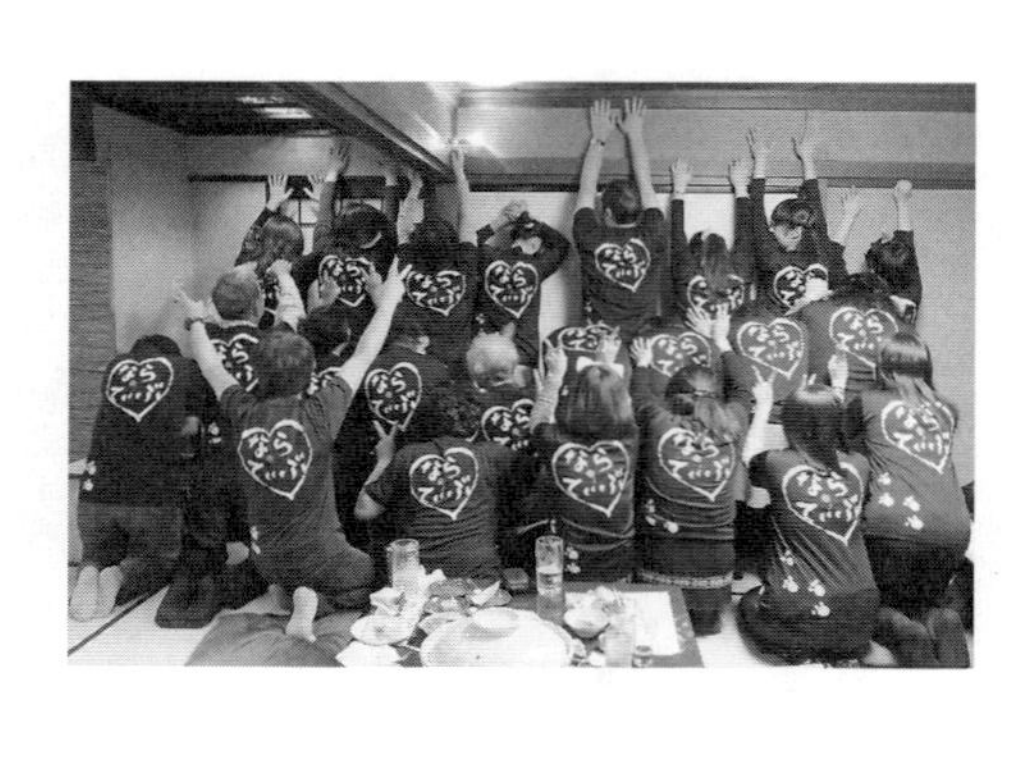

ト)、事務三名(医療コンシェルジェ二名)。言語聴覚士一名。

創立当初の社団理事は八名。地域での勉強会当時からの仲間たちが主であり、医師二名、看護師三名、介護福祉士一名、一般二名で構成した。一人一票なので、理事会での最大勢力は、看護師たち女性陣。理事長である私の意見が彼女たちに否決されることもある。

それから、診療補助犬が一匹いる。通称「プー」。後述するが、アパートでの動物の出入りは、大家さんとほかの住人の許可があれば可能であることは世間一般と同じであり、入居者さんが人気者のプーに会いに、スタッフルームまで来られ、にこにこと笑顔を見せて相手をしてくれることがある。家族が「お母さんにも見せたいから」と各個室まで連れて行かれることも。

もともと私は無類の犬好きで、大学卒業アルバムに寄せた将来の夢は「犬ゾリに乗って僻地医療」であった。以前、ある獣医さんのクリニックで見かけたブルドッグがまるで看護師のようで(獣医さんもその犬にいろいろ話しかけていて)、患者さん(動物たち)が獣医を怖がらずに接するように振る舞って、「看護犬」としての役割を果たしていた。「いいな、いつか私も……」と思っていた夢が、ここでかなえられた。

セラピー犬の「プー」(プロット)

医療従事者が動物を治療の補助として用いることを、動物介在療法(AAT)*という。岩手県釜石市で

* Animal assisted therapy

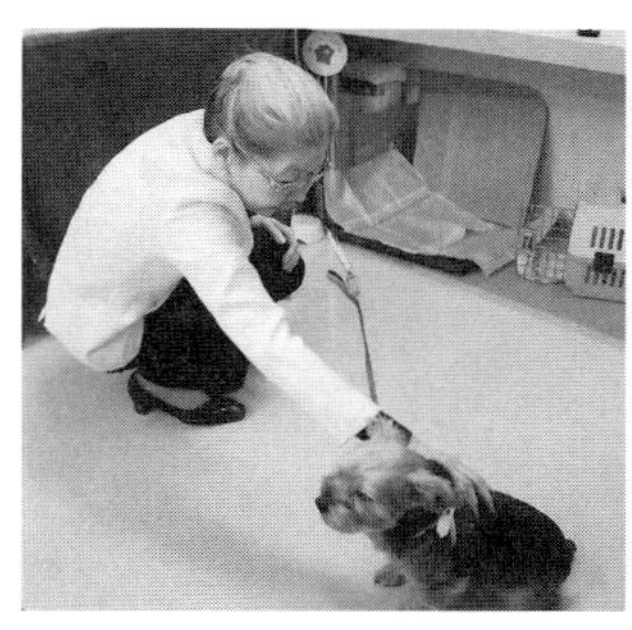
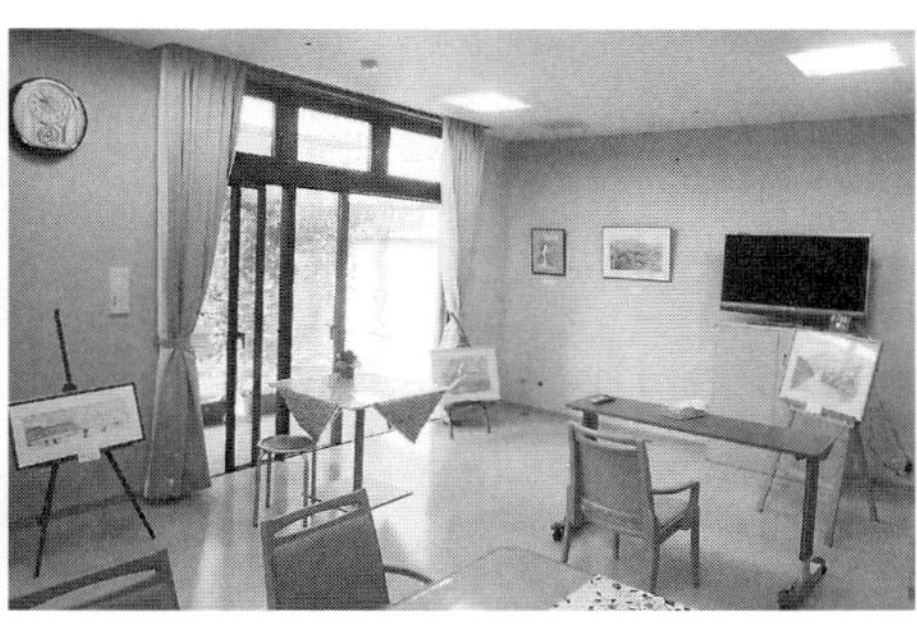

石垣靖子さんとプー

AATを導入している介護施設に伺った際は、会議室のような広い場所にそのつどビニルシートを敷き、利用者さんに集まってもらって、外部からセラピー犬を呼んできて、触れ合いの機会をつくっている様子を見聞してきた。利用者の大半が認知症というその施設では、日頃ヘルパーには抵抗するような方でも動物にはまず手を上げない、自然な笑顔が出るとのことであった。ナラティブホームでも、日頃あまり会話をされない寝たきりの方が、プー相手には片言でも話しかけられる様子が日常茶飯事になった。こうした効果を生むのは、人間では難しいのかもしれないと思う。

プーについては、「単なるプー太郎の略でしょう?」と事務長に屈託のない笑顔で言われたり、はたまた、「ディズニーの熊さん由来ですよね」と一人合点されたりしたこともあるが、その正式な名前はプロット。「筋書き」という意味である。小説や戯曲など創作物における枠組み、構成のことであり、ストーリーとは区別されている。物語・語り=ナラティブというその意味の連関を付加する役割であり、その連関行為そのものをも含む広い意味で、私は理解している言葉である。

エンド・オブ・ライフケアを提供するナラティブホームでは、何度も繰り返して言うが、病気は、その人を医学という一学問からみた一側面でしかない。人はいろいろな側面を持った多面的な存在である。高齢者であればなおのこと、それまでのさまざまな人生を物語る存在である。そのことを、まず医療者が理解する必要がある。決して病気という一つのストーリーだけで、その人のすべてがわかったような気になってはいけない。「人生は単なるストーリーではない、そのことを忘れないでほしい」という意味を込めてこの名前をつけた。プー本人がどれだけわかっているかわからないが、この空間でのナラティブが広がっていく潤滑油の役目を、彼(オス)には期待している。私やスタッフ、また入居者から食べ物をもらうときの、あの真摯な目には嘘がないように思っている。

アパート共用のお風呂

訪問入浴という制度がある。自宅で寝たきりになった方など、通常のバスタブではお風呂に入れない人を入浴させるサービスである。専用の訪問入浴車で出向き、看護師一名に介護職員二名の三名で行う。費用も一二五〇点と高額で、ただし何らかか状態が悪いと判断されると入れてはもらえない。入りたいときにすぐ入れるものでもない。利用者本位の制度とうたっておきながら、運用上は提供側の都合が優先されてしまう。これをナラティブホームでは何とかしたかった。そこで、訪問入浴で使用するのと同じバスタブを購入し、業者に依頼してキャスター付きで移動可能なものに改造。「ものがたりの郷」に寄付する手続きを取った。

ただ当初、これも「訪問入浴」に当たり、制度上認められないという指摘を自治体の担当者から受けた。単に同じ種類の浴槽を使っているだけで入浴車があるわけでもなく、その浴槽もすでに「アパート共用の備品」であり、それを用いた自宅での入浴介助に過ぎないのだが。しかし、このことが大きな問題になって、せっかくのナラティブホームがつぶれることになってはいけない。

そこで次の文書を正式に提出した。

〈ケアプランの中に位置づけられる訪問入浴の多くは、毎週火曜日一三時～、というように画一的にプランされていることが多いように思います。それは利用者さんの本当の希望であると単純に解釈することはできません。訪問入浴介護事業所へ問い合わせて、空いている時間を定期的に押さえてしまうというのが現実です。したがって、その時間に体調が悪い（熱が出た、吐いた）と入浴は次の週までお預けとなります。体調がよくなって入りたくなったらすぐに入れるようにしてくださいね、という利用者さんの希望に沿ったケアプランの変更はなかなか行われません。

終末期や神経難病など、医療的に重度の方をみているとケアプランの通りに実績が上がることのほうが少ないのが現状です。明日どうなるかわからない中で生きているのですから、それは当然のことです。最後の最期までその人らしく生きていくためには、そのつどそのつど家族、本人とケア担当者（当然主治医の参加が必要）同士の話し合いが必要になる。今日入れなかったのでまた来週、といった対応をとられても、来週のその日まで生きていられるかどうかはわかりません。その日その日を大事にしていくことは医療／介護の原点であると考えます。

では、病院や施設で、こうした終末期や神経難病など、医療的に重度の方に個別のケアが行われているかといえば、入浴ということに限ってみても行われているとは到底いえない社会的な状況にあります。

貴方のご家族がもし、「今日は調子がいいし、これで最後かもしれないからお風呂に入りたいな」とおっしゃったとき、ケアプランに入っていないから、お風呂が予約でいっぱいだから、そう言ってなだめすかせ

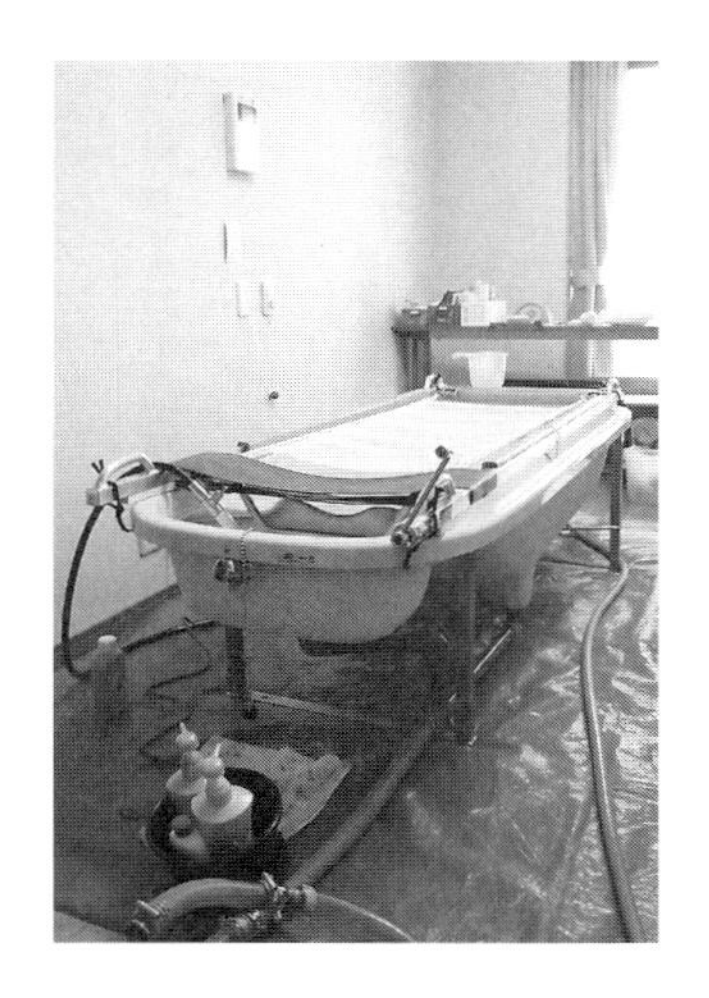

ることができますか？　居室内のいろいろなものを利用して、ケアプランの変更をお願いしても、最期にお風呂に入れてあげたいと思い、それを介護保険法の範囲内でできるのであればお願いしたいと思うのではないでしょうか。

そういった、利用者さん・ご家族の想いをケアの中にどう生かしていくのか、それがケアプランでありケアマネジメントの神髄であると、私はスタッフに言い続けています。

大好きなお風呂に入れず、諦めて亡くなられた方・家族をたくさん見てきました。正論として「利用者さんの意志尊重」「人として尊厳をもって」とは言われますが、こんな簡単なことも対応できず正論が机上の空論になってはいないでしょうか。そこにここ一〇年あまり私は疑問をもってやってきました。入りたいとき、入れるときに入るのが本来の個別の入浴です。ほかのサービスも基本的には同じです。

利用者さんの状態も要望も待ったなしです。昼も夜もありません。こうした背景の中で、画一的な紋切り型のケアプランでは在宅療養をささえきれないことは、今回の二四時間地域巡回型訪問介護サービス（短時間かつ突発的なニーズに対応するものと理解しています）の新設をみても明らかであると思います。

違法でも脱法でもなく、利用者さんのニーズに合わせることができないかどうかを考えた結論が、共同住宅にある備品としての浴槽を居宅内を移動し専用居室で入浴していただくという方法でした。家族の方もそのことについては認識し納得をされています。利用者さん、家族に寄り添った、介護保険の基本に立ち返ったものとご理解いただきたく思います。〉

回答は得られなかった。

仕方なく、中央のある方に相談した。あっけないほど簡単に、短時間に答えはいただけた。「まったく問題ない。『訪問入浴』には当たらない」という見解であった。なぜか、それ以降は地域の担当者から、この類いの言葉が出てこなくなった。その経緯はどうでもよい。けんかをしても始まらない。そんなことが目的ではない。地域の厚生を充実させること、それがナラティブホームの目的である。

そのすぐあとにも、亡くなる前日にまた別の患者さんをご家族と一緒にお風呂に入れてあげることができた。もちろん本人の希望で。それがすべてだった。

古くてあたらしい診療所のかたち──「逆」サテライトクリニック

二〇一一年四月には、「ものがたり診療所庄東」というクリニックを新規に開設した。砺波市を流れる庄川の東側の地域で、火曜日と金曜日の午後だけ、週二回の診療に当たっている。以前に開業されていた医師が高齢を理由に廃業されたことから、地元の診療所がほしいという住民の二年越しの要望に応えたものである。いわゆる「サテライトクリニック」は、郊外型の病院が駅前などの交通の便のよい立地に外来機能を持たせるというものだが、ここでは、JR砺波駅前にあるナラティブホームの一角であるものがたり診療所から、私やスタッフが車で郊外に通うという逆形態をとっている。「今の時代にそんな診療所を設けてどうするのか？」という否定的な意見も多くいただいたが、私なりの地域医療の考え方として、なくてはならないものだと考えている。

二〇一〇年のナラティブホーム創立時から、「ものがたり診療所太田」を同じような形態で運営しているが、こちらはその二年前から国民健康保険立の診療所として、私が主に総合病院からの派遣というかたちで診療に当たっていた。ここにもレントゲンの設備はない。一時は廃業の危機もあったが、やはり住民の強い希望により、現在に至っている。

車で二〇分走れば市街地のクリニックや総合病院に通うこともできるので、無医村という差し迫った状況というわけではない。けれど、高齢者にすると、仕事で忙しい若い人に平日、「車で連れて行っ

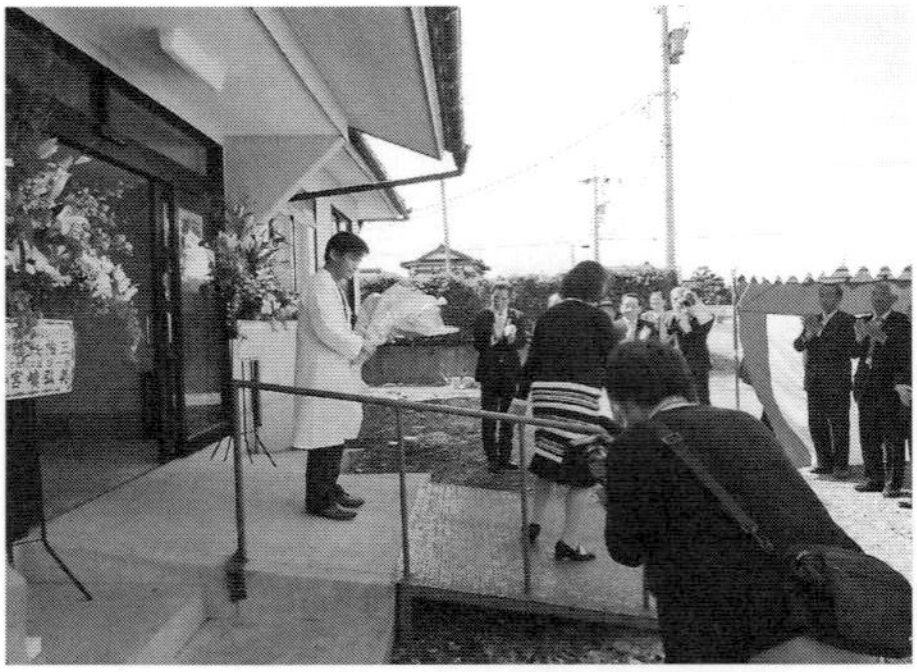

て」と気軽に頼めない。ゆっくりとシルバーカーを押しながらでも歩いて行ける所があれば助かるのである。「まだまだ自転車なら乗れるのだけど……」と言う方もいるし、また、「病院でいろいろと検査を受けて説明もされたが、わからないことが多いし、質問できる雰囲気でもなかったので詳しく説明してほしい」と来られる方が思いのほか多かったのにも初めは驚いた。

　都会のクリニックは、どんどん最先端の医療機器を導入して専門化している。それも患者のニーズであるが、一方で、こうした健康相談から介護相談レベルのお話をゆっくり聞くことができる診療所のニーズも間違いなくある。古くてあたらしい診療所のかたちであり、これからの超高齢社会に必要なものだと考えている。

ものがたり診療所庄東開設式（八木清隆所長の挨拶）

死に支度　いたせいたせと　桜かな

　小林一茶の句である。

　自然な最期というのはあるのだろうかと、高齢者医療の終末期でいつも考えてきた。もしかしたら医療者が、最後によかれと思ってすることが、死に逝く人に過分な負担をかけ、徒に「往生の際」を引き伸ばしてしまっているのではないかという思いをナラティブホームで多く経験するようになった。「往生際が悪い」という言葉があるが、現代では、私たち医療者に投げかけられている言葉かもしれない。

人は、桜の花の散り際の潔さや儚(はかな)さに自分の人生を重ねる。

明日ありと思ふ心のあだ桜　夜半に嵐の吹かぬものかは　　親鸞

散る桜残る桜も散る桜　　良寛

できれば誰にも迷惑をかけずに、自分の人生は自分の思うように幕を引きたい。そう考える人は年を取るにしたがって多くなってくる。生老病死の時間が長くなったからといって、単に「苦」の時間が延びたわけではない。そのぶん人生の楽しみもまた多く享受して、私たちは人生を生きている。だからこそ、いかに生き、いかに幕を引くのかを考えることが必要な時代になっている。これからますます高齢者は増えていく。医療はその中で生老病死に対してどのような役目を果たしていくことができるのか、現場の中から考えていく必要がある。

エリザベス・キュブラー＝ロスが著書『死ぬ瞬間』で死の受容のプロセスを書き、世に衝撃を与えたのが一九六九年のこと。あらためて現在、日本人独自の、死に際のものがたりに耳を傾けていきたいと思っている。

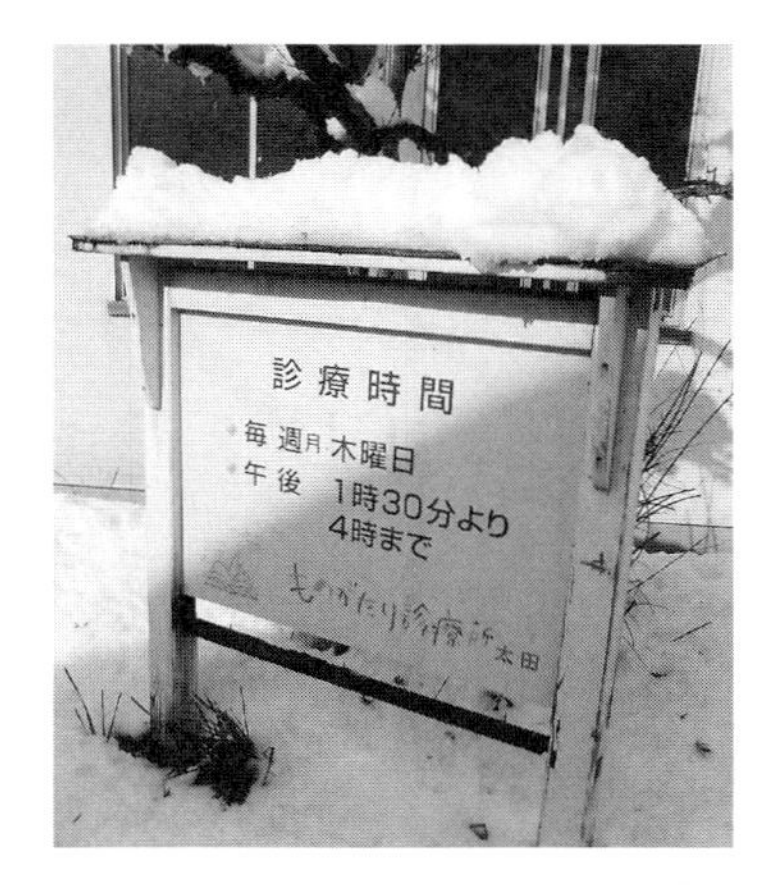
診療時間
毎週月木曜日
午後　1時30分より
4時まで
ものがたり診療所
太田

第七章　ナラティブホームの人びと

「さ・と・う・た・の・む」
ものがたり1・彼と過ごしたナラティブホームのはじまり

その方――「彼」を訪問診療するようになったのは、私がまだ総合病院の総合診療科に在職中で、ナラティブホームを始める一年ほど前のことである。そのまま、ものがたり診療所で引き継ぎ、最期は「ものがたりの郷」で亡くなられた。

ナラティブホーム構想の実現までほぼ五年間、家族の方も含めてずっと、彼は見てきてくれた。良かったのか悪かったのか、私が判断することではないが、医療者として彼にできるだけのことをご家族と相談しながらできたという気持ちは、今でも残っている。その存在が、私の方向性をささえてきてくれたといってもよいのかもしれない。

それは、彼が私と同業者であったというのも大きく影響していると思う。

神経難病。ＡＤＬ全介助。悪性腫瘍を抱え「ものがたりの郷」へ

彼は、神経難病であった。初めてお会いしたときはまだ何とか歩行も可能であったが、よく転倒し、ぶつかって窓ガラスを割っては外傷を負っていた。会話は、こちらの質問に指でオッケーマークをつくって応えたり、こちらが彼の口の動きを見て言葉を読み取ったりしていた。そんな時間が流れつつも、確実に状態は悪化していった。やがて、食事も口からはとれなくなり胃ろうを造った。

その頃に膀胱に悪性腫瘍が見つかった。治療をどうするべきか家族は悩まれたが、抗がん剤と放射線治療を選択した。そうした家族は悩まれたが、抗がん剤と放射線治療を選択した。そうしたいろいろな面で難しい状況になっており、診療所併設の「ものがたりの郷」への入居を選んでいただいた。

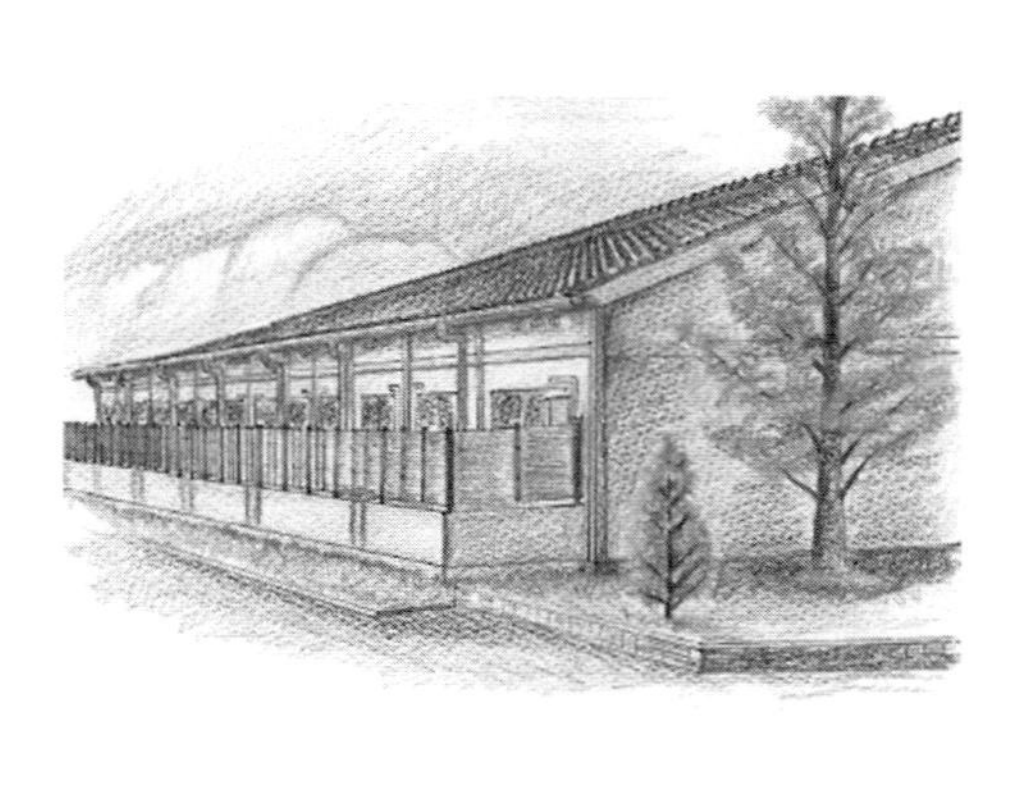

治療が終わったあと、自宅へ戻ることはいろいろな面で難しい状況になっており、診療所併設の「ものがたりの郷」への入居を選んでいただいた。

この時点で、ＡＤＬ全介助。コミュニケーションも通常ではとれない。しかし家族も、私たちナラティブホームのスタッフも決して諦めなかった。いや、そういうより、「普通に」彼の生き様をささえることを淡々と続けた、といったほうが的確かもしれない。

彼の部屋には若い頃に撮られた家族とのアルバムが何冊も置かれ、訪問のたびに見させていただいた。彼の好きなサザンオールスターズの曲がいつも流れていた。

彼の最後の言葉として脳裏に焼きついているのは、「さ・と・う・た・の・む」だった。

私はそのとき、彼の真似をしてオッケーマークを出したことを覚えている。

終末期医療は、最期に傍らにいることを許されし者の仕事

彼から自分の最期と家族のことを任せる者として私が選ばれたことを感謝し、それに応えるべく最善を尽くすのが、医療者の最大の役目であると思った。

彼と若い頃にけんか別れをしたという友人も、病気のことを聞きつけて、見舞いに訪れてくれた。すでに話すことができなくなっていた彼と和解ができたかどうかはわからないが、そうしたさまざまな過去が一つひとつ、彼のものがたりの中に昇華していったように思えてならなかった。

彼の奥さんは、少なくとも私たちの前ではとても明るかった。これから事業のはじまりというときに夫が発病し、子どももまだ一人前にはなっていない。なぜ今、この人にこんな病気が……という絶望と、恨みにも似た感情が、おそらくあったに違いない。家族には家族のものがたりがある。私たち医療者には入り込めない、入り込んではいけないところでもある。それが、何度も訪問診療を続けるうちに、徐々に打ち解けていく。訪問診療の神髄はまさにそこにある。

彼との学校での劇的な出会い。結婚までの道のり。

「そういうことがあったのですか。それで今のおふたりがあるんですね。わかります」

訪問看護師と一緒に、何度もうなずいてしまうお話も聞かせていただいた。

彼を中心に、家族が何らかのかたちで集まって来るのを見るにつけ、彼の存在が、たとえ寝たきりで

あっても、そこに在るだけでも、とても尊いものであると思うようになっていった。

ある日、帰り際の駐車場で、奥さんから立ち話程度に息子さんのことで相談を受けた。

「大学生で県外に暮らしているのだけど、下宿にこもってばかりいて、うつ病と診断されたんですよ」と。「外に出て、日の当たるところに出ると身体が痛くなると言うんです。旦那の病気もあってそう長く息子のところに行けないから、こっちにいったん連れて帰ろうと思って。どこかよい精神科ありませんか？」ということだった。

そのときあまり気にもとめなかったが、いざ実家に戻ってきた息子さんをひと目見て、大学病院の「皮膚科」に紹介することにした。予想通りの診断で、息子さんは汗がかけない病気(無汗症)だった。

それを「うつ病」として薬を飲み、本当のうつ病に「させられて」しまっていた息子さんを、彼が、私とこの砺波で引き合わせるように〝呼び戻した〟のではないかと思っている。現在、息子さんはすっかり回復して、私たちと同じ医療職として従事し始めたところである。

彼が発病せずにいたならば流れていただろう時間の中では、おそらく起きなかったであろう家族の連関が、そこに展開している。

ただそこに在るだけでいい尊さ

神経難病にがん。そして再発。生命体としての彼の身体は、五〇代後半で限界を迎えようとしていた。私たちは、自分の死を体験することができない以上、他人の死をもって自分の死を想像し考えるしかない。医師になった最初の頃は生命体としての人間の死を目の前にして、死というものへの恐怖心を強く持った。しかし「他人の」死は、なぜか徐々に慣れてくる。そして私にとって死は単に無になること、そんな感覚になった。自分の死を考えるためには、他人の死ではなく家族の死、三人称ではない二人称の死を経験することが必要なのであろう。

メメント・モリ——死を想え、という。徐々に衰弱していく夫の、父の姿に家族は何を想ったのだろうか。彼の残された時間は、日の単位から時間の単位になろうとしていた。

奥さんには「今日明日が、最期になるかもしれませんね」とお話しした。

その翌々日の朝。診療所に着いて初めて、彼が亡くなったことを知った。

当院は在宅支援診療所であるので、患者さんが亡くなった場合には、ご家族か訪問看護師から私に連絡が入って、真夜中でも直接ご自宅に伺うのが常であっただけに、携帯電話の電源が切れていたか、夜中に連絡があったがうかつにも起きられなかったのかと不安になって、まず私は携帯の着信履歴を見た。昨晩の記録は何もなかった。

彼の自宅の部屋に着いて、奥さんに夜中に来られなかったことの失礼を詫びようとすると、それを遮るように、

「先生、とっても不思議なんです。

うちの旦那さん、息が止まったあとに私たちの手を強く握り、微笑んだのですよ」

奥さんが、私の顔を見るなり泣きながら教えてくれた。息子さんたちも彼の傍らに寄り添っている。心なしかお酒の匂いがした。最後に家族だけで彼の弔いの通夜を明かしたのだ。

一日中、父の好きだった音楽を家族で聞いたり、
亡くなった後に父を囲んでお酒を飲んだりと病
院ではできない、貴重で思い出に残る良い時間を
頂けたのは本当に皆様のおかげであり感謝
の思いと同時に人の死は本来こうあるべきだと強
く感じます。
八年間、病に苦しみ人としての楽しみが皆無に近かっ
た父が最後に笑ったのがそれを物語っていたと
思います。ありがとうございました。

彼が亡くなってから数日後。主を失ってがらんとした部屋に残されたホワイトボードに、奥さんも二人の息子さんも、私たちに向けてメッセージを書いていってくれた。

写真は、これから医療の現場に立つであろう息子さんの言葉である。

メッセージを読みに、私含めスタッフは、一人ずつ順番に部屋に行った。涙を流すには、やはり一人のほうがいいからだ。

私が最も感動したのは、「**人の死は本来こうあるべきだと強く感じます**」という箇所である。二〇代前半の人が想い描き書ける言葉ではない。これは彼が自らの生き様を見せたことで息子さんに伝わったナラティブなメッセージである。どんないのちの教育をしても、このような言葉が自らあふれ出るようなことは絶対に起きないだろうと思う。

そして「父が最後に笑ったのがそれを物語っている」とある。これは、楽しみが皆無に近かったはずの父親が、最後の最期まで生をまっとうし、笑ってその人生を終えたことを、本来の人の死、と考えている根拠としている。

終わりよければすべてよし、とは言い得て妙である。

私たちはそのために、医学の社会的な実践行為として医療を行っているのではないか。

死に様は、子ども・孫にする最後の教育

きちんと看取った家族がいる。「看取る」とは、決して死の直前にその場にいることではない。当たり前であるが、人間は死ぬ直前まで生きている。その最後の最期まで生きている生を見守り、傍らに在ることである。そしてこのものがたりのように、看取る主体は家族で、医療はそれをささえるだけである。

あれからまだ、彼の息子さんとは一度もお会いしていない。息子さんが彼の死をどう受け止め、どのような想いでホワイトボードの言葉を書いたのかを聞ける機会が、いつかくるのではないかと楽しみにしている。

「微笑み」の意味

振り返って思う。そのときの「微笑み」の意味はいったい何であったのだろう。少なくとも、彼自身の「死」の受容ではないのではないか。彼は死を受け入れたのではなく、そのとき彼から「死」という概念が消え去ったのではないだろうか。たくさんの病気に侵されながら生ききった最期の心境は、「死」の受容ではなく「死」の概念の消失なのではないかと穏やかな死に顔を見ながら思った。そして死の概念の消失が彼の一つの救いになったとともに、家族もまたそれを見て救われたのではないだろうか。

「死は事実ではなく概念である」。そう言ったのは霊長類学者の水原洋城氏であると、民俗学の新谷尚紀先生から教わった。犬や猫には死という概念がない。隣の犬が死んだからといって悲しむわけでもなく、好物の骨を供えに行くわけでもない。死を悟って静かに動かない動物はいるが、死ぬことが怖くておびえている動物に会ったことはない。

諸説はあるものの、死んだ人に花を供えたのはネアンデルタール人であるといわれている。まさに死の発見である。死という概念の誕生であり、生の発見でもある。生きとし生けるもの百パーセント必ず死ぬことを知ったとき初めて、限りのある一回限りの生を私たちは生きているのだということを知るのである。そしてこのときから私たちは「ヒト」となり、宗教や哲学などの発展を生むのである。

死の発見が人類の、動物からヒトへのビッグバンなら、「死の概念の消失」は生者から死者への生まれ変わりではないだろうか。

彼の死をどう呼ぶか。私は尊厳死でも平穏死でもないと思う。そのような死の視点は本人のではなく、それを「取り囲むものの視点」ではないだろうか。平穏だったかどうかは、本人に聞いてみないと本当のところはわからない。

昔、結核性髄膜炎の患者さんを診たときである。全身の痙攣(けいれん)を止めることができず、最後には人工呼吸器をつけて、麻酔で見た目には止まったように管理したことがある。見た目は平穏である。呼吸器にすべてを任せて静かに寝ている状態である。しかし、脳波をとると、とても平穏とは思えないような波が出ていて、その乖離(かいり)に声を失った。

だから、私は周りからの視点としての「平穏死」というネーミングは好きではない。ましてや、それが目指されるべき死として世間に出回っているのは、由々しきことであるとも思っている。

ものがたりとしての死――いろいろあったけど、それなりの人生だった

かといって、本人に「どのような死でした？」と聞いても答えてはくれない。ではどう考えればよいのか。私は二つあると思う。

一つは、どのような生であったのかを考え、最後の最期まで生ききること。

そしてもう一つは、ゆるく甘く「いろいろあったけど、さほど悪い人生でもなかった」と本人や家族が思えること。それを「ものがたり的な死」と呼んで、たくさんの死を考えていきたいと思っている。

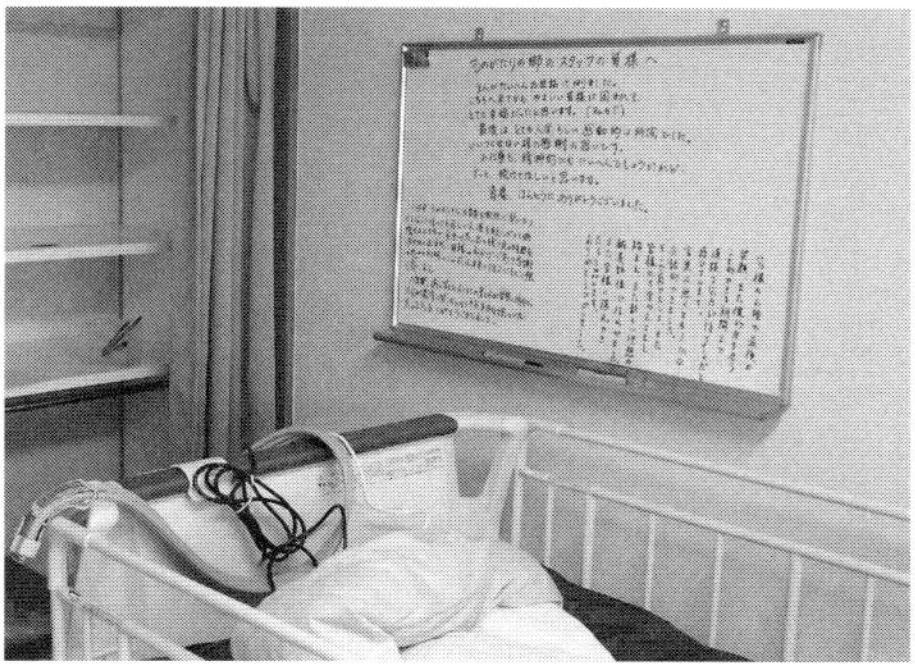

このものがたりの「彼」は、家族の目には父として、夫として、そして医師として、生ききったように映ったのではないだろうか。そして、「人の死は本来こうあるべきだ」と息子に言わしめ、「微笑み」ながら手を握られて逝った、まさにものがたり的な最期ではなかったか。そしてそれをサポートすることができたかもしれない私たちのミッションは、少し果たされたのではないかと、今でも思える。

すべては彼の教えてくれたこと。

先輩医師として、私に最後の教育をしてくださったと思っている。

ありがとうございました。

「じゃあ、返杯だ」

ものがたり2・じいちゃんの横行結腸がんとリンゴの木

「先生、頭からお金が抜けたら、仏様ですぞ」

昨日の食事のことさえ覚えてはいられない認知症のじいちゃんが語った言葉である。

「ん？　なになに？」

「頭からお金が抜けたら仏様。何を心配することはない。わしゃ、そう思うとる」

さもありなん。じいちゃんたちは、時々核心をついたことを言う。戦争中のシベリア抑留で、今では想像もつかない悲惨な状況や、戦後にがんばって自営のお店を出したときの話、はたまた、足からばい菌が入って死にかけた話など。毎回同じ内容も多いけれど、訪問診療のたびに話をしてくれた。習字が好きで、お手本を見ては新聞紙によく練習をしていた。なぜか私とは気が合って、名前も顔も記憶の引き出しから上手に出し入れしてくれて、忘れずにいてくれた。

じいちゃんは、ばあちゃんとふたり暮らし。もと看護師のばあちゃんは、認知機能は正常だが腰が悪く足がしびれ、骨粗鬆症（そしょう）のため円背（えんぱい）で、歩くのにもひと苦労。じいちゃんは、身体はまったく元気。訪問診療に行くと、いつも裸になって診察をさせてくれるのだが、八〇代の身体とは思えない壮健さである。

このような夫婦の組み合わせが地域には多く、生活していくのは結構大変である。何しろ片や元気でどこにでも出かけていくのだが、記憶がままならない。片や気持ちはしっかりしているけれど、何をするにも身体がままならないのだから。

じいちゃんは、自宅近くの畑にあるリンゴの木を大事にしていた。一本だけなのだが、毎年それなりの実をつける。その年は、収穫の善し悪しをとても気にしていた。

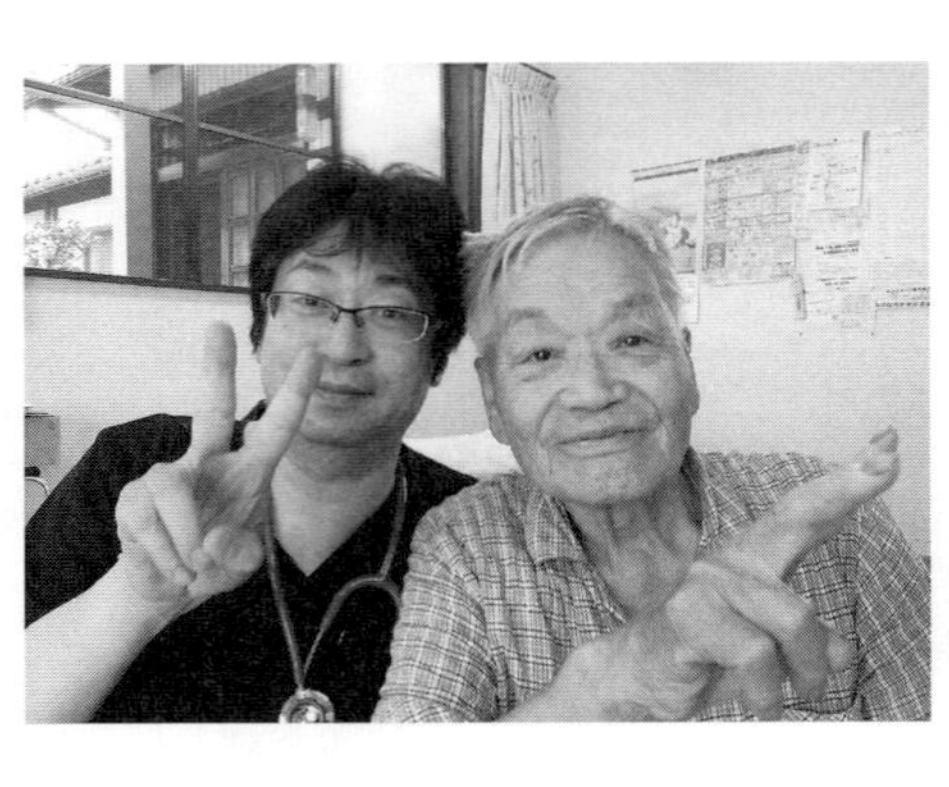

五月。じいちゃんのおしっこが真っ赤だということで往診の依頼を受けた。本人は痛みもなく、血尿が出たこともはっきり覚えていないが、ばあちゃんのとっておいてくれた尿を観察する限り、明らかに肉眼的血尿だった。

高齢者の血尿は尿路感染に伴うことが多いため、三日間抗生剤を使って様子を見ることにしている。血尿だけですぐに総合病院へ紹介すると、行くほうも診るほうも大変だ。在宅医療は、まずは初期対応をすべきだと考えている。症状の重症度と緊急度の判断をせず、何でもかんでも大きな病院に送ってしまう診療所・クリニックもあるようだが、そのような丸投げ型の受診が行われている地域の医療は疲弊してしまうだけだろう。

さて、このときいったんはよくなったものの、すぐにまた血尿が出たため、総合病院の泌尿器科に精査をお願いした。この老夫婦が総合病院を受診して、検査を受けて帰って来るのはかなりの大仕事になったが、二人はがんばった。

内視鏡の結果、膀胱がんだった。じいちゃんは自分の状況が理解できていない。「入院して手術」というのはかなり難しいものがあるので、そうなったら困ったと思ったが、内視鏡で何とか切除可能、入院せずに治療ができるのではないかというのが担当医の判断だった。転移などのチェックのため通常通り全身ＣＴ検査が行われ、なんと横行結腸に悪性腫瘍らしきものが見つかった。

さて、腸の検査の前夜からは下剤を服用して、お腹を空っぽにし、検査終了まで絶食しなければならない。じいちゃんにそんな理屈がわかるわけがない。もともと食べることが大好きで、ばあちゃんが隠して収納していたお菓子なども上手に見つけ出して、冷蔵庫をテープで固定しても、そんな対策の裏をかくのも大得意。そんなじいちゃんは、下剤が美味そうでないことだけはわかるのだ。

「先生、じいちゃんが『こんなもの飲めるか』って駄々こねているんです」

そう言ってばあちゃんから電話がかかってきたのは、夜七時も過ぎた頃だった。

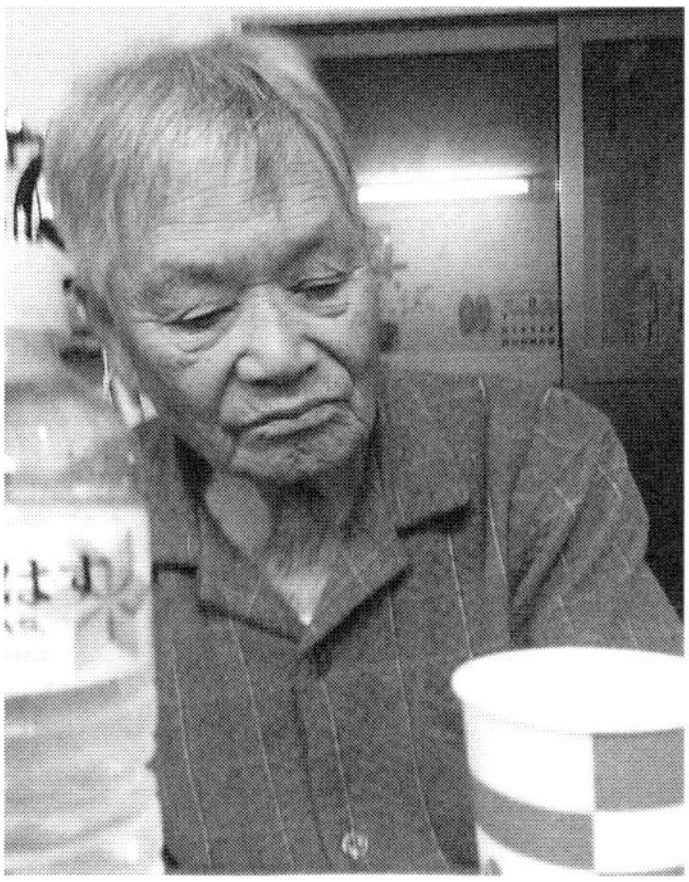

「先生が言えば飲むんじゃないかね。先生の言うことは何でも聞くから」

在宅医療では、これも重要な往診理由になる。

到着すると、白い粉末の下剤と、お水のペットボトルと紙コップの並んだテーブルの前で腕組みして、憮然とした顔で座っているじいちゃんがいた。

「おう。先生どうしたんですか、こんな夜中に。何かありましたか」

「じいちゃん、頼むからこれ飲んで。僕の顔に免じて」

「……わかったよ、先生のためな」

そう言って、じいちゃんは用意した下剤を一気飲みしてくれた。

「すげえ。さすがだね」

「おう。じゃあ返杯だ！」

「……」

お酒じゃないのだから、この返杯はそう簡単に受けられない。翌日、外来も訪問診療もあるし、医師が下痢気味でトイレ通いでは仕事にならない。かといって、じいちゃんの返杯を断ることもできない。とりあえずコップを受け取って、水を入れて薄めて飲んだふりをした。

ごめんね、じいちゃん、そしてありがとう。


じいちゃんは、「検査入院」ということが理解できないので、「明日、先生がお見舞いに行くから、少しのあいだ入院してほしい」と紙に書いて頼んだ。すると、以前撮ったお気に入りの写真を持っていくと言ってくれた。

翌日、お見舞いと称して――入院中は「訪問診療」できないので――スタッフの看護師と一緒に病棟を訪れると、とても喜んでくれて満面の笑み。実際、ベッドの枕元に、約束通り私と二人で撮った写真が飾ってあるのを見つけたときはとてもうれしかった。

手術するか、しないか

検査の結果は、やはり横行結腸がんだった。他臓器への転移はない。

通常なら、手術適応。開腹して膀胱がんと横行結腸がんを同時に手術するのがよいのではないかという提案が病院スタッフからなされた。しかし、今回一泊だけの腸検査でも、そのあいだに点滴を自分で抜いてしまったり、たくさんの暴言を吐いたりと、自分の置かれた環境が理解できずに、あの温厚だったじいちゃんが、人が変わったようにせん妄状態になってしまった。その事実が、皆の心に重くのしかかっていた。

開腹手術をするとなると、今回同様、なぜこうなっているかが理解できずに、術後は抑制をされて、今以上に暴れる可能性が高い。そうなると薬で抑えることも考えていかなくてはならない。それからリハビリや食事のことなど、たくさんの問題点がすぐに浮かぶ。

じいちゃんがそれを望んでいるだろうか。

一緒に暮らしてきたばあちゃんも、息子さんも考えた。九〇歳に手が届く年齢で、自分の置かれた状況も理解できず、自分はどうすればよいのかも判断できない。そんなじいちゃんが二つのがんの手術をすることを、本当に望んでいるだろうか？

かといってこのまま手術をしないで放っておくなんて、家族として冷たいのではないだろうか。できるだけのことをするのがその務めなのではないだろうか。揺れ動く想いがあった。

私も、何度も今後についての相談を受けた。どちらにしても、結果論としてこの問題に悩むのは適切ではないのではないか。今、じいちゃんのために家族がどのように想い、どのようにしたいのかを一生懸命真剣に考えているこの時間と空間が大切で、何を選んだかは二の次だろうと思い、そのようなお話もした。

膀胱腫瘍の大きさから、今後出血による血尿さらに貧血が進行し、腫瘍によっておしっこが出なくなる尿閉も予想され、それは本人もつらいだろうと、最終的には開腹手術はせず日帰りでできる膀胱がんの内視鏡下手術だけを行うことになった。総合病院のスタッフたちの理解なくしてこんな判断はできない。一在宅医の想いをここまでくんで、できるだけのことをしてくれた外科、泌尿器科の医師たちに感謝している。地域でのチームというつながりを強く感じた。

無事手術が終わり、再び往診に行くと、すっかり元のじいちゃんに戻っていた。手術のことは覚えているのかいないのか微妙なところだったが、あえてそのことには触れずにおしゃべりをした。今年はリンゴのつきが悪いととても心配をしていた。

それから約二カ月。横行結腸がんはあるものの――皆がその存在を忘れてしまうかのように、元気に食べたいものも食べて、好きなように過ごされていた。

「何か食べたいものはない？　これは最後に食べたいというものは？」
「なーんもない。刺身だろうがすき焼きだろうが……」
「うなぎとか食べたくない？」
「ん、そんなもの食べたくない」

腸のがんが大きくなるにつれて食事が進まなくなることも考え、いつも患者さんみんなに聞いているように、食べ残したものはないかも尋ねたりしていた。

九月に入った最初の土曜日に、「お腹が痛い」と緊急往診を依頼された。駆けつけると、あの気丈なじいちゃんがベッドの上で厳しい表情で痛がっている。ただの便秘ではなさそうだ。その場で超音波検査を行い、腸閉塞であろうと診断した。がんのために腸閉塞になることは珍しくはない。もし横行結腸がんによるものであれば、痛みのコントロールをして、腸閉塞の対応を在宅ですることも可能だった。しかし、がんによる腸閉塞とは若干違うと感じたのと、身体の調子が悪いばあちゃんが、一人でこの状態のじいちゃんの対応をするのには限界があると思ったため、総合病院の外科医に電話で連絡をした。状況を話すと、休日ではあったが救急搬送を快く受け入れてくださった。

検査の結果、がんが原因というより、そのもっと前段階である小腸の腸閉塞だった。前回「(開腹)手術はしない」と決めたが、がんではなくそれ以外の箇所の腸の手術になるため、また話が違ってくる。今回もいろいろなことを考えたうえで、ご家族は再度「あえて、しない」という選択をされた。そのときの総合病院の医師の説明書きがすばらしい。ちゃんと私の診療所にも言及してくれている。ここまできちんと話をしてくれる病院の先生を、私は尊敬している。

手術となれば、合併症のリスクが高く、たとえ救命できても数ヶ月の寝たきりとなる可能性もあります。また身体拘束は必須となり、不穏により錯乱したり、暴れたりすることは、避けられないと思います。手術を希望される場合は、家人の献身的な介護やバックアップが必須です。

手術を希望されない場合は積極的な加療は行わないことになります。麻薬を使用して、強力な鎮静を計ります。痛みのコントロールが良好となれば、これまでの経過からは、ものがたり診療所の佐藤先生にこれまでの経過をご報告して、ご加療を継続して頂くことが最も良いかと思われます。

手術は選択されなかったが、在宅も難しいということで、入院のまま医療用麻薬オピオイドを使った痛みの治療が最優先で行われた。それで一時状態は落ち着き、次にお見舞いに行ったときはベッド上で握手をしながらの記念撮影もできた。しかし腸閉塞の状態は続いており、徐々に状態は悪化し、個室に移ることになった。診療科を超えて、泌尿器科で内視鏡下手術をしてくれた外科の先生も顔を見に来てくださったと家族は喜んでいた。病院の既存のシステムを超えて、医療者が患者さんとの関係性に引き込まれるようにその周囲を循環している。これもナラティブだと、私もとてもうれしかった。

私がじいちゃんのもとを最後に訪れたときは、もう意識がなく酸素も投与されていた。

いつものように話しかけると、なぜか声を出し反応があった。

「じいちゃん、先生のこと好きだったから。来たことがわかるんだね。よかったね、じいちゃん」

ばあちゃんが傍らでそう語りかけている。

それから一度も意識が戻ることもなく、翌朝に息を引き取られた。

「家で死にたい・畳の上で死にたい」という隠喩

こうして当初思い描いていたのとは違う道をたどって、じいちゃんは最期を迎えることになった。しかし、これまでの過程で、ばあちゃんも息子さんも、そして私も総合病院の医師も、周りの皆がじいちゃんのために何かをしてあげたいと、間違いなく一生懸命だった。

それが、高齢者の終末期をささえる大きな道筋だと私は思う。

ものがたり診療所は、強化型の在宅支援診療所である。しかし、在宅での最期が一番よいとは思っていない。一般に終末期のアンケートを行えば、必ず「家で死にたい」という意見が多く出てくる。ただ、そこで浮上する言葉「家で死にたい・畳の上で死にたい」というのは、一つの隠喩(メタファー)ではないだろうか。

実際に病院から家に帰っても、今やベッドで過ごす患者さんがほとんどだ。ただただ病院ではなく、固有の思い出が詰まった自宅の空間や風景、そして空気、そういうものの中で、関係性のある人にささえられて最期の時間を過ごしたいという感覚を、「家で」「畳の上で」という言葉に託しているのだと思う。

「どこで最期を迎えたいですか」という問いの立て方が間違っている。どこで、誰と、どのようにして、最期を迎えるのかを選べる時代にしなくてはいけないと思っている。

じいちゃんの最期は病院だった。自身の体調も悪いばあちゃんが最後の最期まで在宅で生活をささえるのは無理だっただろう。家族も病院スタッフも、そして訪問診療を続けていた私たちも、皆がその場その場でできるだけのことをして、何が一番本人にとってよいのかを考えてきたことが、じいちゃんには最大の贈り物になったのではないかと思っている。「どこで」を結果論で語ってはいけない。

あれから二年。葬儀後の初めての訪問で、お仏壇に線香をあげさせてもらった。ものがたり診療所からの弔電の前には、大きなリンゴが一つ置かれていた。じいちゃんが心配していたリンゴだが、それなりの収穫があった。帰りがけにたくさんいただいて診療所に持ち帰ったら、スタッフがアップルパイをつくってくれた。

今年も豊作で、たくさんのリンゴがとれた。

「きっとじいちゃん喜んでるよね」と、話をしながら、今はばあちゃんの訪問診療を続けている。

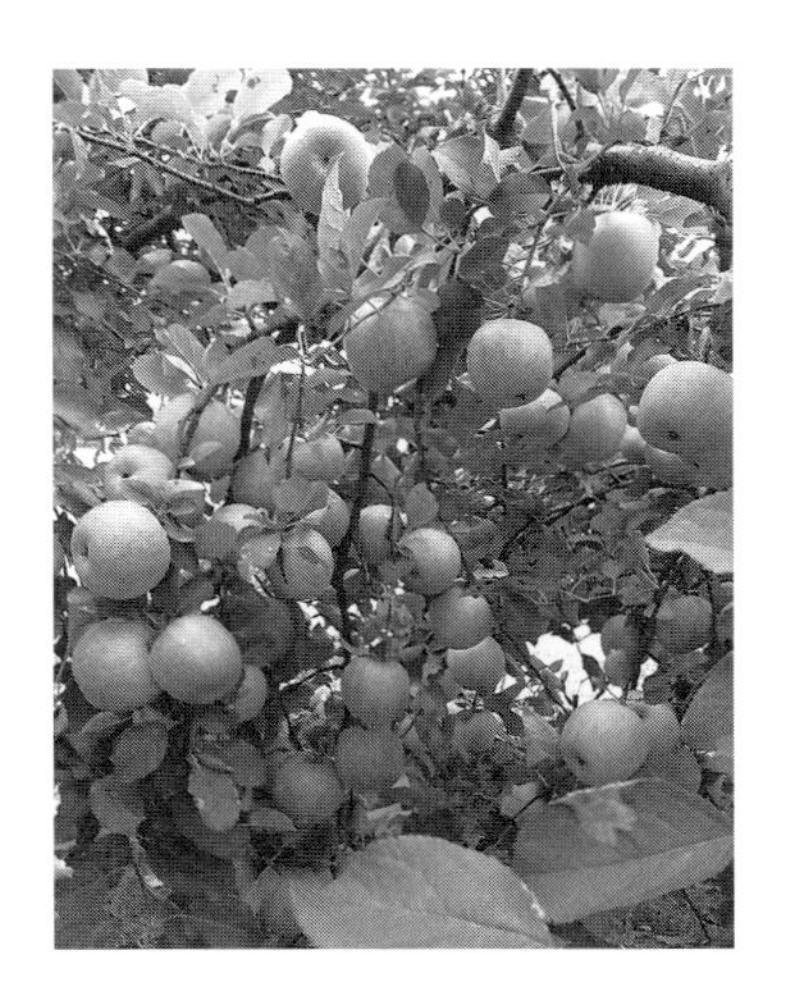

「わしに言いたいことはないか、聞いてくれ」ものがたり3・口から食べるために胃ろうを使った彼

彼――じいちゃんは診療所にはいつも奥さん――ばあちゃんに連れられて、シルバーカーを押しながらやってきた。後遺症で手足の先がしびれて筋力が低下する病気で、「『このしびれは一生取れんぞ』と前の病院の先生に言われた」というのが、その口癖だった。

血液検査も時々していたが、ある日、赤褐色のものを吐いて病院に救急搬送された。内視鏡検査にて、胃の出口に大きな悪性腫瘍が見つかった。膵臓に浸潤している可能性が高く、手術は難しいとの医師判断であったが、本人は手術を希望された。予想通り、悪性のものを取り切ることはできず、通過障害のある胃の出口を避けて小腸へのバイパスをつくり、胃ろうを造設して手術は終了した。しかし、腸の通過障害もあり、胃ろうから栄養を入れても吐くだけだった。そこで肩の辺りから太い血管へ管を入れていつでも点滴ができるような処置(CVポート造設)を行った。あとは、在宅での療養を望まれて退院となり、引き続き訪問診療で私が最期に関わることになった。

口から食べることにこだわって

彼は、「点滴をするとだるくなるから、しなくていい」とかたくなに点滴を拒み、口から食べることにこだわり続けた。胃から腸にかけて、そのお腹の中は一塊になっていて食べたものが通過するとはと

ても思えない。まず吐くことは免れない。でも彼は食べたい。通常なら間違いなく絶食・絶飲で、鼻から胃に管を入れて開放にして、胃の内容物を外に出すような医療的処置が行われる状態である。

私たちは、彼の「食べたい」という最後の願いをかなえるために、胃ろうを使うことにした。食事がとれない人のための代替手段として開発された栄養補給の方法の一つだ。しかし胃がんの末期だと、胃ろうから栄養剤を入れても通過障害があるために使えないと思うのが一般的ではないだろうか。そこで、「食べるための胃ろう」である。

彼には、水分に近いものならどんなものでも、量を気にせず口からとってよいと伝えた。

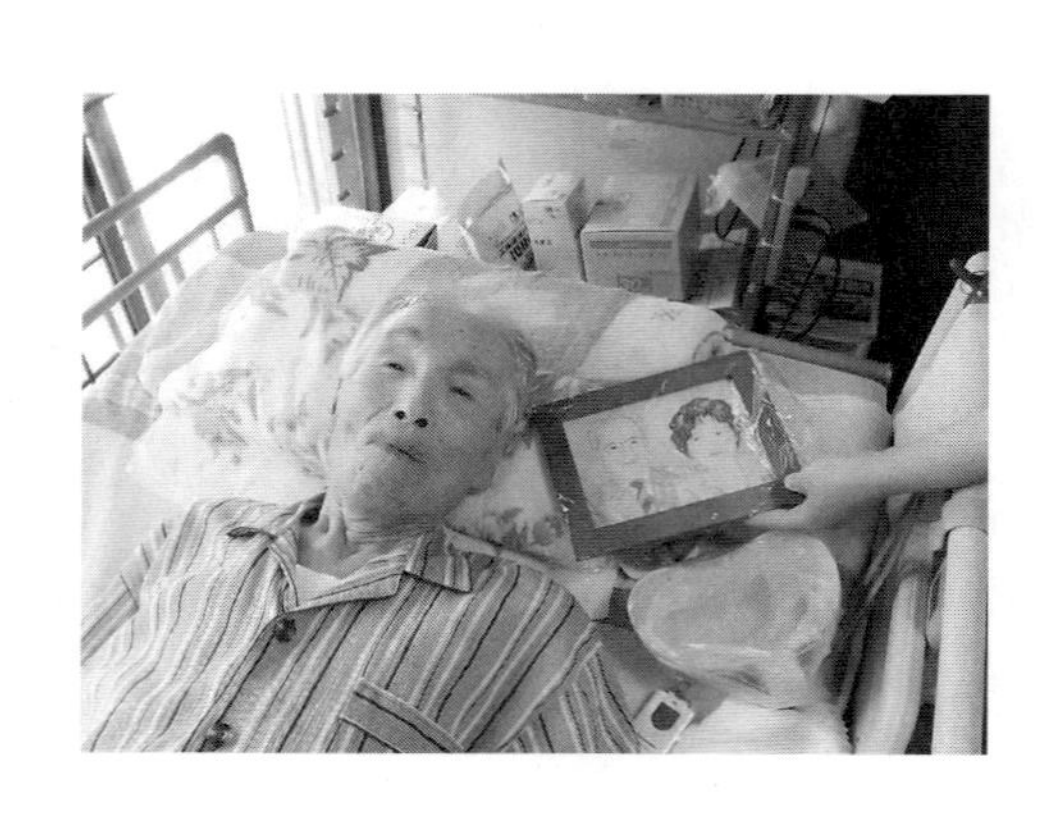

「先生、本当にいいの？」

「いいですよ」

「ビールはやっぱり喉ごしですよね。胃ろうからじゃ美味しくないですよね！」

夕食は、必ず家族と一緒に食卓に座っていたようだ。もちろん家族と同じメニューでなく、いろいろな栄養補助剤が中心だった。彼は、嚥下(えんげ)機能はしっかり残っているのである。飲み込むこと自体には何の障害もなかった。

「これをしたら身体に悪いから、危険だから」という理由でできることを制限され、家族内で孤独になっている高齢者が多い。それがまた、精神的に抑うつ症状を悪化させていく。最初から抗精神病薬などの内服薬で対応するものではない。まずはその人の願いを聞いて、できるだけかなえてあげるように努力することが大事だと思う。「こんな状態で心配」と周囲に言われることがあるが、治してあげられない、そんな状態だからこそ、してあげなくてはいけないことがたくさんあるように思う。

胃ろうは単なる医療技術——手段と目的の是非は問えない

こうして、彼は食べる。でも、胃から先は通っていかない。そのときに胃ろうが使える。本来なら食事を「入れる」ために使う胃ろうを、食事を「出す」ために使う。誰もしたことがない手法なので試行錯誤の連続であり、家族との協同作業になった。お嫁さんが一生懸命に手伝ってくれた。それなくしてはできなかっただろう。

まずは、胃ろうのチューブと尿をためるバッグを接続した。消化液や食べたものはそれなりに胃から胃ろうを通って袋の中に回収された。しかし、彼は袋を持って歩くのが嫌だと言うのである。たしかにそうだ。あの袋を持ってチューブが引っかからないか気をつけて歩くのは不都合で面倒である。

そこで、次に腎ろう用のものを試してみた。腎臓に直接管を入れて尿をためるときに使うゴムの袋だと、首から下げて比較的自由に動くことができた。しばらくは快適であったが、そのチューブが細いために詰まることが多くなってきた。

最後は、人工肛門のストーマ（排泄孔（はいせつ））用のパウチ（便を収容する袋）を使った。

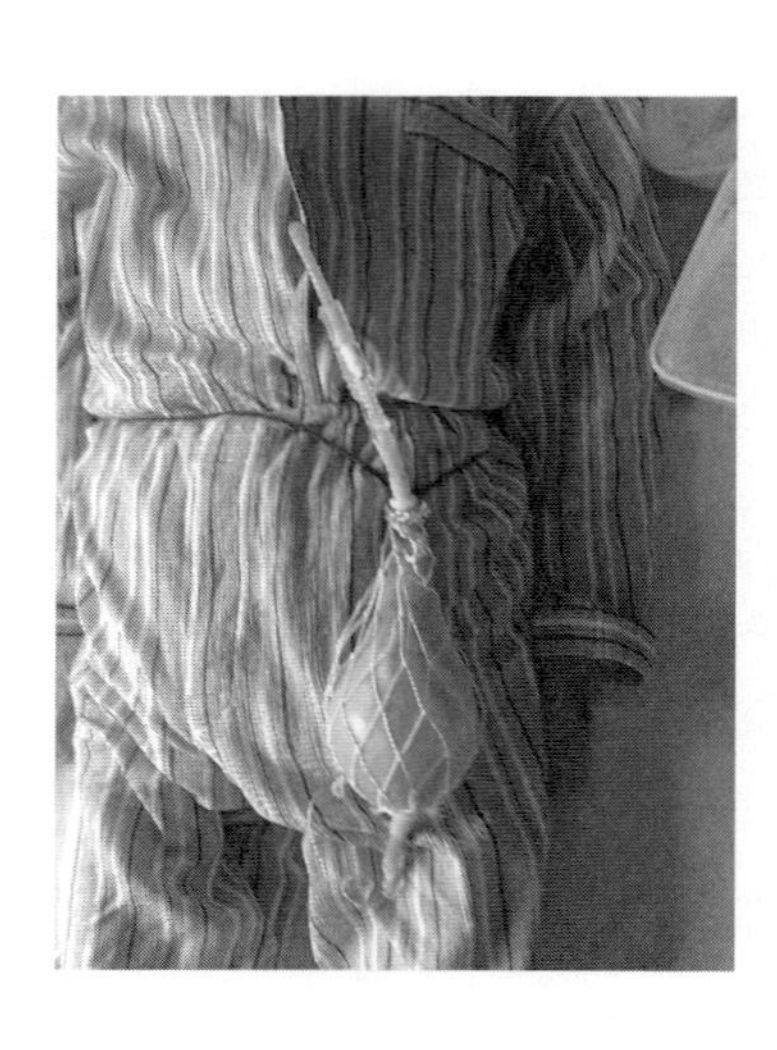

「じいちゃん、バナナジュース飲んだでしょう」

「何でわかる?」

「袋の中、黄色やもん」

「ばれてしまうな」

という会話から訪問診療が始まることもあった。

本人より、こちらの一家で本当にすごいのはお嫁さんだった。食事のあと、必ず胃ろうの管からシリンジ(カテーテルチップ)で、胃の中にある先ほど食べたばかりのものを手動で取り出してくれていた。なかなかできることではない。家族の力である。在宅医療ではこうした家族力がとても大事だし、頼りになる。このように医療技術を駆使して「食べる」という本人の望みをかなえた。手段と目的はよく考えること。これこそが臨床の知恵だと思う。

胃ろう造設については社会問題にもなっている。少し以前の状況では、「食べられなくなったら胃ろう」というのが当たり前で、それこそたくさんの寝たきりの方が胃ろうを造って急性期病院から慢性期病院や施設へ転院していった。近年は、胃ろうを造ってまで延命するのは……という否定的な意見も多く聞かれるようになっている。とはいえ、「そういう手段があるのなら、餓死させるに忍びないので」という消極的導入を支持する意見も根強くあるのが現状だ。

胃ろうに価値があるかどうかという問いの立て方自体が間違っているのだと思う。

ある新聞記者から「先生はアンチ胃ろう派ですよね」と問われたので「え、違いますよ。造るときもあれば、造らないときもありますよ」と正直に答えたら、以降は取材に来なくなったこともあるが、造る・造らないというような二項対立的な問題ではない。

胃ろうは、単なる一つの技術に過ぎない。

テクノロジーの発展とともに、これからも多くの医療技術が開発され、多くの人間がその恩恵を受けることだろう。しかし、手段と目的を履き違えてはいけない。胃ろうはあくまでも手段。

どのような目的でするのかによって、効果的でよい手段にもなることを多くの方で経験している。

「言い残したことはないですか」

私が患者さんによくする質問である。一般に、高齢者はとても奥ゆかしいというか、家族に迷惑をかけたくないという意識が強く、あまり自らのための積極的な主張をしてこない。だからこそ、こちらから聞いてあげる必要があると思っている。彼にも、いつものように問いかけた。

「言い残したことはないですか」

「先生、わしはもう言いたいことは全部言った。それよりも皆を集めてくれ。

そして、皆がわしに言いたいことはないか聞いてくれ」

なんと。「では」と、私が皆を集めて、家族会議になった。

ばあちゃんは「何を今更……」という感じで半分本気にせず、そのほかの家族も笑いながら「じいちゃん何を言ってるの……」という雰囲気になった。そこで、お嫁さんが冗談半分だろうが、「家の権利書はどこに？」と言った瞬間にどっと笑い声が起こり、私はその場を退散してきた。なかなかのじいちゃんだ。認知機能は私のみる限り、問題なかった。

そんなある日。お嫁さんから往診の依頼があった。

「先生、じいちゃんが『俺はもう危篤だから佐藤先生を呼んでくれ！』と言うのです。どうしましょう。そんなこと言っているくらいだから、大丈夫だとは思うのですけど……」

多くの終末期の方と関わってきたが、患者さん本人から臨終に際してすぐ来てくれと言われたことは、これが初めてだ。

「先生、来られなくても結構ですよ。電話したことで、じいちゃん、満足して納得してくれたと思うから」

しかし、ここで往診しなくてどうする。これこそ在宅医療の醍醐味（だいごみ）でもある。

駆けつけてみると、当然のように元気でおられ、ひどく恐縮されたが、とてもうれしそうなよい顔であった。

「自分で決められない」高齢者の現実

実は、彼に悪性腫瘍が見つかる前に、その付き添いで診療所に来ていたばあちゃんのほうに貧血がありそうだったので精査したところ、じいちゃんと同じく腫瘍が見つかっていたのである。いくら夫婦仲がいいとはいえ、時期を前後して同じ病気にならなくても……と思った。運よく、ばあちゃんのほうは手術で腫瘍を取ることができ、術後化学療法の副作用もなかった。

ばあちゃんの病気発覚直後の話として、家族は手術をするかどうかをとても悩まれ、どうするのがよいのかの家族会議にも相談役としてお願いされたので、看護師ともども参加させていただいた。

昔なら、自分が主治医でもなく実際に手術をする立場にもないのに、患者さん家族の相談に乗ることはなかったと思う。「家族の方で主治医の先生と相談して決めてください」と言っただろう。

最近は、家族の相談にも乗るし、自分の意見も言うようになった。もちろん、現在の主治医の説明を否定するようなことはない。多くの家族は「決めてきてくださいね」と医療者に言われても、どうしてよいのかわからないのだ。

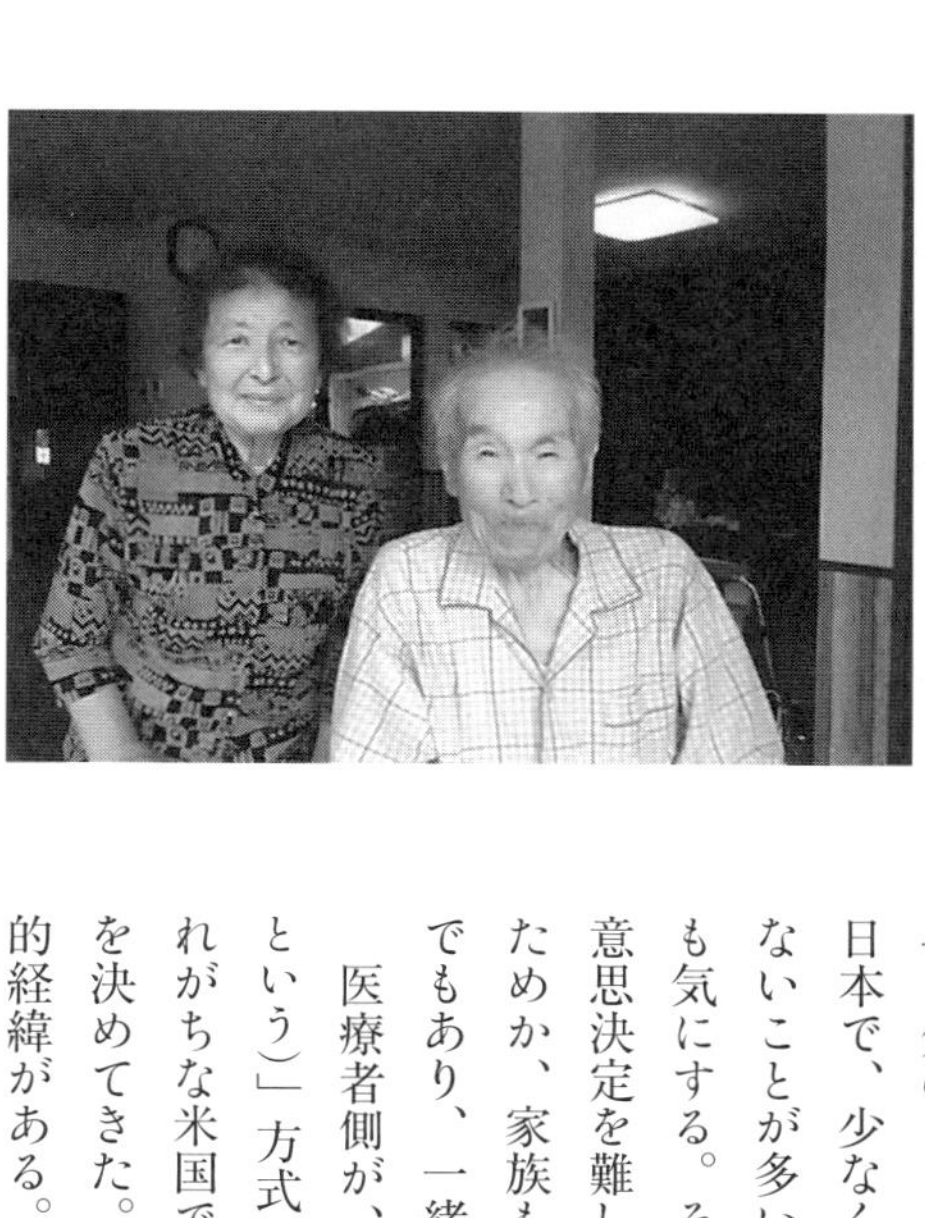

「自分のことは自分で決めろ」——自己決定、自律と言われても、日本で、少なくとも私の地域で診ている高齢者たちは、決められないことが多い。そして、自分のことでなく、家族のことをとても気にする。そうした身近な他者への配慮が、日本の「本人」の意思決定を難しくさせている主要因であるのかもしれない。そのためか、家族もまた本人と同じように病気に直面している当事者でもあり、一緒になって悩むことがほとんどだ。
医療者側が、「こうしなさい。私に任せなさい(パターナリズムという)」方式でやってきた時代があった。自己決定の国と思われがちな米国でさえ、一九六〇年代までは医師がある程度すべてを決めてきた。その反省の意味で、生命倫理が台頭してきた歴史的経緯がある。

自律・自己決定か、パターナリズムか、ものがたり的理解か

医療者側の一方的なパターナリズムは駄目といっても、自己決定、自律、家族の当事者性を通しても決められない。問題はどちらかに偏るのではなく、医療者側の考えと家族の事情や心情とのあいだのどこかに妥協点を見つけていく対話（ダイアローグ）の潤滑油となる介添え者が必要なのだと思う。「そうだよね、その辺りが落としどころだよね」という、ものがたり的理解を導き出すことができるような役目を買って出るようにしている。もちろん私自身の意見が「支配的な物語」にならないように充分気をつけながら。

二人ともが同じ病気になり、話し合いを繰り返しても、同じ結果にはならない。それが医療という現場である。彼は食べられるだけ食べながら徐々に衰弱し、激しい痛みもなく安らかな最期を迎えられた。そして、化学療法を受けながら、ばあちゃんがその世話をし続けた。

誰がそう決めたのかは知らないが、私たちの役目は彼の最期を支援したところで終わった。今も、そのお宅の前を訪問診療途中に通るたびに、あの食べるための胃ろうを思い出しながら、ばあちゃんが元気に過ごしていることを祈っている。

「そのために、ものがたり診療所はあります」
ものがたり4・彼女たちのラスト・コンサート

彼女は、社交ダンスが好きで、ご主人とよくダンスを踊られていたそうだ。

ナラティブホームに隣接する高齢者住宅「ちゅーりっぷの郷」でご主人と一緒に二人暮らしを始めたときから、ものがたり診療所をかかりつけ医として選んでいただいた。娘さんのご主人がJAの職員という土地の縁もあったと思う。

お二人にお会いしてすぐに、ご主人に胃がんの再発が見つかった。そのときには持病の心不全も悪化しており、肝臓にも転移があり、すでに手の施しようがない状態であった。総合病院に入院するという選択肢も提案したけれど、やっと二人きりの生活が始まったばかりだし、このままそのアパートで最期を迎えさせてあげたいというのがご家族のお気持ちだった。私たちもそれを支持した。

通院を訪問診療に切り替え、症状緩和のケアを行い、初めてお会いしてから半月で、ご主人の最期の時を迎えられることになった。その間、一生懸命ご主人に寄り添っておられた。

それからは、写真立ての中のご主人との生活が始まった。

一人暮らしからグループホーム、それからナラティブホームへ

語らない写真との生活は単調であったのかもしれない。徐々に認知機能が悪化し、薬の管理もできな

くなってきて、一人暮らしは難しくなり、やむをえずグループホームへ入居されることになった。かかりつけ医は引き続き私にお願いしたいと。ありがたいことである。そこでは友人もでき、少しよい時間を過ごされていたのだが、認知機能は徐々に低下し、そのうえ、よく転ばれるようになり、外傷治療のため頭部を縫ったこともあった。高齢者の場合は、頭を打ったときにはすぐに何の症状がなくても、数週間後に慢性硬膜下血腫という病気になることもある。総合病院にお願いして頭部のCTスキャンを撮ったときは、脳萎縮はあるものの、ほかには大きな異常はないということであった。ただ、ぼうっとしていることが多いというため、もう一度CTを撮ってもらった。今度は前頭葉に大きな腫瘍が見つかった。

「佐藤先生、お久しぶりです。四月からこちらの病院で働いているんです。よろしくお願いします。このCTを撮られた患者さんのことですが、脳腫瘍で、前回の画像と比較しても進行が速く、悪性度が高いと思います。ひとまずこちらに入院していただきますが、これから先はあまり残された時間もなく、先生のところでお世話になったほうが、患者さんはきっとよいのではないかと思って電話しました」

医学部時代のクラブで一緒だった後輩の久しぶりの声だった。CTを見て、すぐに私に電話してくれたようだった。すぐ家族とお話をすることにした。

そうして、ナラティブホームを彼女——お母さんの最期の時間を過ごす場所として選んでいただいた。こちらでの受け入れの準備を早急に行い、総合病院に入院してから一二日で退院となった。

「退院」といっても、元気になっての退院ではない。ほぼ寝たきりの状態で、食事も口からはほとんどとれずに点滴をしている。会話もできない。排泄(はいせつ)もすべて介助である。しかし、少なくとも私の記憶の中では、あのご主人を看取ったときと同じ、弱さの強さを持った気丈な彼女のままだった。

スタッフ総出でささえるコンサート大作戦

そんなとき、担当ケアマネジャーの神戸が、「実は、娘さんが富山市で出演される唄のコンサートを聴きに行かれるのを、ずっと楽しみにされていました。行かせてあげたいですね」、と話してくれた。私もそのことは、まだ本人と話ができたときに直接聞いていた。家族がそう望むのなら、行かせてあげたい。

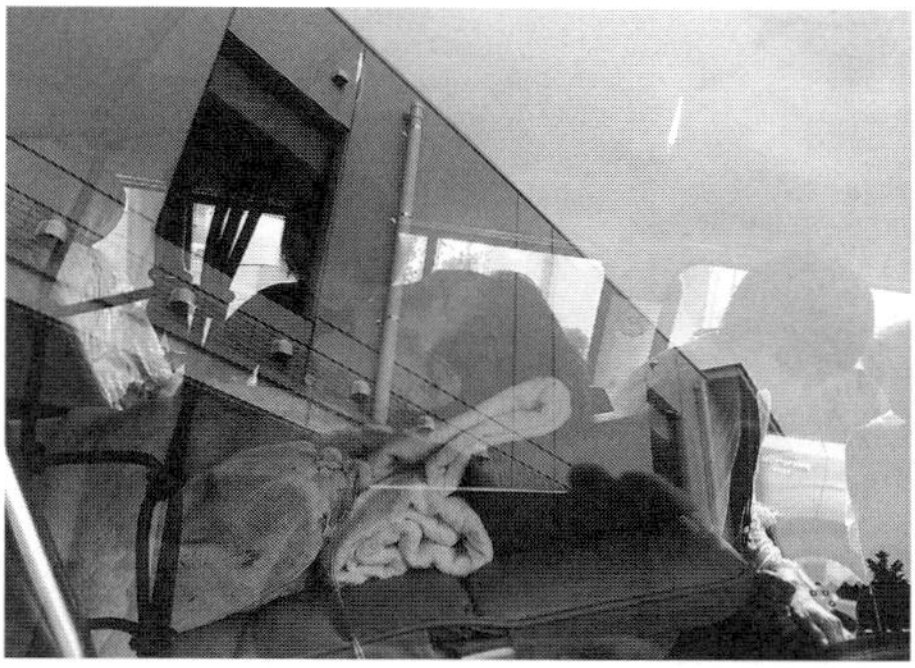

本人がそう思っていても、家族がそれを望まないことはある。こちらがよかれと思ってやったことがありがた迷惑ということが多々ある。その辺りのバランス感覚は、臨床ではとても大事なものだ。娘さんのお気持ちも確認する必要がある。

もちろん計画実行となれば、わがスタッフが勇んでそれをささえてくれると信じていた。

「こんな状態で、富山までコンサートを観に行けるのでしょうか？」と娘さん。

「こんな状態だからこそ観に行く必要があるのではないですか？
もう二度と観ることができないかもしれませんよ。たしかに途中で痙攣（けいれん）を起こしたり、呼吸が止まったりすることも可能性としてはあります。でも、娘さんの歌声が聴きたいというお母さんの希望を僕らでかなえられるものなら、スタッフ総動員でそのイベントをささえましょう。そのために、ものがたり診療所はあるといってもいいのです」

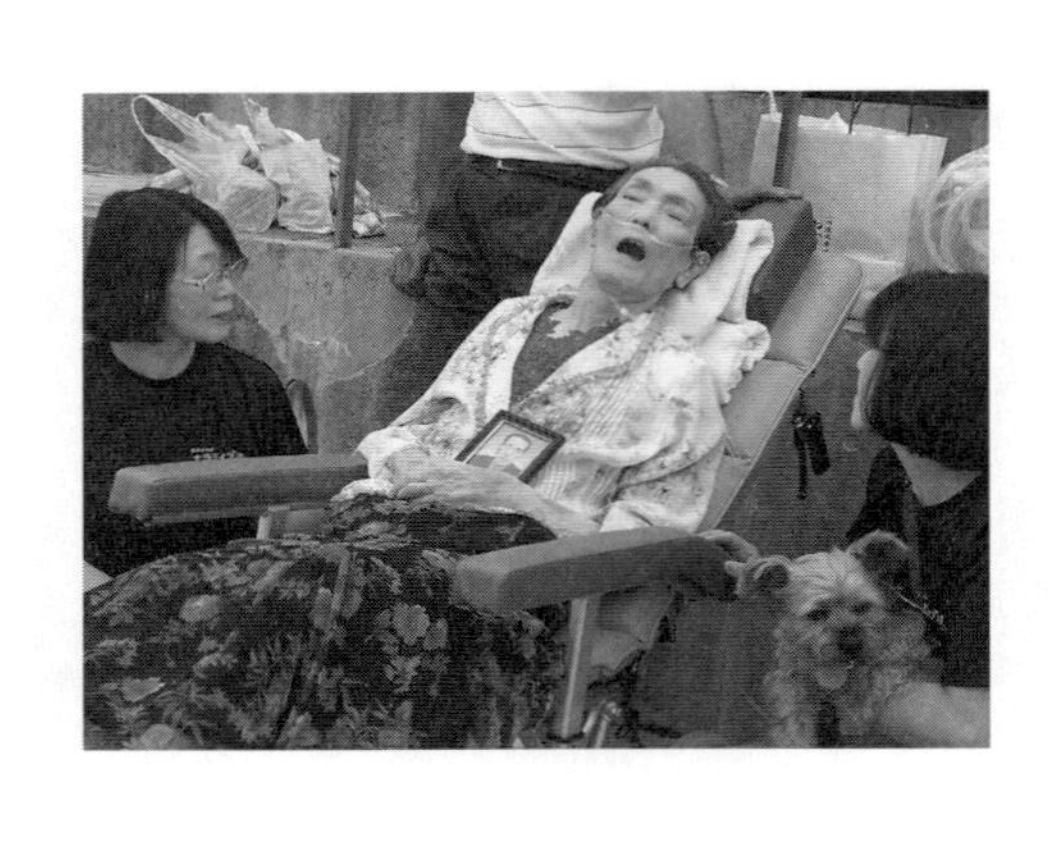

こうして、砺波市から富山市の会場まで車で約一時間、娘さんのコンサートを聴きに出かける作戦会議が始まった。まず砺波市内で、彼女がもともと大好きだった社交ダンスの衣装の着付けをすることになった。お出かけの準備をしたのは、看護師の荒木と介護福祉士の福嶋。奇麗に化粧をして赤いドレスをまとい、靴も彼女が大好きだったダンス用の靴を履いて、寝たまま車に乗り込んだ。人工酸素は投与したままである。

その車に同乗したのは長男さんとケアマネジャーの神戸と看護師の浅野、それから医師の私。たんの吸引機と急変対応に必要な薬品も準備した。一方、先行して別の車で現地に向かい、会場で待ち受けてくれた看護師の江守と介護福祉士の増山、それから介護犬のプロットと無事落ち合うことができた。こういうとき、不思議と途中で何かアクシデントに遭ったことがない。何かに守られている、大きな力さえ感じることが多い。

この日、あまり観客は多くなくて、途中で雨も降ってきた。それがかえって、この家族の関係性を際立たせたのかもしれない。コンサートが始まった。彼女は、ご主人の写真を抱いてじっと目を閉じていた。ステージから届く娘さんの歌声が聴こえているのかいないのか、誰もわからない。誰もわからないなら信じて祈りたいと思う。歌声によって間違いなく、娘さんと彼女、母娘が同じ時と空間を共有しているのだと思った。

娘さんは地元テレビ局のインタビュー取材に「最後の曲は母に届くようにと、特に気持ちを込めて歌いました」と応えたあとに、お母さんのところに駆け寄って、覗き込むようにすると彼女の目が開いた。それが母娘最後のコミュニケーションだったかもしれない。

「心象の絆」という言葉を、このようなとき思い出す。こころの中のどこかでつながっているという感覚。関係性の記憶とでもいえる、このありありとした感覚。人の叡智を超えたところに私たちは、そうしたすばらしい感覚を本来持っているのではないかと思う。

それから、無事にナラティブホームに戻ることができた。

夜になって、少し心配になってお部屋へ伺ったところ、昼間着て行った赤いドレスが壁に掛けられていた。なぜかそれがとても哀しく見えて、一人涙してしまった。

ご本人は何も語らなくて、ただひたすら寝ている状態。でも、決して一人で死に逝く時間をいたずらに費やしているのではない。最後の最期まで生を、生ききろうとしている。そうならしめているものは、家族との関係性だと思う。その関係性こそが、この人はそこに在るだけでよい、会話をするよりもありありとその存在するという感覚を想起させるのではないか。

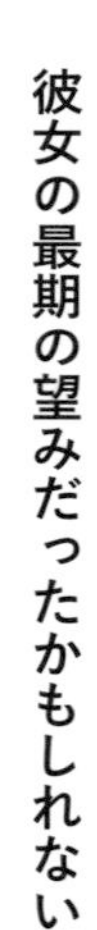

彼女の最期の望みだったかもしれない

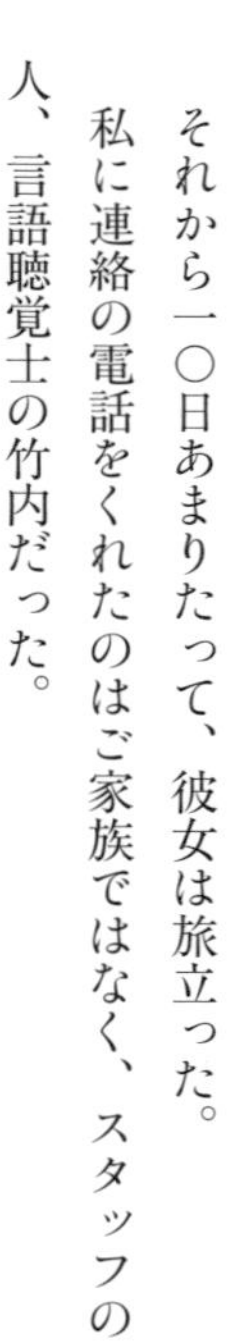

それから一〇日あまりたって、彼女は旅立った。

私に連絡の電話をくれたのはご家族ではなく、スタッフの一人、言語聴覚士の竹内だった。

ナラティブホームでは、終末期に積極的に言語聴覚士を導入して、口腔ケアや摂食の介助を、まさしく最後の最期まで行っている。人は最期まで生きているのだから当たり前のことだ。この時期までリハビリテーションのスタッフが患者に関わるのは難しいとする施設や環境もあるようだが、終末期にこそ必要だと私は思っている。

その日の夜、娘さんはコンサートが終わってもすぐに、次の公演のための練習を始めていた。彼女の部屋に泊まり込みで付き添うか迷った末、状態が落ち着いているようだったので、家に戻ったところだった。

最後の最期に家族が間に合わないことは、よくある。ほんのちょっとした隙というか、時間なのだ。

それに対して、家族の何とも言えぬ罪悪観、後悔の言葉が聞かれる。

「私が昨日帰らなければ……」

「母さん……」

自分を責めるかのように、そして謝るかのように、涙しながら冷たくなった故人の顔に触れ、髪の毛を静かにかき上げる仕草を何度も何度も見てきた。そのような空気の中で、遺族にかける言葉を、昔の私は持ち合わせていなかった。ただ立ち尽くすのみだった。

「何も、家族がわざわざいなくなった時を見計らったように逝かなくても。

本当に間が悪いな、でもこれも人生か……」

そんな自問自答を心の中でつぶやきながら、無言のままでいた。しかし、何度か同じような逝き方に関わらせていただくと、少し違った意味をその中に思うようになった。もしかしたら死に逝く人が、その時を、自ら選んでいるのではないかと。

私自身ならどうだろうかと考えたとき、私は偏屈なのかもしれないが、家族や友人皆に囲まれて、「お父さん……」と涙されると思うのは、何ともつらいものがある。「死ぬに死ねない」とため息をついてしまうかもしれない。死ぬときは静かに一人で眠るように、誰にも最期だけは迷惑をかけずに逝きたい気もする。

「家族の方がいると、気になってしまって、そして、悲しむのを見たくなくて、逝けないことがもしかしたらあるのではないでしょうか。

家族がいないからこそ、静かに一人で逝けた。それが本人の最期の望みであって、家族への最大の思いやりだったのではないでしょうか。そう考えられませんか」

同じ仕草を繰り返す娘さんの後ろ姿に、そう語りかけていた。

Being in Relation――関係性の中に、ただ、在る

緩和ケアでよく言われる全人的苦痛という概念は、がん患者の苦痛は身体的苦痛のみとして捉えるのではなく、精神的側面や社会的側面、スピリチュアルな側面からも捉える必要があり、互いに影響し合って、全体として患者の苦痛を形成していると捉えるものである。

今ここに、一言も話すことができない、寝たきりの方がいる。

その方のケアには前述の四つの苦痛に対するケアでは、何ともしようがない状況があるのではないかと思ってきた。そのときにその人らしさ、人間としての存在の意味を付するものは何か。それは、誰かとの「関係性」ではないだろうか。家族との、友人との、ケアスタッフとの関係性が、その人をその人としてあらしめているものなのではないだろうか。すべてがよい関係とは限らない。いがみ合い、わかり合えない関係性もある。愛し合い、慈しみ合う関係性もある。私たちが意識すべきは、関係性の存在であり、その善し悪しではない。どんなケアも人と人との関係性の中でしか成り立たないということである。

関係性を無視したケアは、独りよがりになってしまう。

私たちは、関係性の中で、最初から最期まで人として生き、死んでいく動物なのだろう。

エピローグ——泰然自若として

本書（第Ⅰ部）の原形である『家庭のような病院を　人生の最終章をあったかい空間で』を二〇〇八年に文藝春秋から上梓して、七年がたとうとしています。それまでの半生で私が悩みながら温めてきた、これからの医療の新しい理念をまとめたものでしたが、その時にはまだ実際のナラティブホームの「ナ」の字もありませんでした。

残念ながら同書は二〇一三年に絶版となり、入手困難になりました。二〇一〇年に創立できたナラティブホームの活動自体は順調に展開している最中で、非常に歯がゆい思いでした。ありがたいことに私のもとには復刊・再販を求める声が多く届き、こうして新たに第Ⅱ部を増補したかたちで新版としてお届けできるのは、ひとえに「読みたい」と言ってくださった皆さんのおかげです。

当時の原稿を読み直してみて、この間に医療を取り巻く諸制度は大きく変化はしたものの、私たちの基本となる理念は色あせることなく、創立以来五年間の実践の成果に裏づけられて、いささかなりとも地域の高齢者医療に貢献することができた、間違ってはいなかったと、あらためて今までの道のりを思い返しました。

この地で、同じ想いの人を一台の〝バス〟に乗せて走り出した五年前。

「自由」と「勝手」を履き違えることなく、自立と自律を基礎に、自分というものを皆で見つめてきました。今ふとバスの外に目を向けると、私たちだけで走っているわけではないことがわかります。仲間がいるのです。

バスの形も色も違う。道順もスピードも違う。乗っている人の数も違う。しかし、同じ目的地を目指している仲間がたくさんいることが見えてきたのです。沿道にはそれに旗を振って応援してくれている人たちもいます。

私たちで看取ることができたじいちゃん、ばあちゃん、そのご家族の顔も見え隠れします。皆とてもやさしい顔で私たちの行く道を見守ってくれている。

同じ想いでゆるく結ばれた仲間は、一見とても弱そうな関係に見えますが、実はとてつもなく強く、何よりも一緒にいて楽しい。

お互いにささえ合うこの関係性は心地よいものです。

一人では生きていけないように、ナラティブホームも私たち一組織では成り立たないことを実感しています。多くの人によってささえられて存在しているのです。その感謝の気持ちを忘れずに、仲間を大切にして、これからも地域医療のため、ひいては最期まで安心して暮らしていける街づくりのために努力していきたいとの気持ちを新たにしています。

これまでは、現代医学の固定観念や古い権力に、内部で団結して立ち向かった五年間でした。これからは、外にひらかれることを今後の指針としていこうと思っています。

といって、それは「全国チェーン展開」といったことではありません。

ナラティブホームがいざ軌道に乗ると、事業の拡大を勧められました。しかし、私はできるだけこのシステムは拡げないと最初から考えていました。

人間ができること、専門職が責任をもって動けることには自然と限度があります。特に、二〇一五年現在も更なる展開が予想される、サービス付き高齢者住宅（サ高住）への事業拡大はすべきではないと思っています。住宅や建築の世界にもそれぞれの専門家がおられます。そして、私たち医療者はナラティブという理念で動く、いわばソフトの集合体です。それが拡大路線を取り、そのための安定収入を求めて不動産（ハード）を所有することは、どこかで齟齬（そご）が生じるのではないかと危惧を抱いています。本末転倒になるように思います。

他の地域で同じようなことをするためには、それぞれの事情に根ざしたチームが立ち上がればよい。なにも富山県砺波市のモデルに準じたり、まして私たちの支部・支店になったりすることはないのです。ノウハウはいくらでもシェアしてほしいです。お礼も何も要りません。この本はそのために書きました。

また、ナラティブホームの評判が広まり、全国で講演する機会が増えるにつれ、それぞれの地域で、その特性・ものがたりを大事にしながら、根本の理念だけ共有してくれる仲間が増えてきています。「ものがたりくらぶ」と名づけたゆるやかなつながりが、「良いことはみんなでシェアしよう」と、スマートフォンなどのモバイルを利用したSNS（ソーシャル・ネットワーク・サービス）を利用して育ってきています。

松嶋大医師による「ものがたり診療所もりおか」もこの四月に、砺波とはまったく別の事業体として産声を上げます。松嶋先生が、彼なりのナラティブを見つめて構想しています。私は「暖簾（のれん）分け」を頼まれて快諾しただけで、口出ししたり、まして傘下に置くというような意図は皆無です。

タンポポの綿毛が風に乗って広がり、その場所場所に根づいて芽が出て、一面の花畑が生まれるように、いろいろな人がつながっていくのがうれしい。それが今の私の夢でもあります。

また、医療をものがたりという視点から実践していく中で、不思議なことに気づきました。それは、患者さん当人の健康に関わる情報を、医療者側が管理しているということです。医療情報といえども、それは本人のもので、その個人がもつべき情報です。それを医療側にゆだね、「管理してもらっている姿勢」を変える必要があると思います。

病気や障害も人生の一部です。その人のものがたりの中の一部です。しっかりとそれを語り継ぐことが必要なのではないでしょうか。

多くの情報連携ツールができてきていますが、個人の情報は個人にもたせて、医療者は本人の許可を得て確認し更新するという当事者中心視点でのシステムは、まだありません。

個人のライフヒストリーを記録し、その中の医療情報を関係者で共有するという新しいパラダイムでのツールを、友人の岡﨑光洋さん(多摩大学医療・介護ソリューション研究所)と共同開発しており、それも四月から実証研究に入っていく予定です。機械を駆使したＩＣＴ(情報通信技術)と、かたちのない、目に見えないナラティブとは一見縁遠いと思われるかもしれませんが、「一つのものがたりを語り継ぐ」という点で、私の中ではまったく矛盾しない仕事になっています。

ここまで来るのに、多くの方のお力を貸していただきました。今やナラティブホーム・ものがたり診療所のスタッフにとどまらず、全国各地にすばらしい応援団を得ることができました。北海道「ささえる医療」の村上・永森・橋本各医師、須藤さん、片山さん、三上さん、山田じむちょ。秋田のだんすけ先生。鹿追のかしわのもり訪問看護ステーションの松山さんご夫妻とスタッフの皆さん。もりおかナラティブ、ひろさきナラティブ、札幌ナラティブ、函館ナラティブの皆さん。どんどん増えています。
私が道に迷ったときに、民俗学という変わらぬ視点から常に見守ってくれたわが師 新谷尚紀先生、十年来の友人でもあり常にナラティブの視点から理論と実践の共同著作者として歩んできた倫理学者の金城隆展さんにお礼を申し上げます。また、ものがたり在宅塾のゲスト講師として遠路はるばる砺波までお越しいただいた多忙な皆さんの温かいお力添えにあらためてお礼申し上げます。その他、枚挙にいとまがない無数の皆さんに助けていただきました。快く復刊のお許しをくださった文藝春秋の木俣正剛さんにも、この場を借りてお礼を申し上げます。
そして、いったん世上から消えた『家庭のような病院を』を復活させることに奮励努力してくださった編集者の青木大祐さん。二〇一一年以来、あなたと本を出したいという私の願いをかなえてくださってありがとう。校正者の東尾愛子さんには、「暮らしの保健室」(東京新宿区)スタッフとしてご繁忙の合間を縫ってお手伝いいただきました。ナラティブアルバムの雰囲気や砺波の風景を紙上で再現すべく、素敵な装丁を手がけていただいたデザイナーみなみゆみこさん（アトリエミナミ）、付録イラストレーションの尾柳佳枝さん、さらに本づくりに携わっていただいた、私がお名前を知らない裏方の皆さんに、お礼を申し上げます。

「成し遂げたことで私を判断するのではなく、失敗して再び立ち上がってきた回数で判断してほしい」

ネルソン・マンデラの言葉です。ざっと二〇年前、三七歳で私も大病をして、もう医師は続けられないのではないかと思ったときから、いろいろなことがありました。だからこそ今があると思えます。

その時その時は大変で、何度も心折れそうになりました。しかし、振り返って見ればそれは今の自分にとって必然だったのだと思えます。

これからもいろいろな困難が待ち構えているでしょうが、確固たる理念を心に抱き、地道な日々の努力を続けていくことで、必ず立ち上がって前を向いていきたいと思います。そして何より、今はそれをささえてくれるたくさんの仲間がいます。

「成し遂げたことで私を判断するのではなく、そのつどつながった仲間の広がりで判断してほしい」

佐藤伸彦

二〇一五年一月

著者紹介

佐藤伸彦　さとうのぶひこ

医療法人社団ナラティブホーム理事長・ものがたり診療所所長

1958年東京生まれ。富山大学（富山医科薬科大学）薬学部，医学部卒業。和漢診療学教室，成田赤十字病院内科，麻生飯塚病院神経内科を経て，1998年北聖病院副院長，2002年砺波サンシャイン病院副院長。2008年市立砺波総合病院地域総合診療科部長を経て，2009年医療法人社団ナラティブホーム創設。2010年ものがたり診療所開設。主著に，『家庭のような病院を　人生の最終章をあったかい空間で』（文藝春秋，2008年），共著に『患者様とお医者様　必要とする人に適切な医療を』（日本評論社，2008年），『高齢社会を生きる　老いる人/看取るシステム』（東信堂，2007年），『高齢者ケアと人工栄養を考える』（社団法人日本老年医学会，2012年）他がある。一般社団法人ナラティブ・ブック代表理事。日本生命倫理学会，日本医学哲学・倫理学会，日本プライマリ・ケア連合学会各会員。無類の犬好き。鰻好き。
http://www.narrative-home.jp/

〔初出一覧〕

本書第Ⅰ部（家庭のような病院を）と綴込付録（家庭でおこなう医療的なてあて）は
それぞれ下記を再編集・構成したものです

・佐藤伸彦『家庭のような病院を　人生の最終章をあったかい空間で』（2008年，文藝春秋）
・ナラティブホーム「家庭でおこなう医療的な手当て」
（2013年，ナラティブホーム公式ウェブサイト）
公益財団法人 在宅医療助成 勇美記念財団の助成により，フリーダウンロード可能なパンフレット・リーフレットとして作成，公開　http://www.narrative-home.jp/archives/737

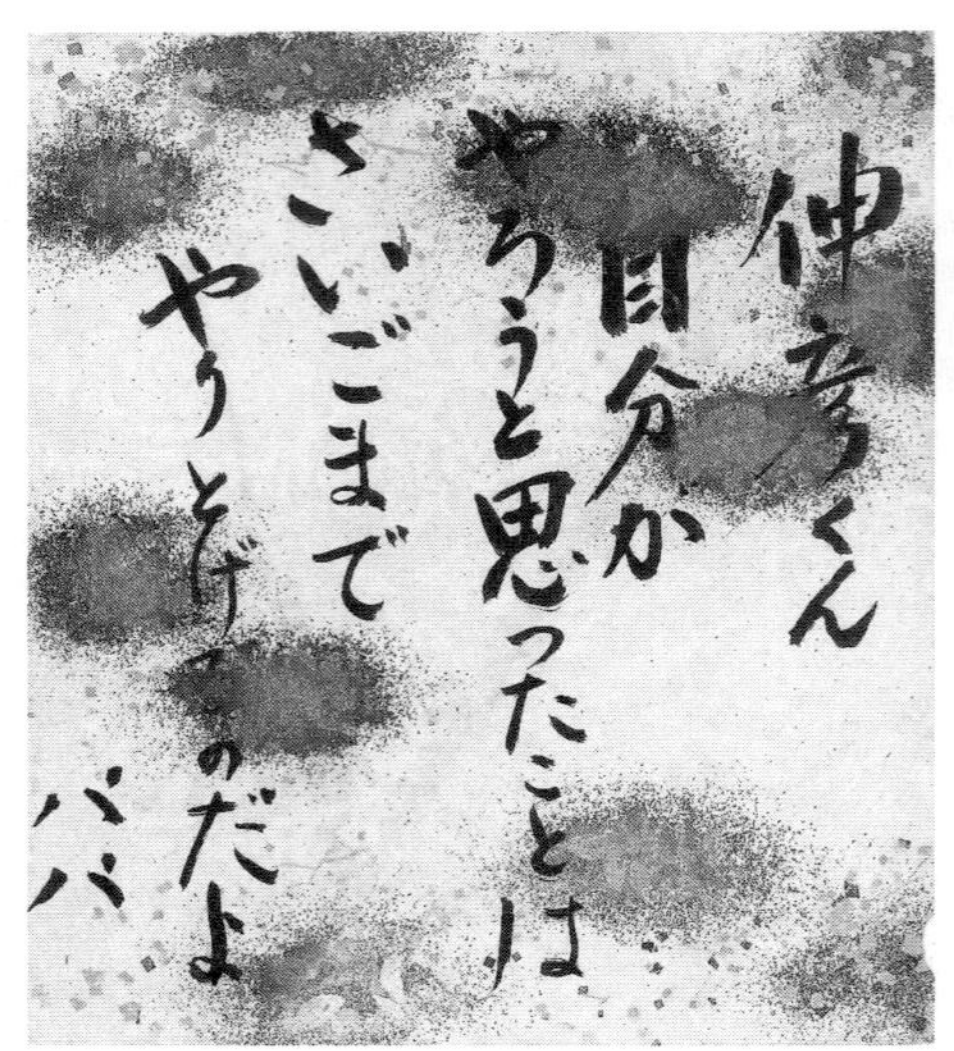

時空を超えて循環する想い

綴込付録

家庭でおこなう
医療的なてあて

1. 膀胱留置カテーテルについて
2. 経管栄養について
3. 分泌物の吸引について
4. 経鼻栄養注入方法
5. 胃ろう栄養注入方法
6. 口からの分泌物の吸引
7. 気管カニューレからの痰の吸引
8. 持続皮下注（CSI）
9. 点滴のはずし方

ものがたり診療所

― よくあるご相談 ―

1. おむつの中に尿が漏れているのですが…。

A. 少量の漏れが時々で、チューブやバックの中にしっかりと尿が流れ出ていれば大丈夫です。おむつ交換のたびに、多量に漏れるようであれば、カテーテルが詰まっている可能性があり交換が必要となりますのでご連絡ください。

2. 尿に血が混じっているのですが…。

A. 半日程度様子をみて濃くなったり、発熱や痛みがある場合はご連絡ください。

3. バックの中に尿がたまっていないのですが…。

A. カテーテルやチューブが途中で折れ曲がったりお尻や体の下になって圧迫されていないかを確認してください。それでも、尿が流れてこない、また下腹部の痛みや張り、発熱などの症状がありましたら、ご連絡ください。

4. 管が抜けてしまったのですが…。

A. 訪問看護に連絡してください。新しいカテーテルを入れるために訪問します。

ワンポイントアドバイス

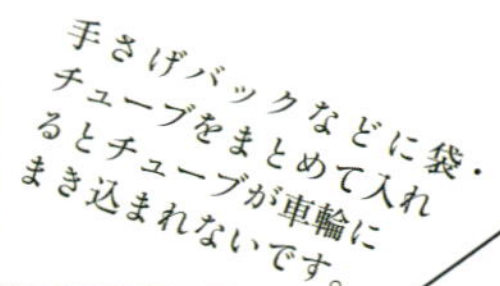

手さげバックなどに袋・チューブをまとめて入れるとチューブが車輪にまき込まれないです。

＊尿の捨て方

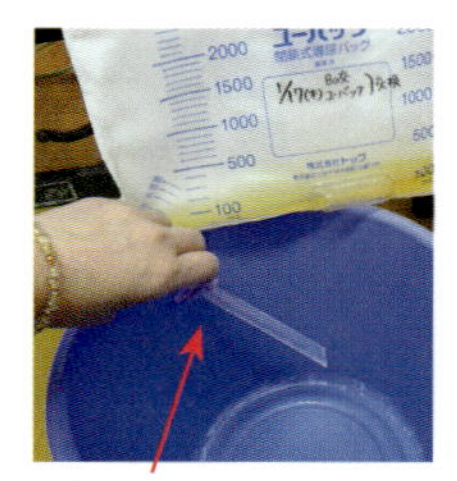

ストッパーのかけ忘れに注意

＊バックの位置

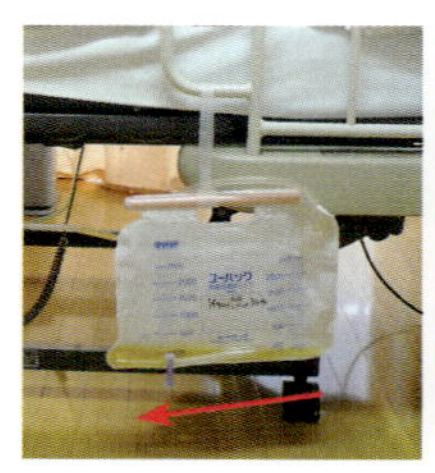

落差が重要

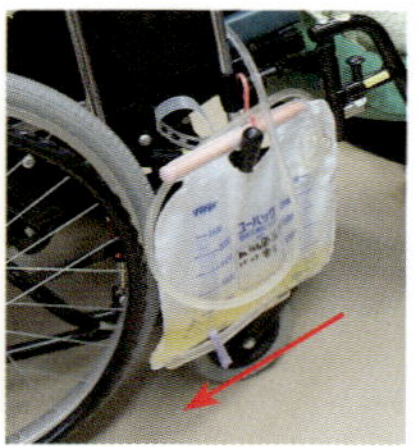

落差が重要

1. 膀胱留置カテーテルについて

＊膀胱留置カテーテルとは？

何らかの原因によって、自分で尿を出すことができない、または安静が必要な場合に、24 時間膀胱内にずっと入れたままにして尿を出す管のことです。

〈それぞれの名称〉

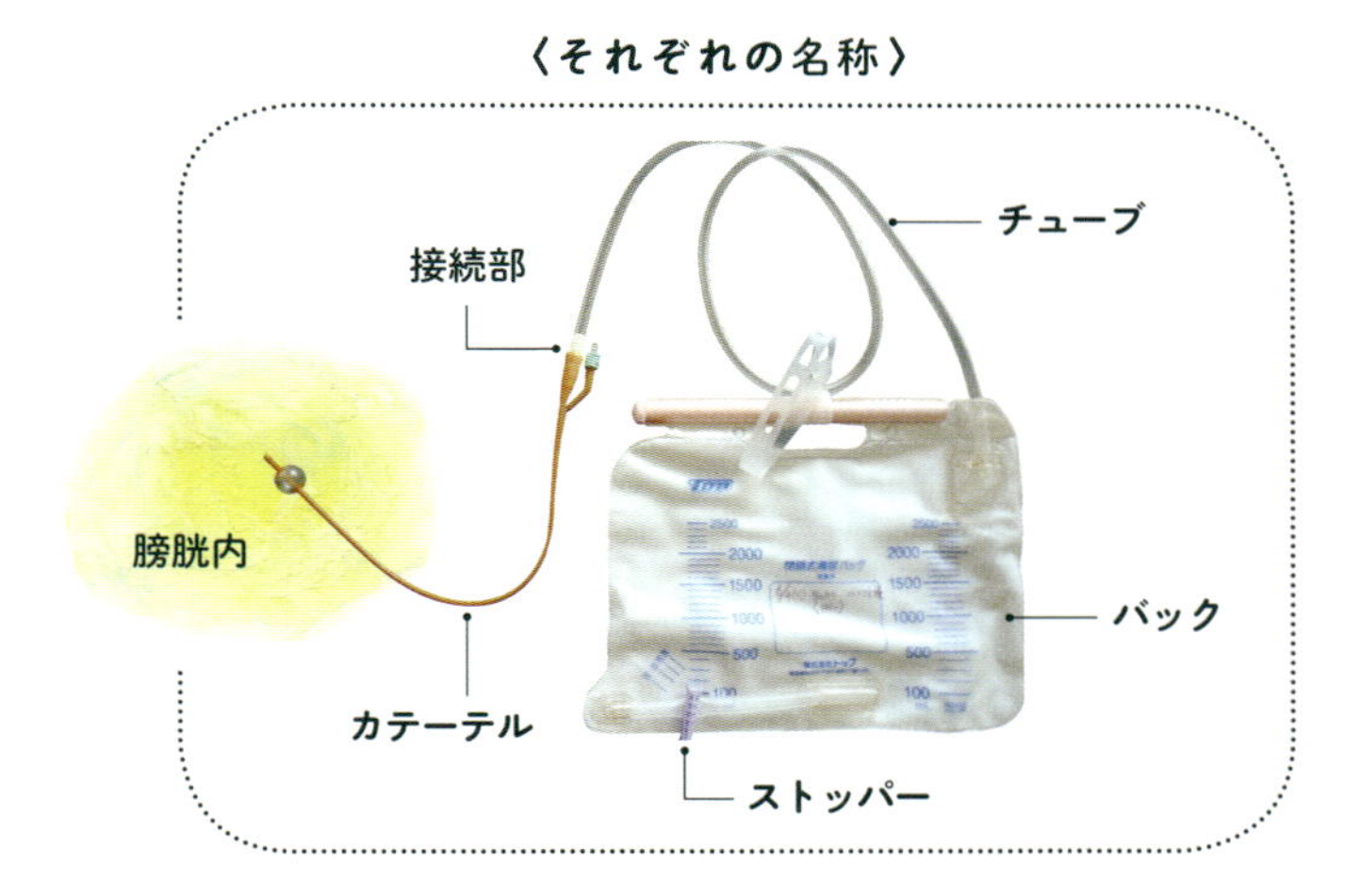

＊ご家族にお願いしたいこと

1. 尿の観察

浮遊物（モロモロしたもの）やにごりがないか。（浮遊物やにごりが多いと管が詰まりやすくなりますので時々管をふって尿を流すようにしてください。）

毎日決まった時間に 1 日量を測り、尿を捨てる。

2. 清潔の保持

陰部を洗浄し、清潔に保つ。（細菌が体の中に入るのを防ぐためです。）

3. 以下のような時は連絡してください。

カテーテルが抜ける、尿が出ない、腹痛、発熱、出血の際の連絡。

＊ご家庭で準備していただくもの

- バケツ　・S 字フック
- 食器用洗剤の空容器（ふたに穴をあけたペットボトルでも可）

―よくあるご相談―

1. 栄養剤がチューブの中に入っていきません。

A. 栄養チューブがどこかで折れ曲がっていないか、ねじれていないか、また薬や栄養剤が固まったものがチューブ内でつまっていないかを確認してみてください。

2. 胃ろうチューブや経鼻胃管チューブが抜けてしまった。

A. 胃ろうチューブが抜けた状態でそのまま放置してしまうと、お腹に開いている穴が自然に閉じ、再びチューブを挿入できなくなる可能性があります。速やかに医師または看護師に連絡してください。経鼻胃管チューブが抜けても、胃ろうのように、穴が閉じることはありませんので、慌てなくても大丈夫です。

3. 栄養剤注入中に顔色が悪くなったり、吐き気・吐いてしまった場合どうしたらいいですか?

A. ただちに栄養剤注入を中止して下さい。吐いたもので窒息しないよう体を横向きにし、様子を見て下さい。何度も吐く、いつもと様子が違う場合は速やかに、医師または看護師に連絡してください。

4. チューブの汚れが目立ってきたんですけど…。

A. 漢方薬や下剤を使用しているとチューブに色がつくこともあります。胃ろう、経鼻チューブは訪問診療の際に汚れ具合をみて、定期的に交換します。ご家族のほうでも、汚れないよう毎回の栄養剤注入後は酢水の注入をお願いいたします。

ワンポイントアドバイス

栄養ボトルは2週間に1度、キッチンハイターなどを入れた水に漬けておくと、きれいに長持ちします。栄養セットは月に2回新しいものと交換してください。

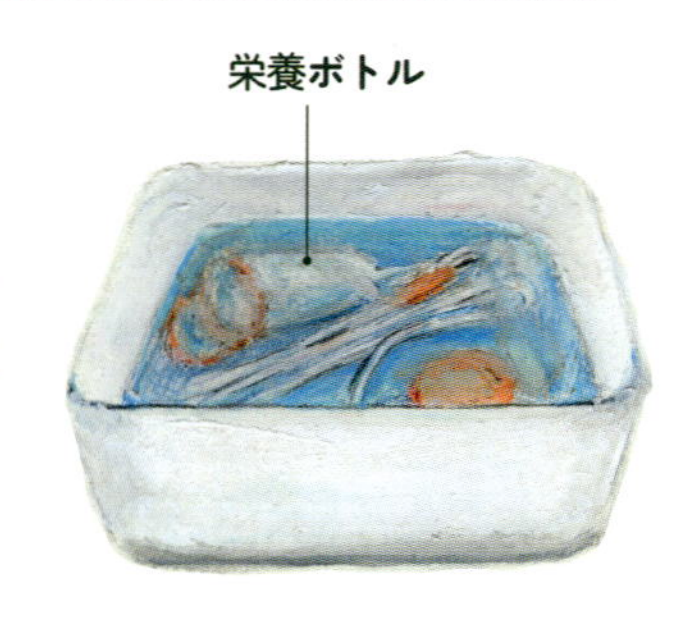

2. 経管栄養について

＊経管栄養とは？

口から必要な栄養が取れなくなった場合の栄養補給の方法のひとつで、消化管に直接流動性の栄養物を送る方法です。

＊経管栄養の種類

〈胃ろう・腸ろう・経鼻胃管〉

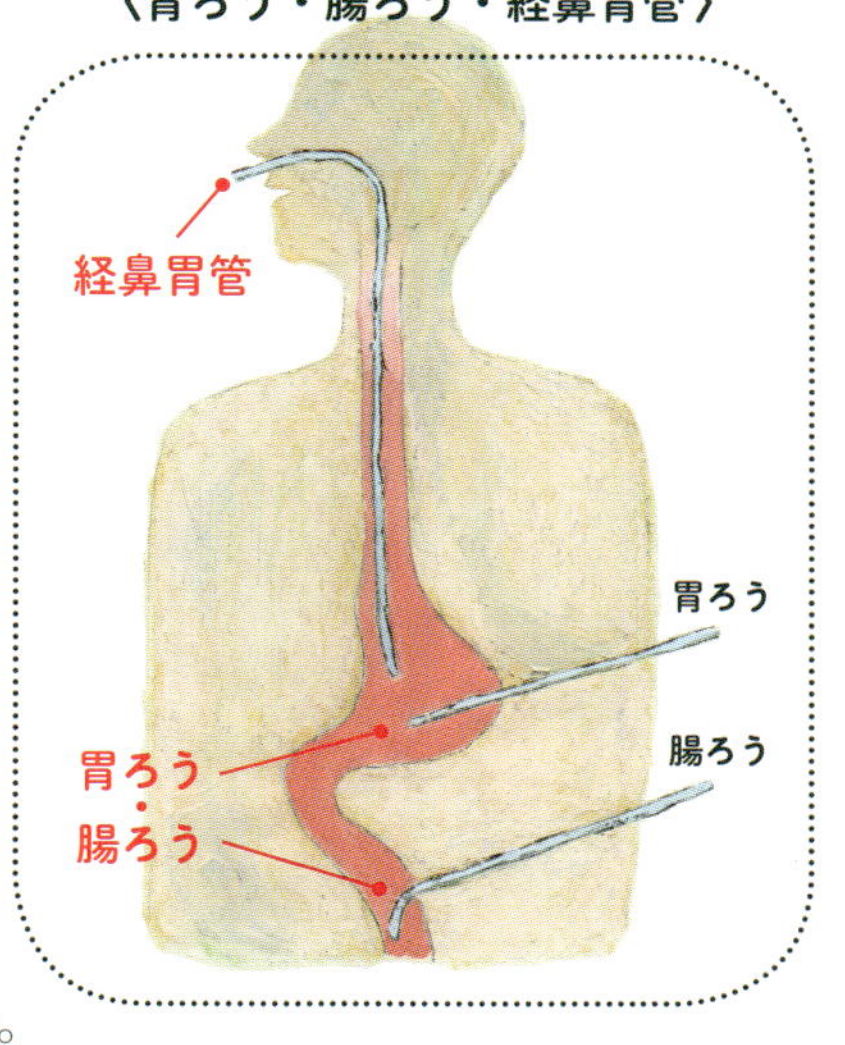

1. 胃ろう・腸ろう

内視鏡や手術によって胃や腸に栄養物を送るための孔(穴)を造設し、胃や腸に直接栄養剤を注入します。

2. 経鼻胃管

チューブを鼻から胃の中まで通し、栄養剤を注入します。胃ろうや腸ろうのように手術は必要ありません。

＊ご家族にお願いしたいこと

1. 栄養剤の注入

注入方法は(ふ)-p8,p9を参照してください。

注入する栄養剤、白湯などの量はかかりつけ医が指示を出します。

2. 以下のような時は連絡してください。

管が抜ける、詰まる、嘔吐した、腹痛、いつもと様子が違う場合、連絡。

＊ご家庭で準備していただくもの

- **栄養ボトルをつりさげるスタンド**
  (レンタルも可能)
- **酢水…管の汚れ防止に有効です。**
  (500mlのペットボトルに
  水450ml＋酢50mlを混ぜたもの)
- **聴診器**(経鼻栄養の場合)

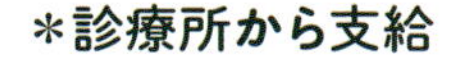

＊診療所から支給

- 栄養ボトル
- 栄養セット
- カテーテルチップ
- 栄養剤

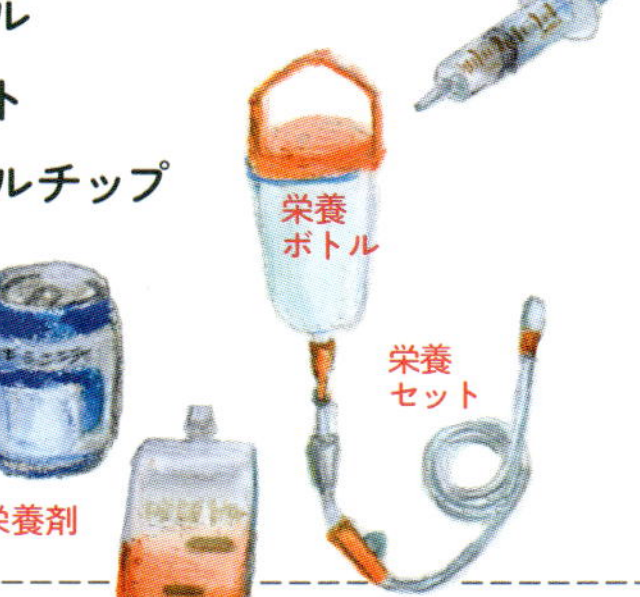

―よくあるご相談―

1. 吸引器はどこで購入すればいいですか？

A. 医療機器を取り扱う業者から購入できます。病気によっては一部費用を負担してもらえる場合もあります。また、レンタルしている業者もあります。（身体障害者手帳をもっている方はご相談ください。）

2. 痰を吸引しても、まだゴロゴロして、呼吸も苦しそうなんですが…。

A. 医師や看護師に連絡ください。状況をお伺いし場合により訪問させていただきます。

3. 吸引器の電源を入れても、全然吸わないのですが…。

A. 吸引ボトルのふたが閉まっているか、ふたの裏側にあるゴム製パッキンが外れていないか、中間ホースの接続が外れていないかを確認してください。

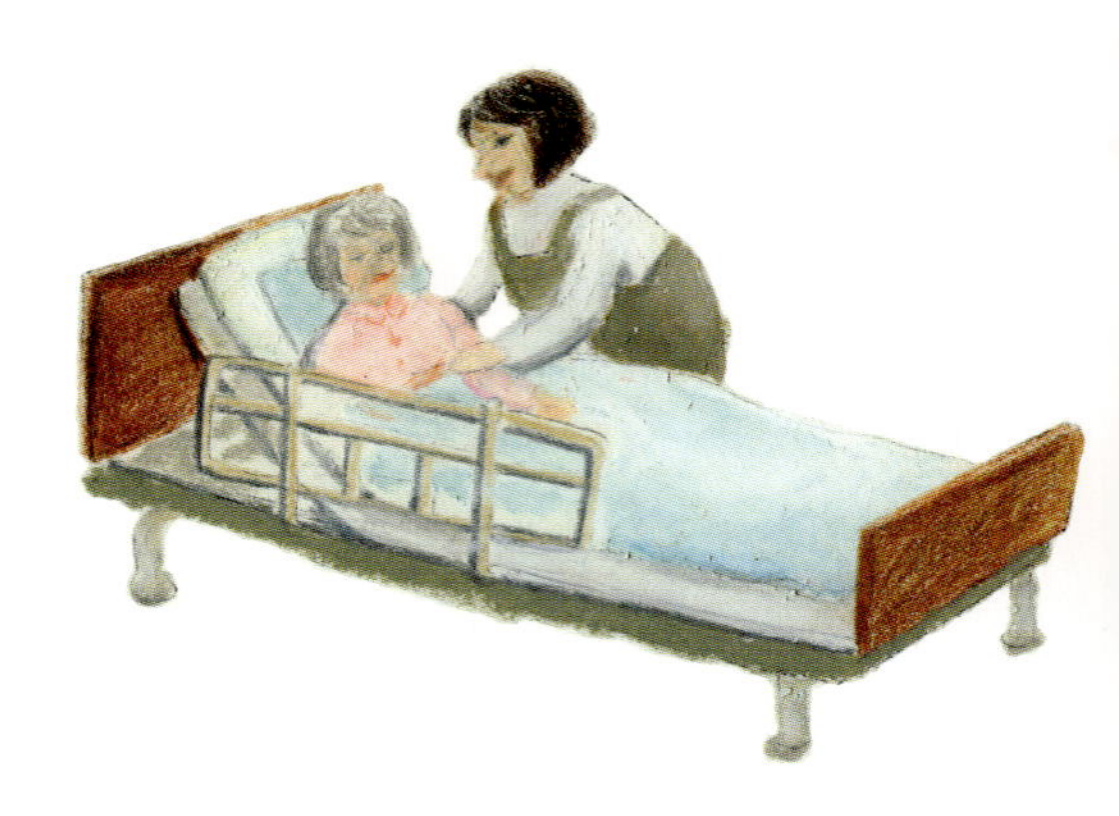

ワンポイントアドバイス

＊消毒は毎日行う

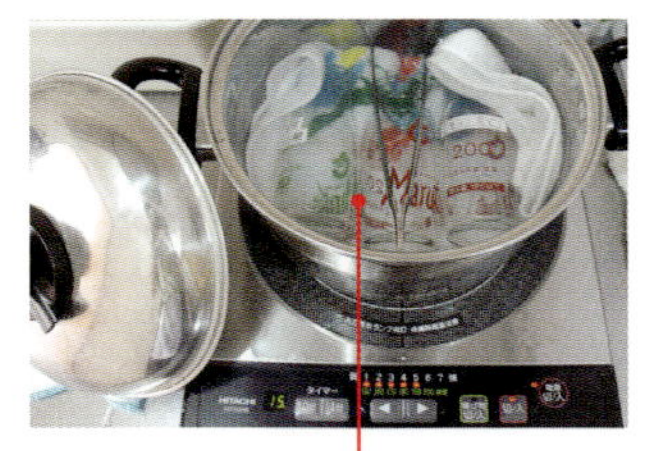

ピンセット、牛乳瓶は煮沸で 15 分

＊ベッドサイド配置例

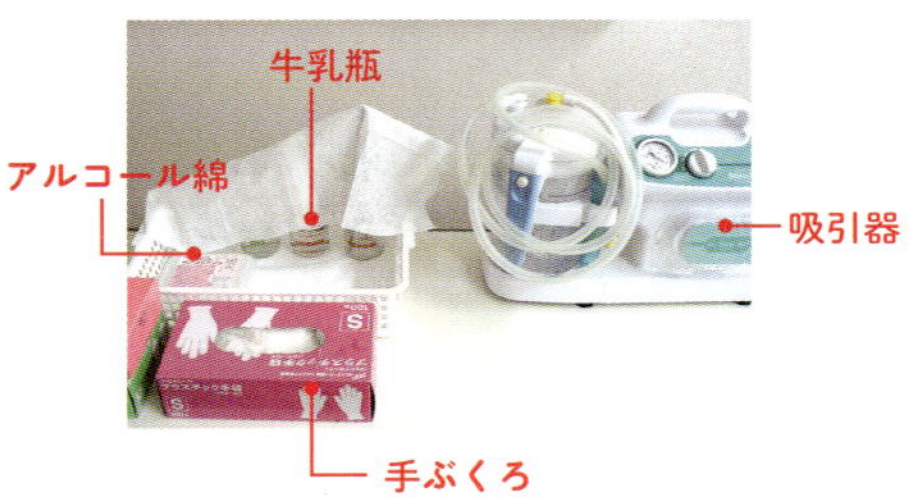

3. 分泌物の吸引について

＊分泌物を吸引する必要性

痰は通常は咳によって吐き出されますが、病気や障害によって咳が十分にできず、痰を出せない場合に機械を使って痰を吸引します。痰がうまく出せないと、窒息や呼吸困難が起こったり、肺炎などの原因になります。

＊分泌物の吸引方法

口からの吸引

口に中に溜まった分泌物を吸引します。

鼻からの吸引

鼻からチューブを入れのどの奥の方の分泌物を吸引します。

気管チューブからの吸引

気管切開されている方は直接、気管に入れたチューブを通して痰を吸引します。

〈鼻・口・気管チューブ〉

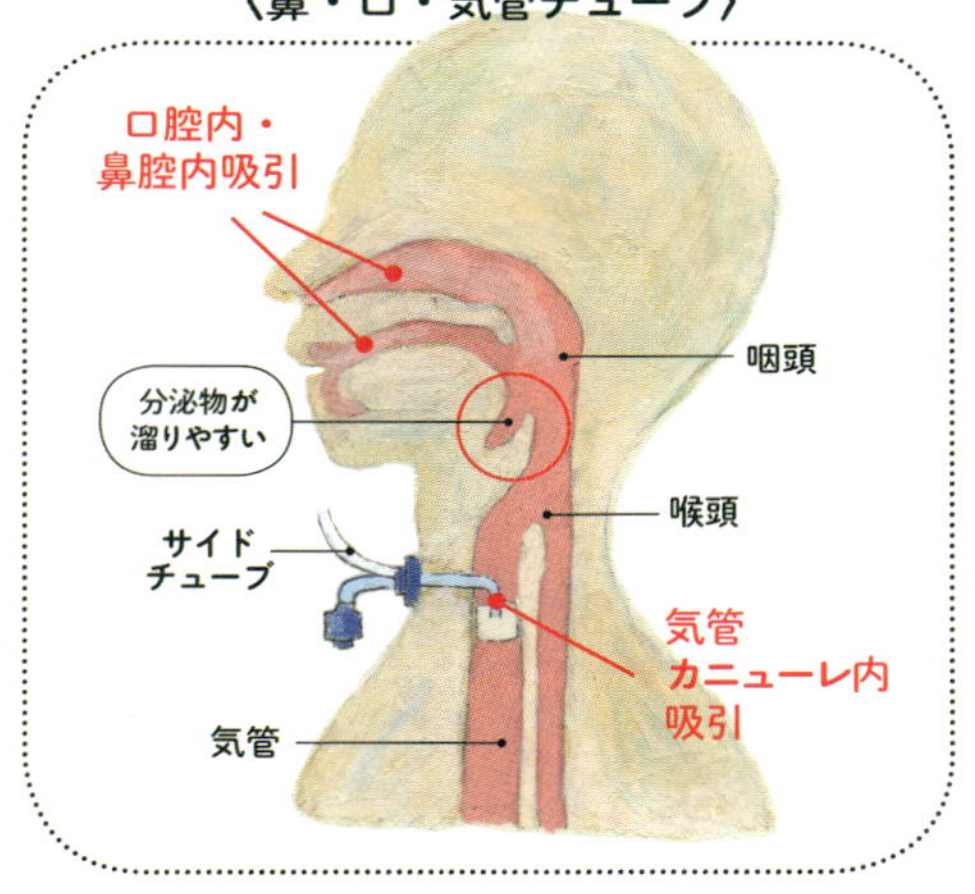

＊ご家族にお願いしたいこと

1. 分泌物の吸引

分泌物がゴロゴロしていたら、吸引器を使って吸引します。

吸引方法はⓕ-p10,p11を参照してください。

2. 連絡してほしいとき

なかなか分泌物が引けない、呼吸困難、発熱などいつもと状態が違う場合。

＊ご家庭で準備していただくもの

・吸引器　・水道水を入れる容器
・使い捨て手袋

〈気管チューブからの吸引の場合のみ〉

・鍋（煮沸消毒用）　・牛乳瓶６本
・大きなピンセット２本　・タオル

※牛乳瓶やピンセットの代わりに、紙コップ・使い捨て手袋を使用する方法もありますので、病院の看護師や在宅医・看護師と相談しましょう。

＊診療所から支給

・アルコール消毒綿　・蒸留水
・消毒液
・吸引チューブ

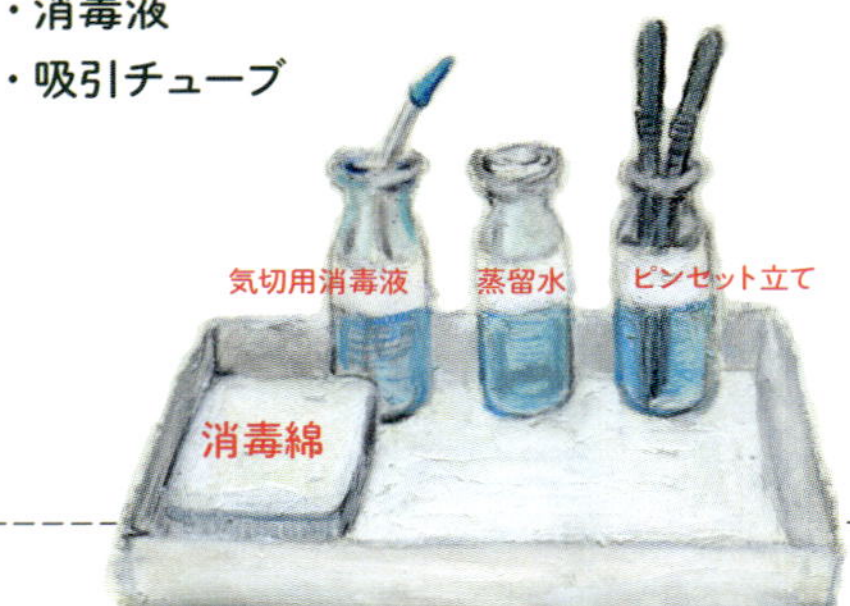

4. 経鼻栄養注入方法

開始前にしておくこと

1. 口の中をきれいにする
2. オムツ交換をする
3. ベッド頭部を 30 度に挙上する

1 ボトルに栄養剤を入れ、栄養セットの先まで栄養剤を満たす。

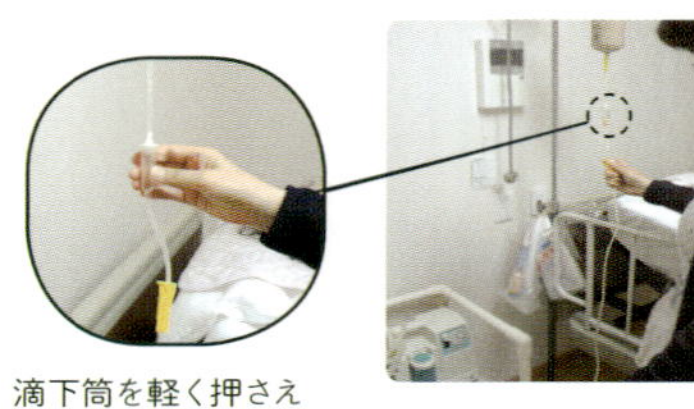

滴下筒を軽く押さえ
1/3 程栄養剤を満たす。

4 栄養セットと経鼻チューブをつなげる

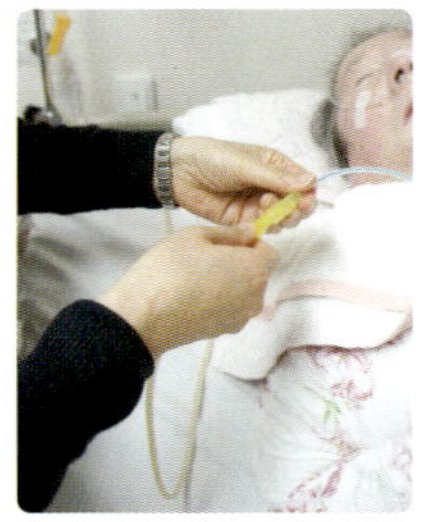

2 薬お腹に聴診器をあて、空気を送り"ブクッ"という音を確認する。

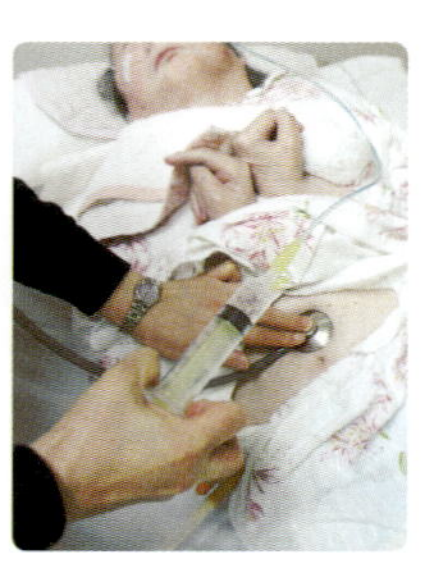

5 クレンメをゆるめ、注入を開始する。
(滴下の速さは指示されます。)

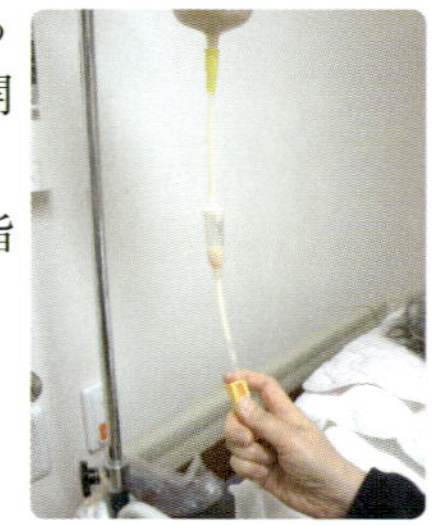

3 薬を注入する。※

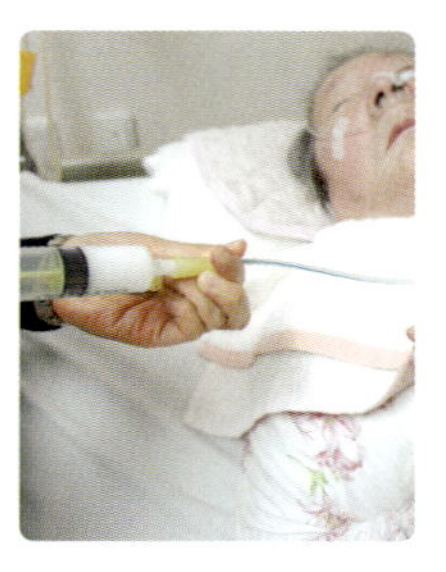

※薬の注入は栄養剤注入後の場合があります。

6 栄養剤の注入が終わったら酢水を注入する。

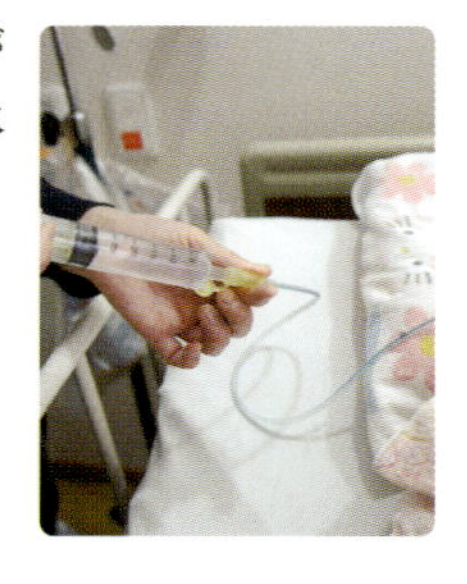

5. 胃ろう栄養注入方法

開始前にしておくこと

1. 口の中をきれいにする
2. オムツ交換をする
3. ベッド頭部を30度に挙上する

1 ボトルに栄養剤を入れ、栄養セットの先まで栄養剤を満たす。

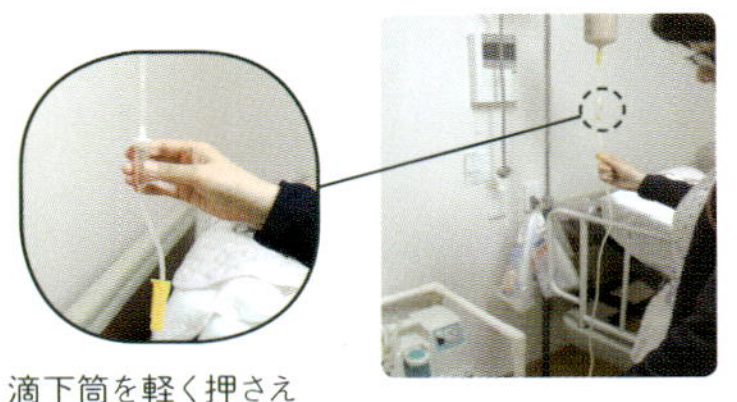

滴下筒を軽く押さえ
1/3程栄養剤を満たす。

2 薬を注入する。 ※薬の注入は栄養剤注入後の場合があります。

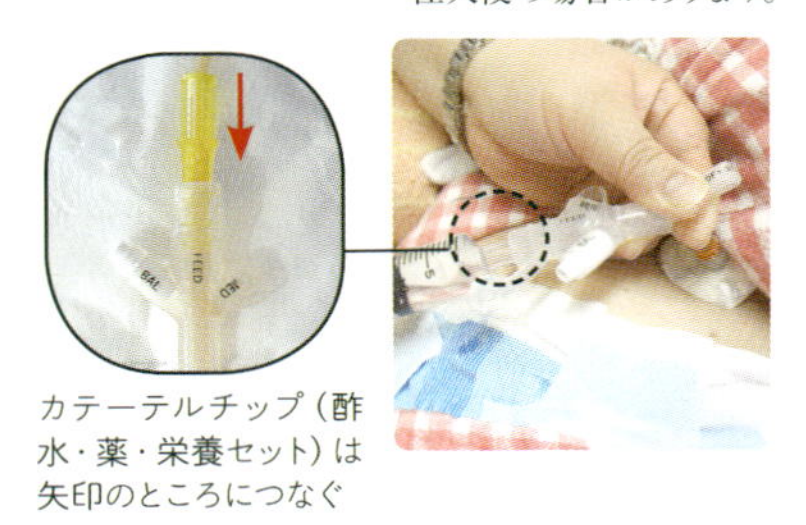

カテーテルチップ（酢水・薬・栄養セット）は矢印のところにつなぐ

3 栄養セットと胃ろうチューブを接続する。

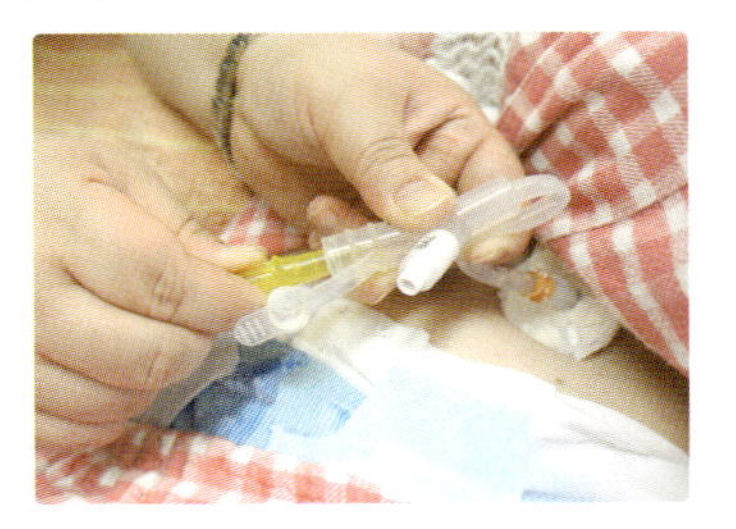

4 クレンメをゆるめ、注入を開始する。
（滴下の速さは指示されます。）

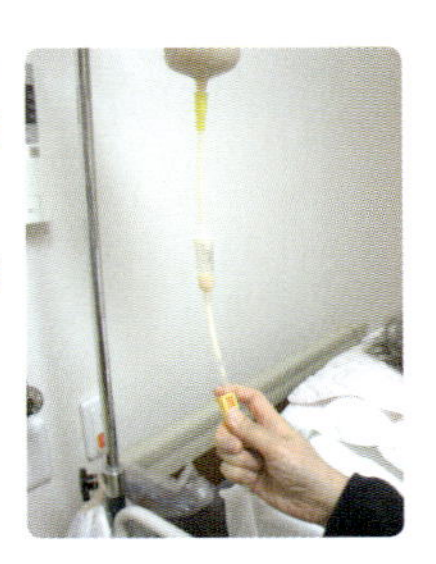

5 栄養剤の注入が終わったら酢水を注入する。

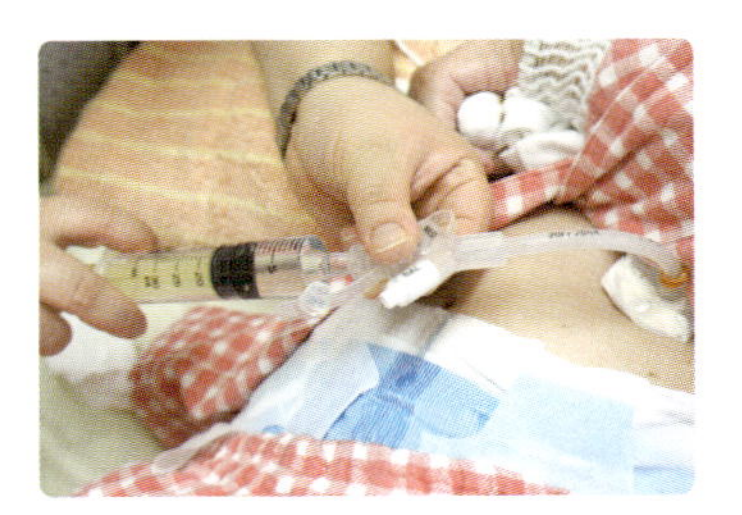

〈日頃のお手入れ〉

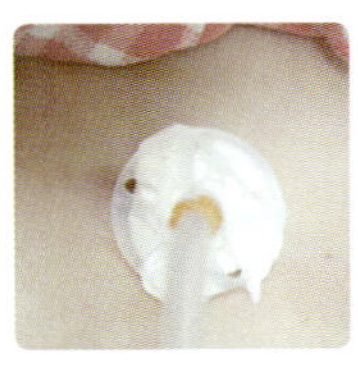

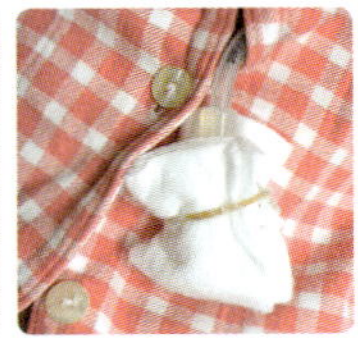

直接チューブが、皮膚に触れないよう外に出しておくティッシュでつくったこよりを巻き、1日1回交換する。

6. 口からの分泌物の吸引

1 ホースと吸引チューブをつなぎ吸引器の電源を入れる。

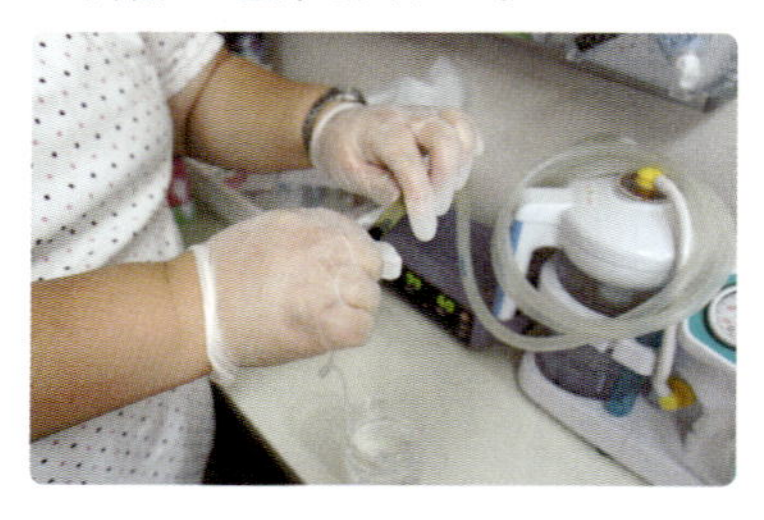

2 水道水を吸い上げ、吸引チューブを湿らす。

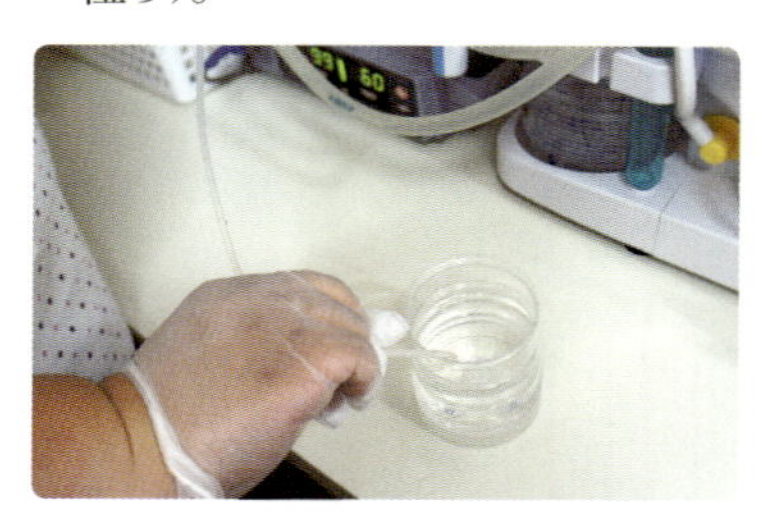

3 左手で吸引チューブを折り曲げる。

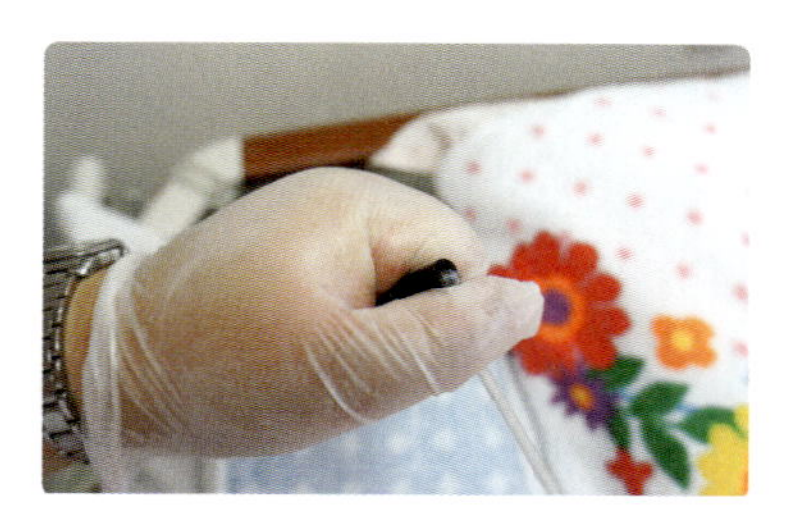

4 口の中にチューブを5cm程挿入したら左手を開放し吸引する。

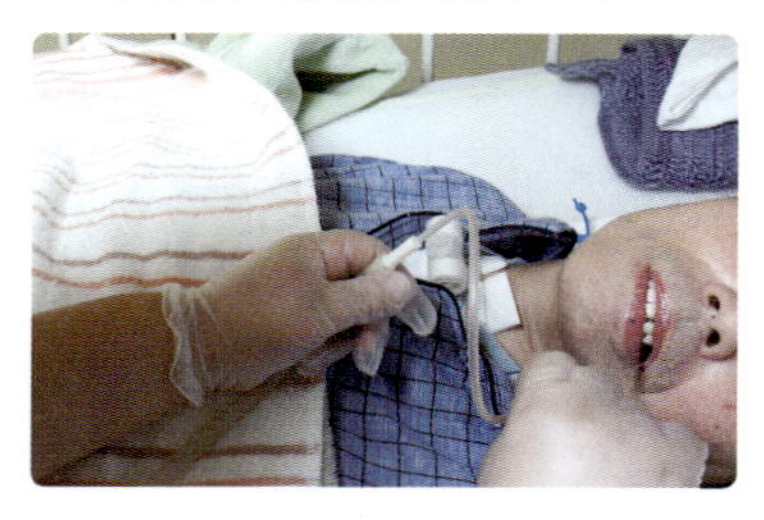

5 吸引チューブ内をきれいにするため水道水を吸い上げる。

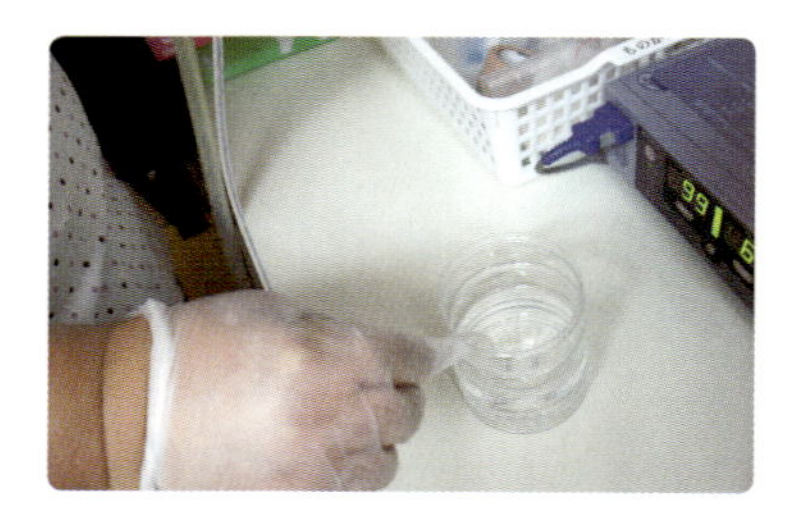

6 吸引チューブはきれいに洗った後、吊るして乾燥させる。

（1週間に1回
新しいチューブ
と交換する）

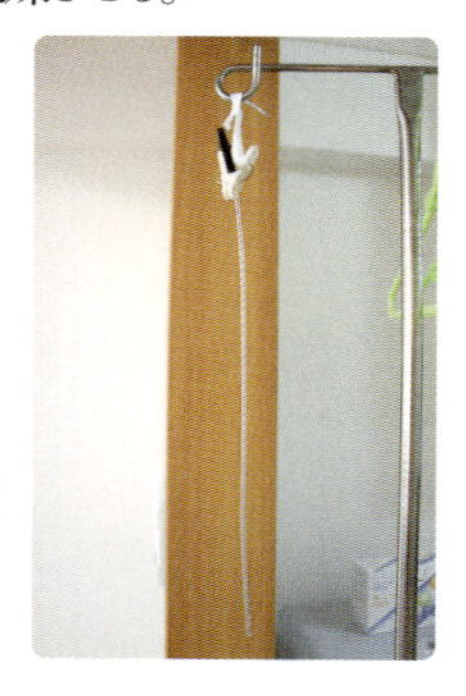

7. 気管カニューレからの痰の吸引

1 ホースと吸引チューブをつなぎ吸引器の電源を入れる。

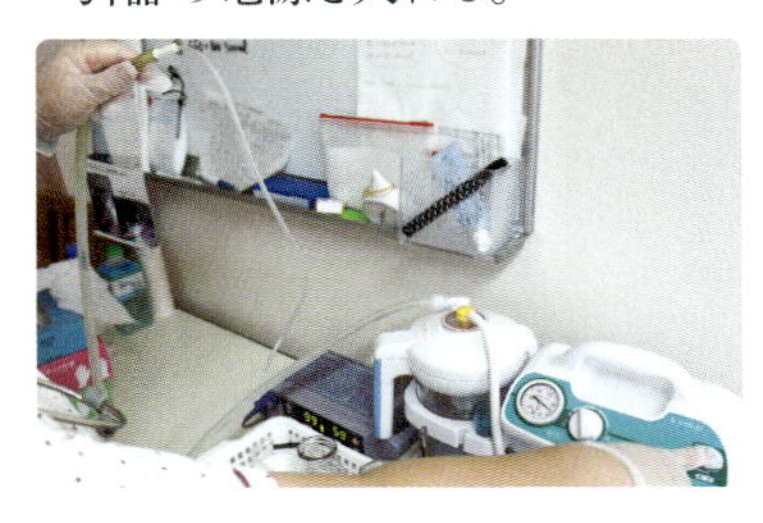

2 右手でピンセットをもち、吸引チューブをはさみ蒸留水で吸い上げる。

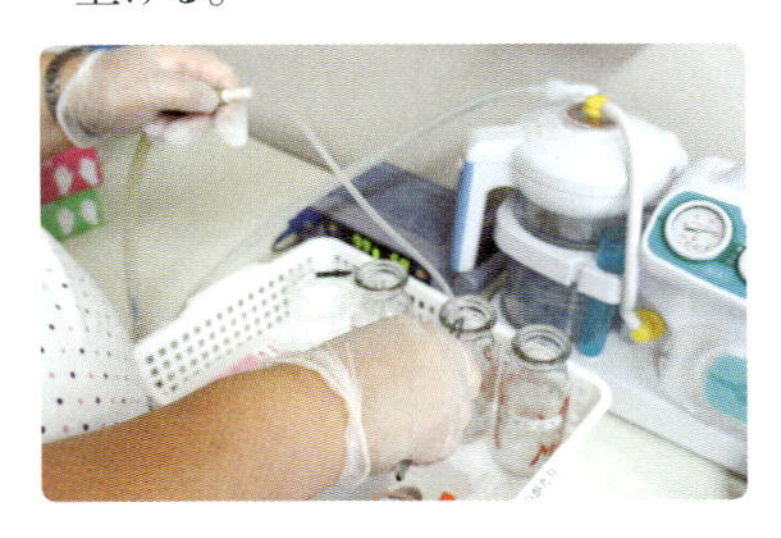

3 左手で吸引チューブを折り曲げながら気管カニューレに入れる。

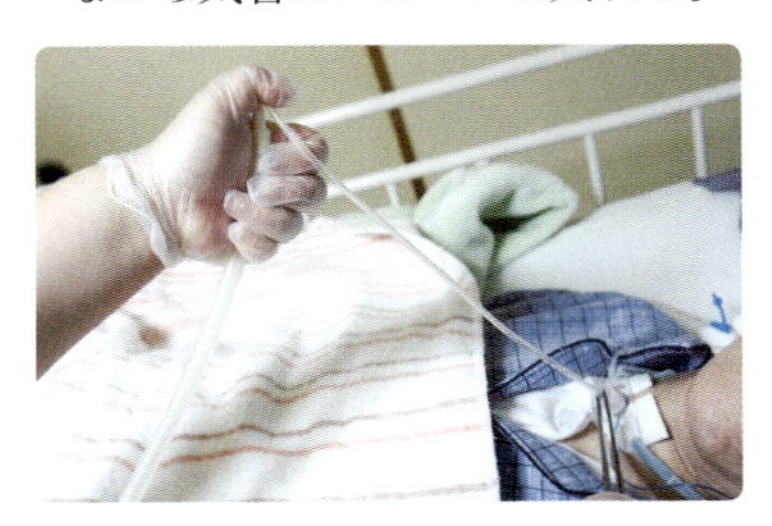

4 左手を開放し、チューブをクルクル回転させながら、痰を吸引する。

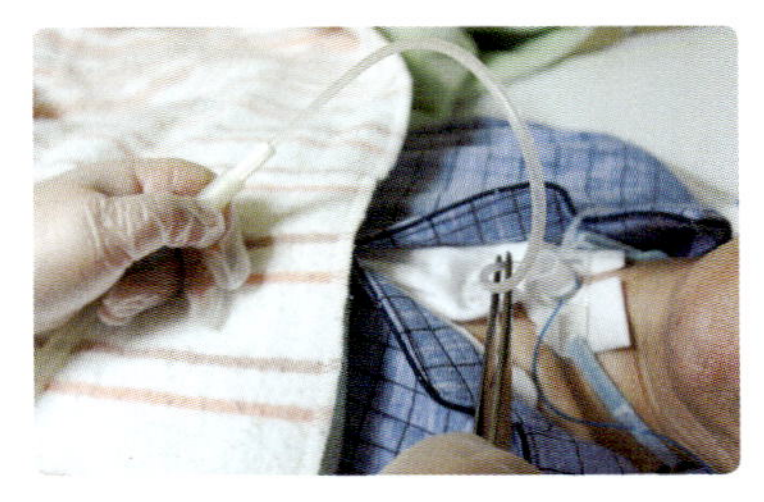

5 アルコール綿でチューブの外側に付いた痰を拭く。

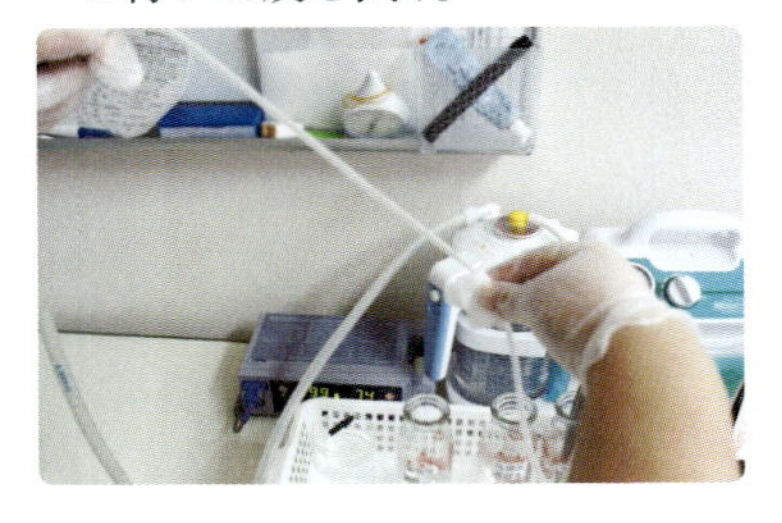

6 蒸留水を吸い上げ、吸引チューブ内の痰をきれいに吸いとり、消毒液の入った牛乳瓶の中に吸引チューブをつけておく。
（チューブは１日１回新しいものと交換する。）

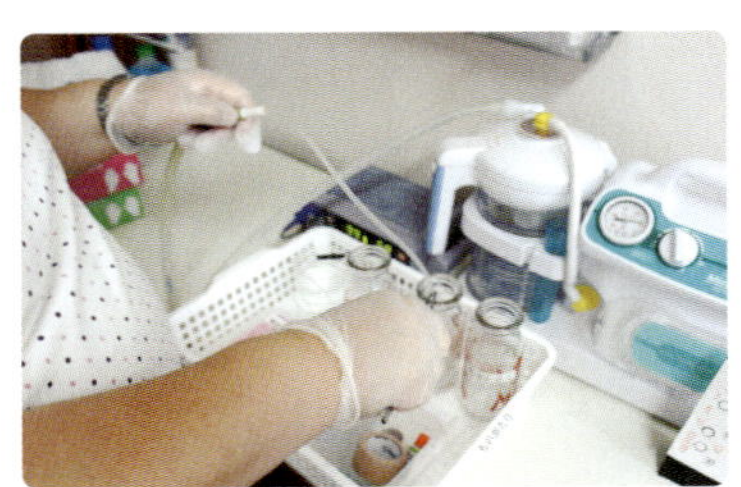

8. 持続皮下注（CSI）

＊アラームを消す

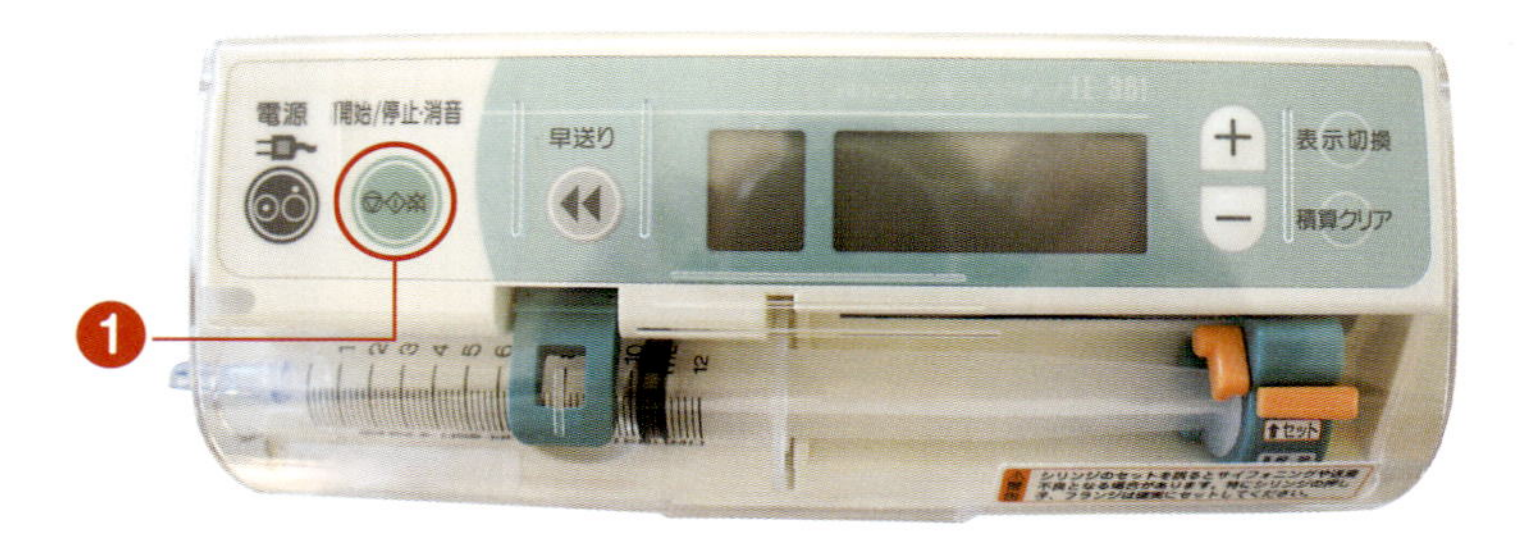

1 ❶のボタンを押す。

2 訪問看護、診療所に連絡、アラームが鳴ったことを伝えてください。（レスキュー、早送り）

＊早送りをする

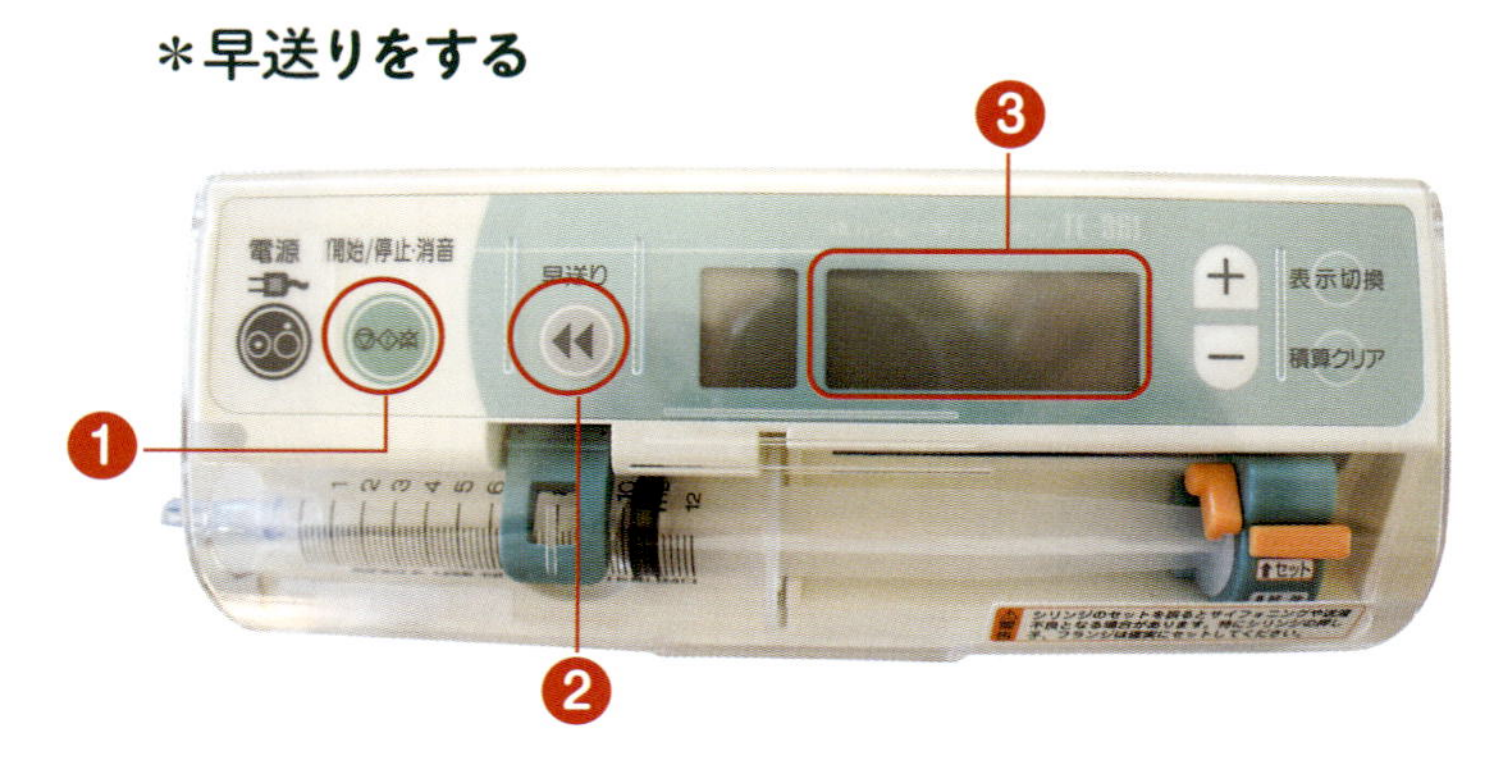

1 ❶停止ボタンを押す。

2 ❷早送りボタンを❸の画面を見ながら押し続け、決められた量になったら離す。
途中で離すとリセットされるので注意！！

3 ❶の開始ボタンを押す。

9. 点滴のはずし方

1 絆創膏と消毒綿を準備する。

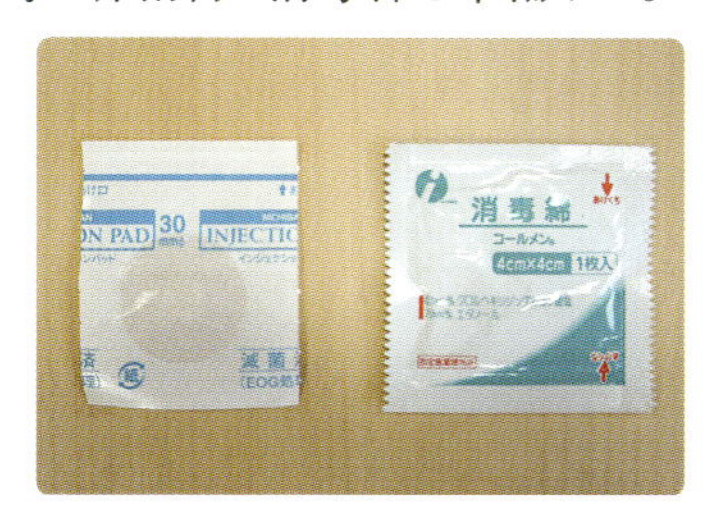

2 クレンメのダイヤルを矢印の方向に動かし点滴を止める。

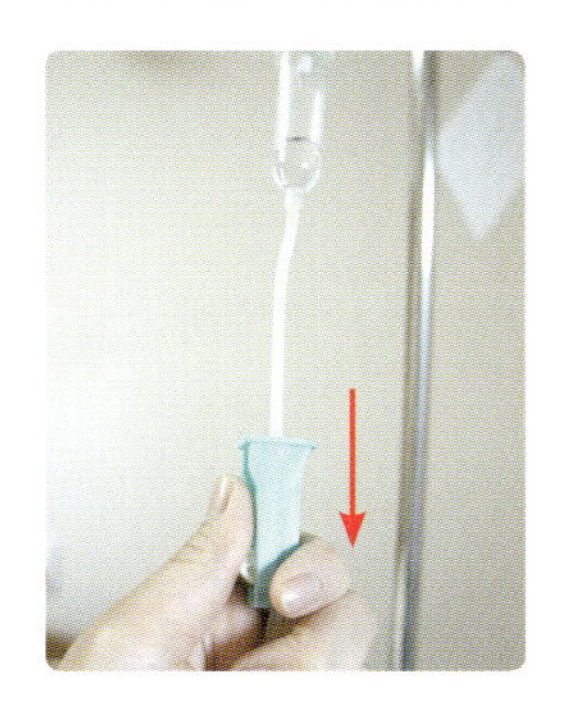

3 固定してあるテープを少しずつはがしていく。

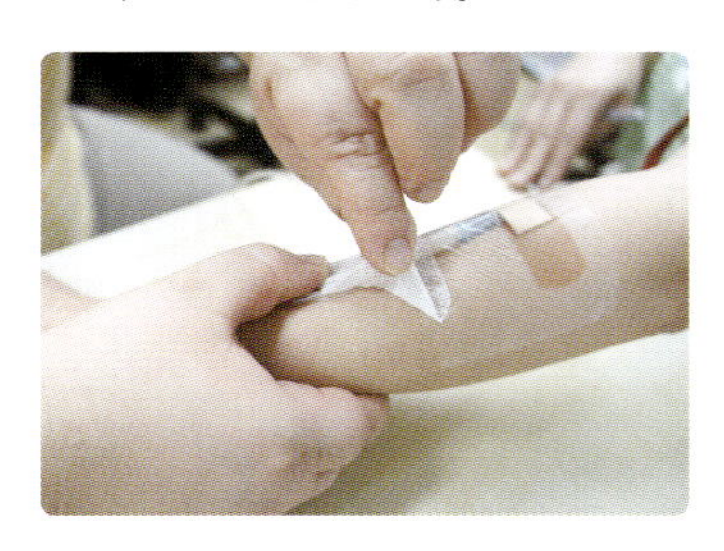

4 針の入っている部分を軽く消毒綿で押えながら、右手で矢印の方向に引き針を抜く。

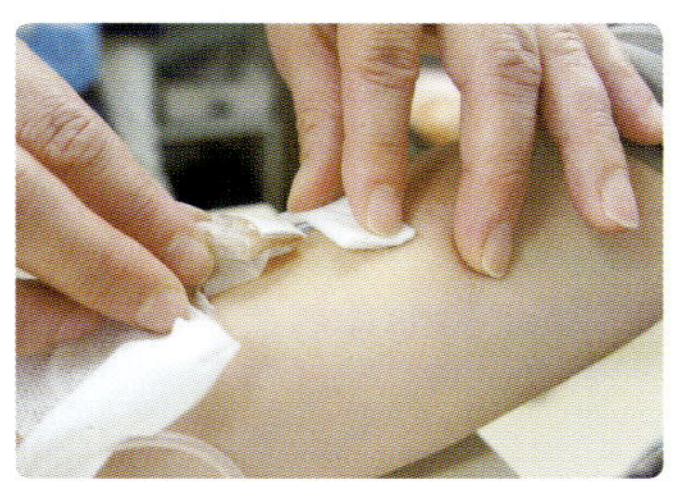

5 しばらく消毒綿で、針の入っていた部分を押さえ、血が止まっていれば絆創膏を貼る。

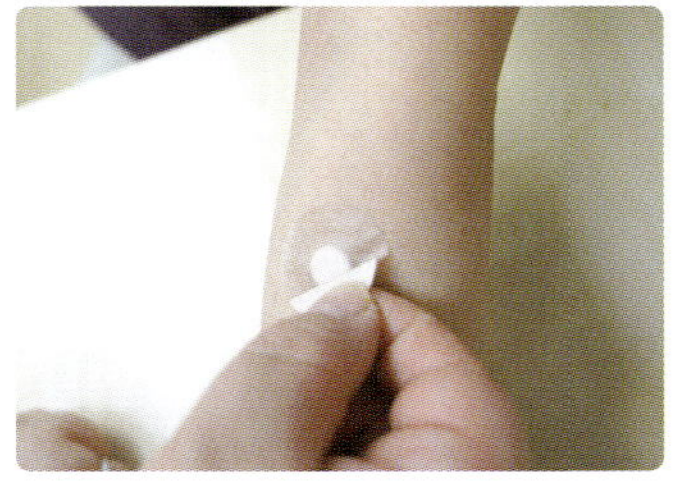

終了した点滴ボトルや針(プラスチック)は医療廃棄物となりますので袋に入れて医師や看護師に渡してください。

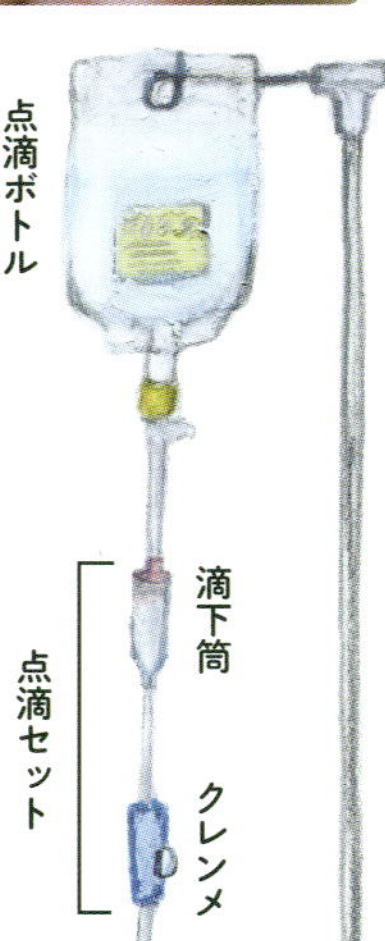

「栄養を取る、尿を出すために管が体に入ったまま、家に連れて帰って大丈夫？」とよくご家族からこんなお話を聞きます。たとえ病院でどんなに技術的な指導を受けたとしても色々な不安があって当たり前なのです。

退院されご家庭に戻れば、定期的にお宅を訪問する在宅専門の医師や看護師が様々な不安や悩みが少しでも軽減できるようサポートします。完璧でなくても大丈夫！

病院とは違い、家庭では身の回りにあるものを利用して、家族が無理なく行える方法で医療的なてあてを行います。このページを通してみなさん流のてあてを一緒に考えていきましょう。

ものがたり診療所

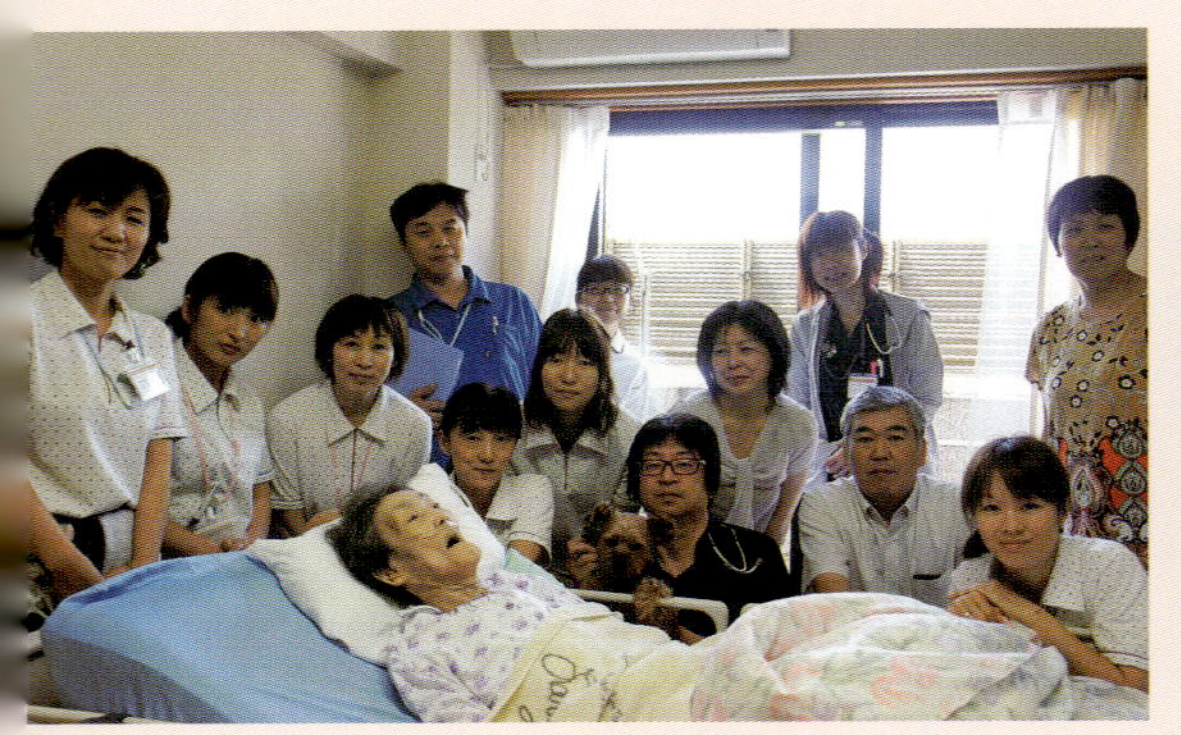

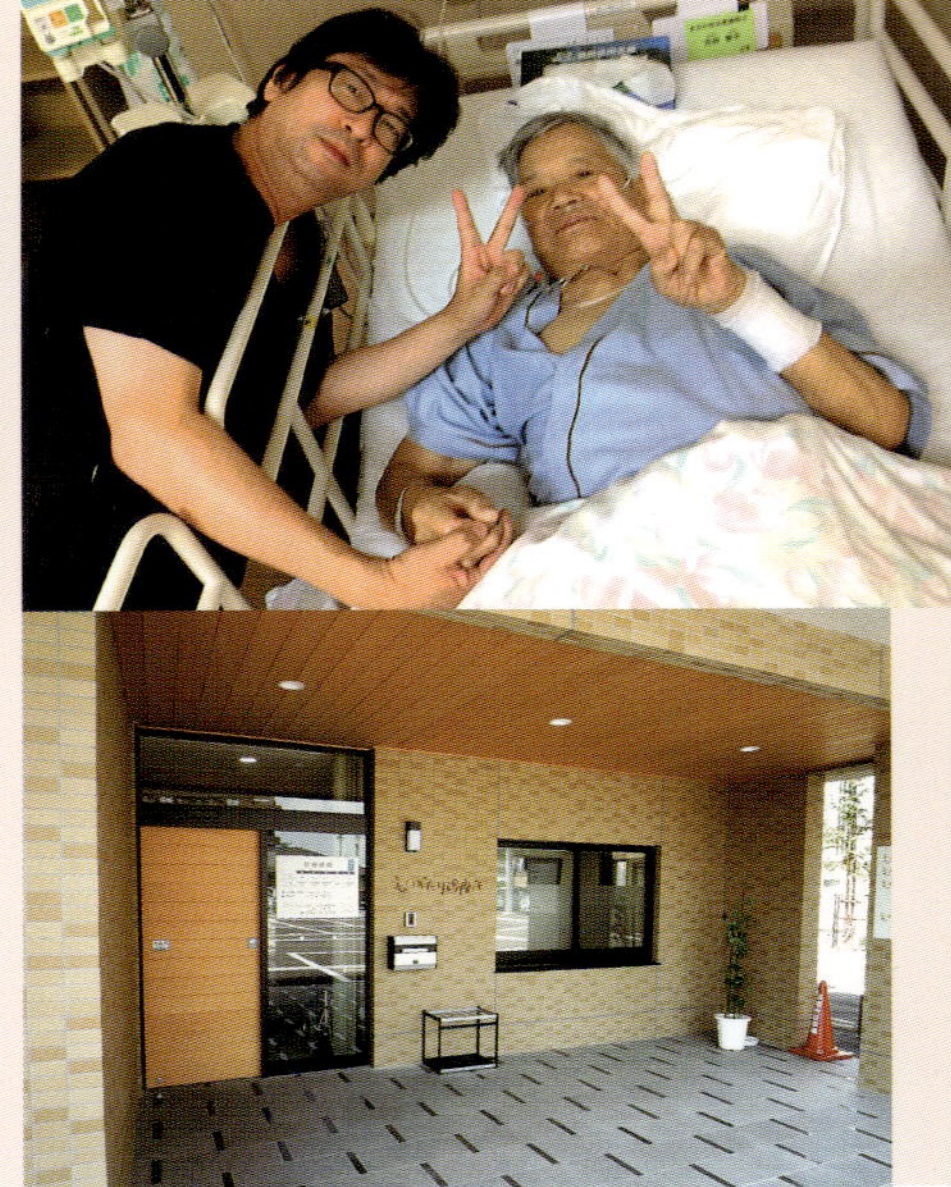

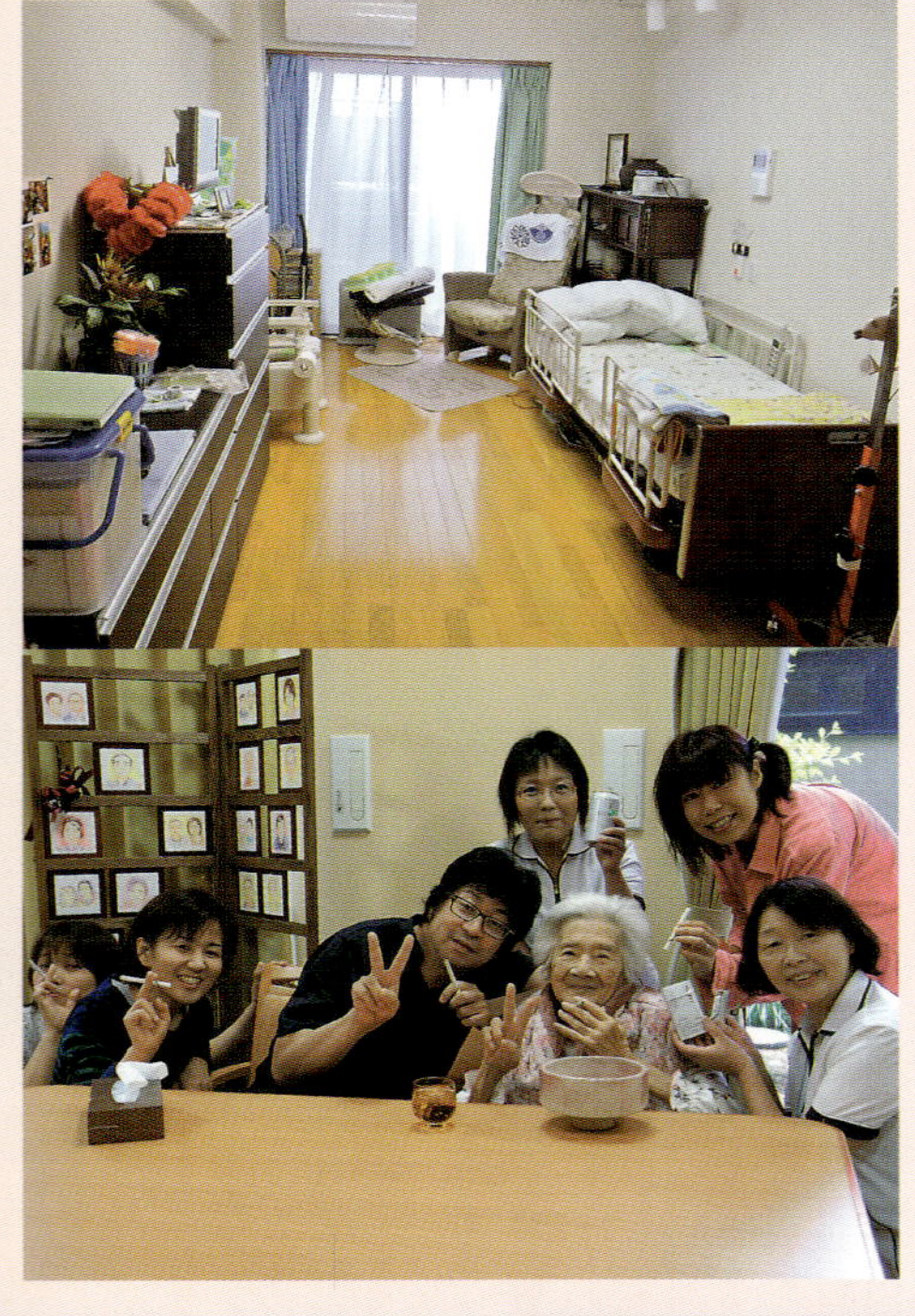

②（告別の儀に挨拶する詞の要旨）

この度　父が亡くなりまして、生前　非常にお世
話になりましたことを息のきれるまで何回も連呼
しておりましたので、父に代り厚くお礼を申しあげま
父の遺言により身柄は富大の医学部へ献体
するため、○日の○時に引渡すので、その時葬
代りにお経ひとつあげてもらうことにしておりま
もし差支えなければその時霊前にお焼香ひ
とつあげて頂ければ有難いのでお願い申し
あげます。

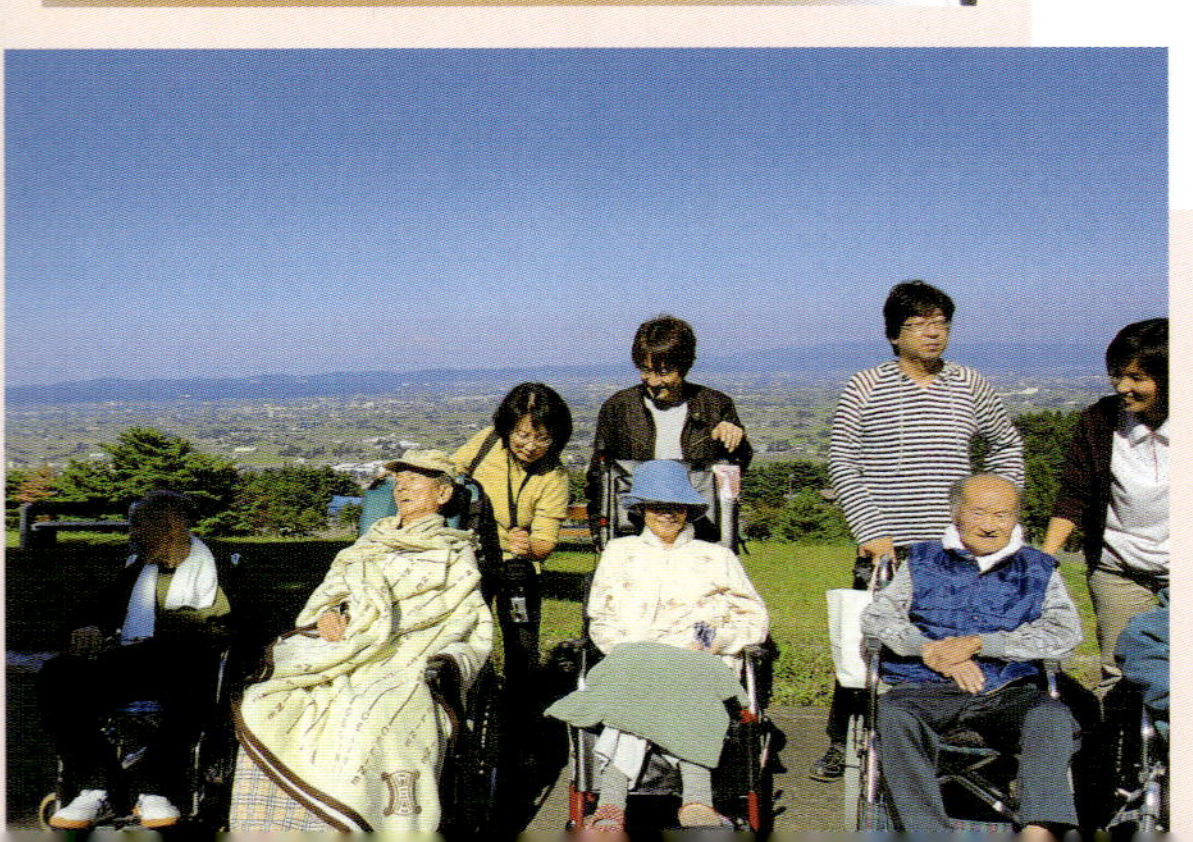

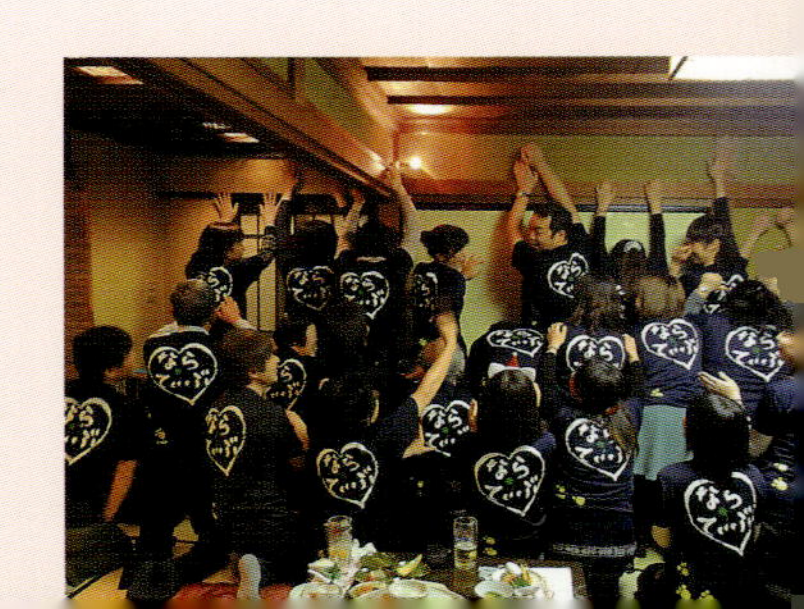

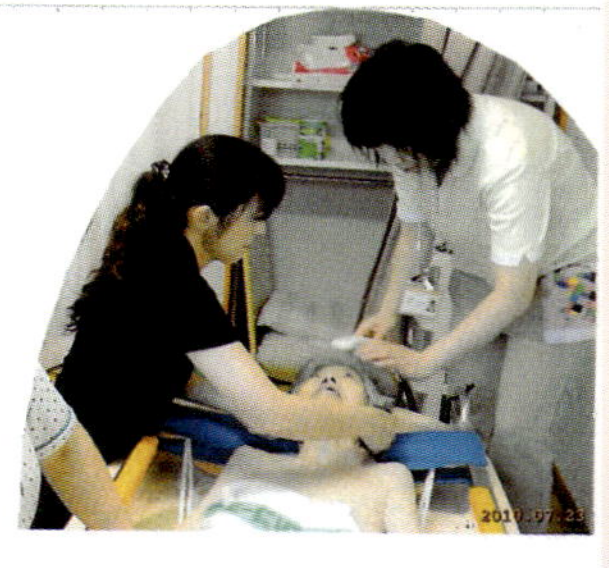

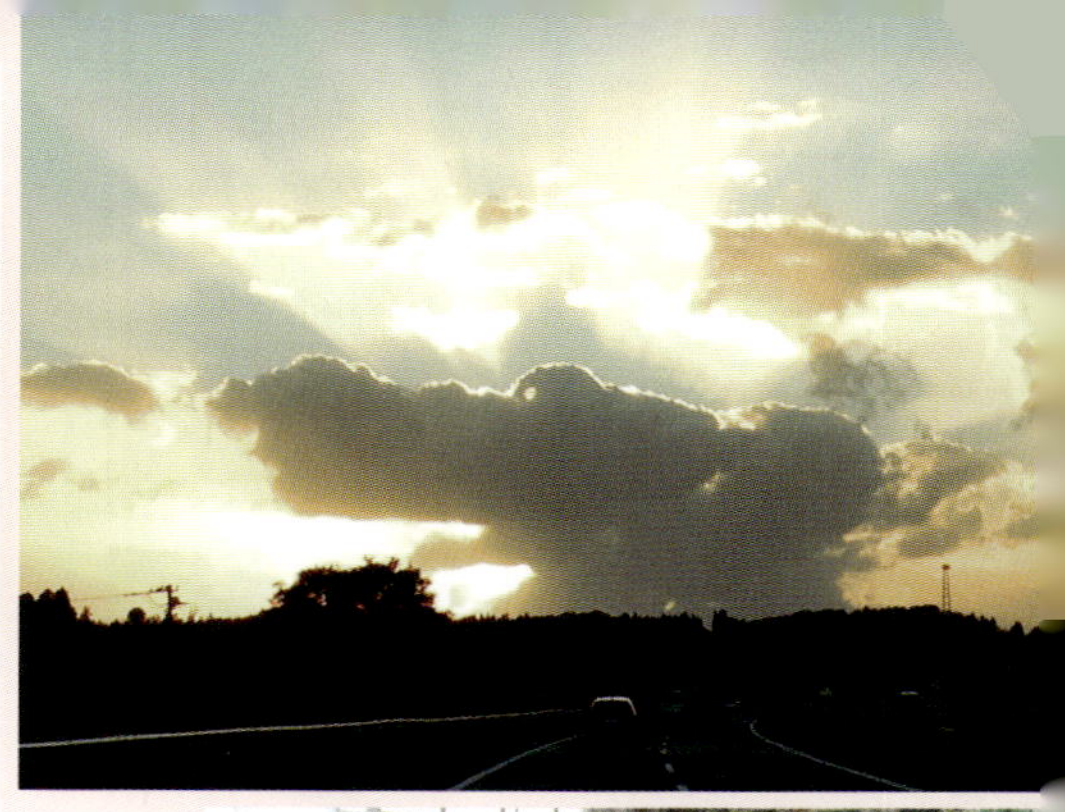

/23 「1ヶ月振りにフロに入った」と言われました…。気持ち良さそうですね!

24

-1 入眠されておられた為 言葉掛けをして 夕食をすすめましたが
いらないと言われました‥
お薬を飲んで頂きたかったので バナナ1/2 食べませんか?と言うと「ならバナナだけ」 食べられました
おしっこしてから寝ようかなー と言われましたので トイレで排尿され 休まれました
松田

25

:55 入眠されている所 声を掛け トイレ誘導行おうとしたのですが
私より「なぁーん いいわ おしっこしたくないから」と言われました。
それならパットのみ交換しましょうか?と たずねると 「お願い」と言われましたので
行いました パット内に排尿は有りました。 松田

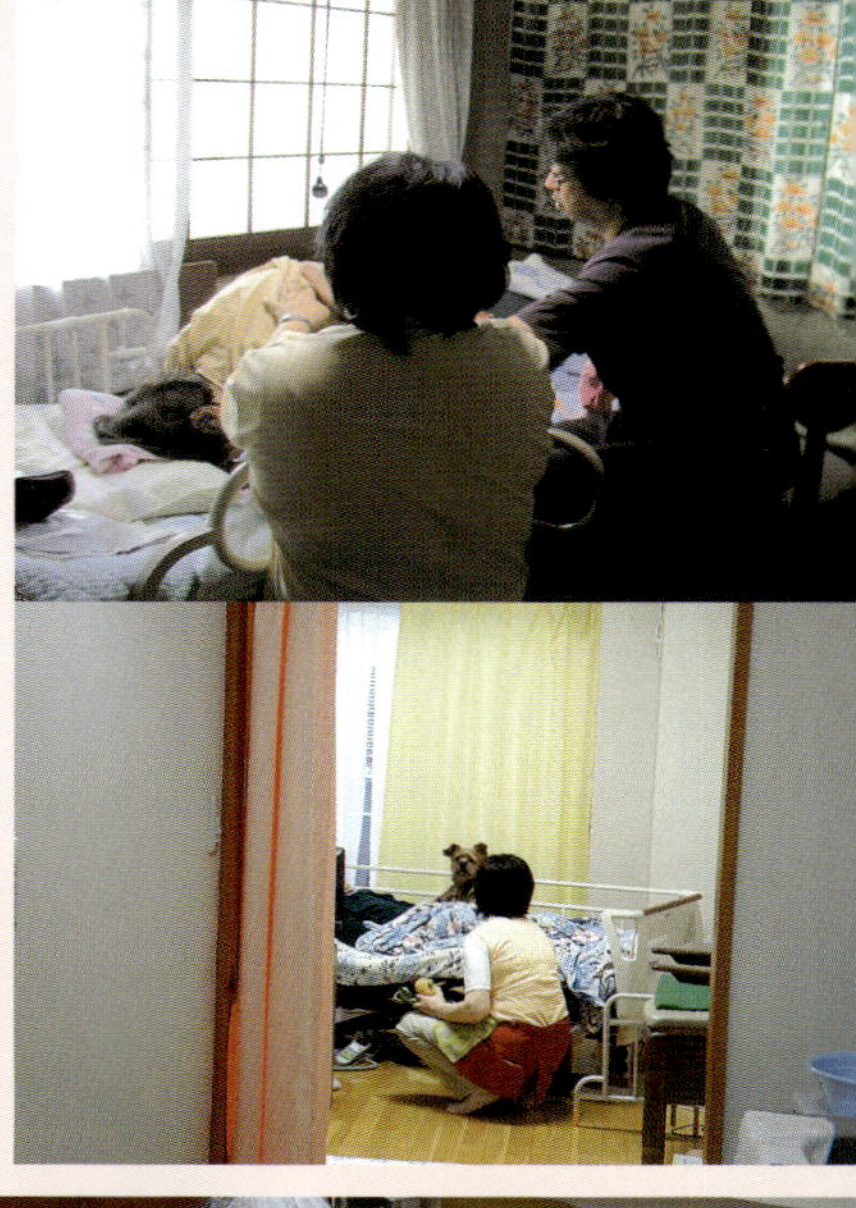

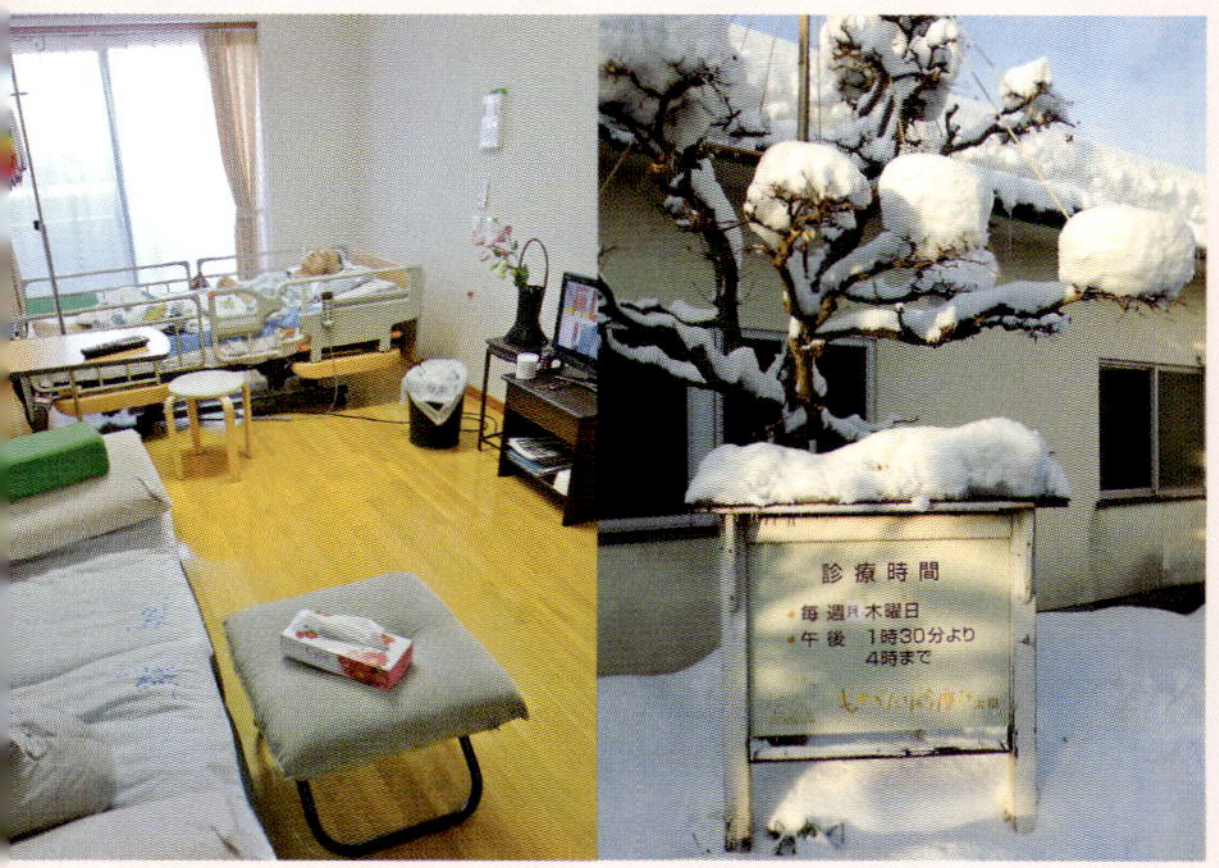

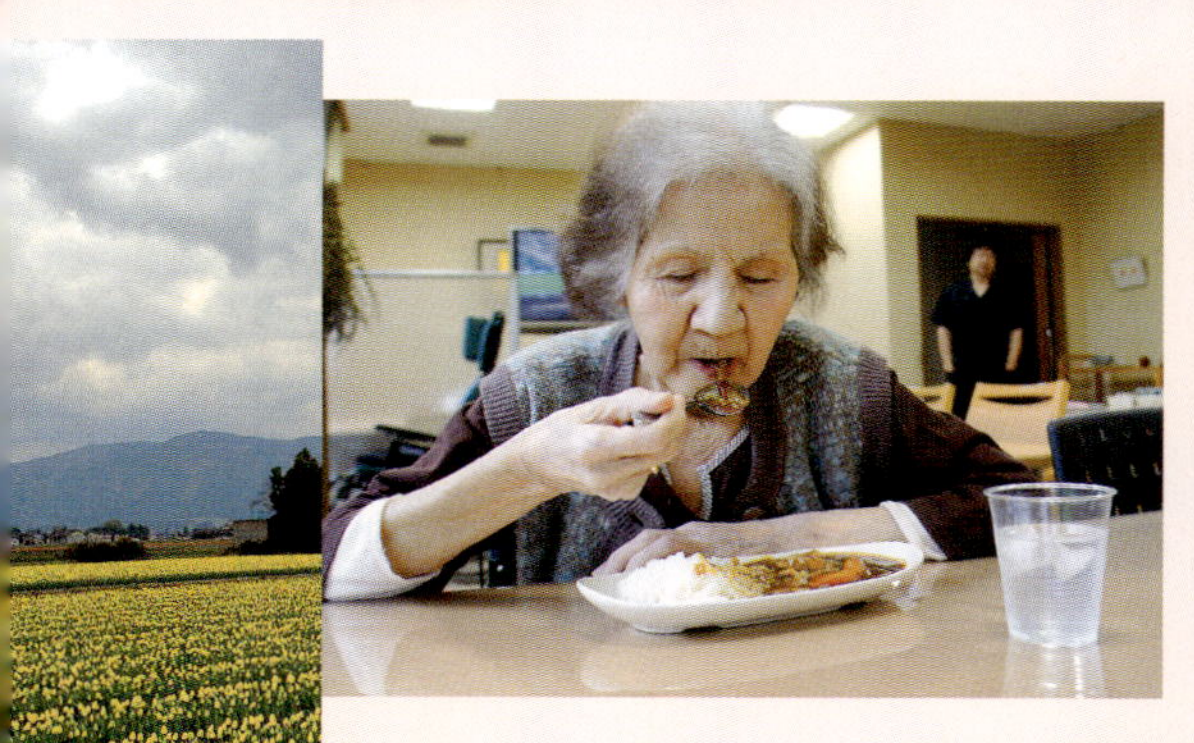

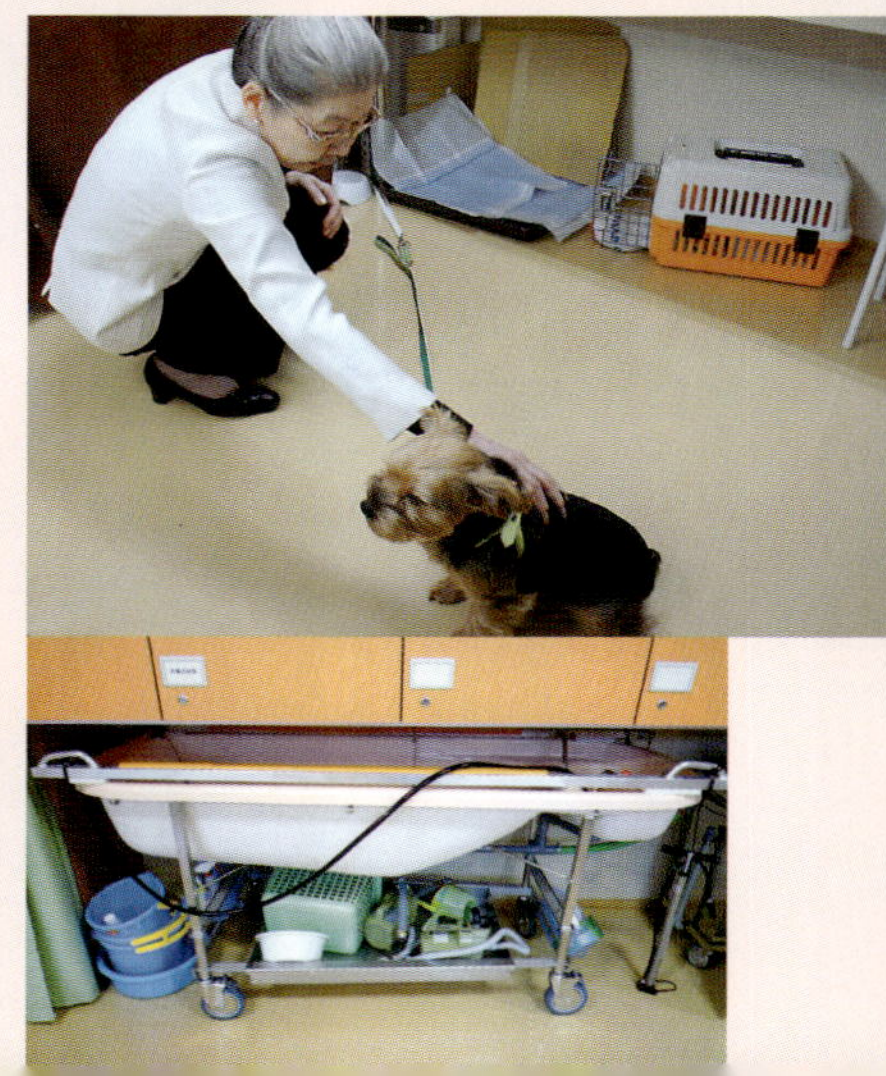

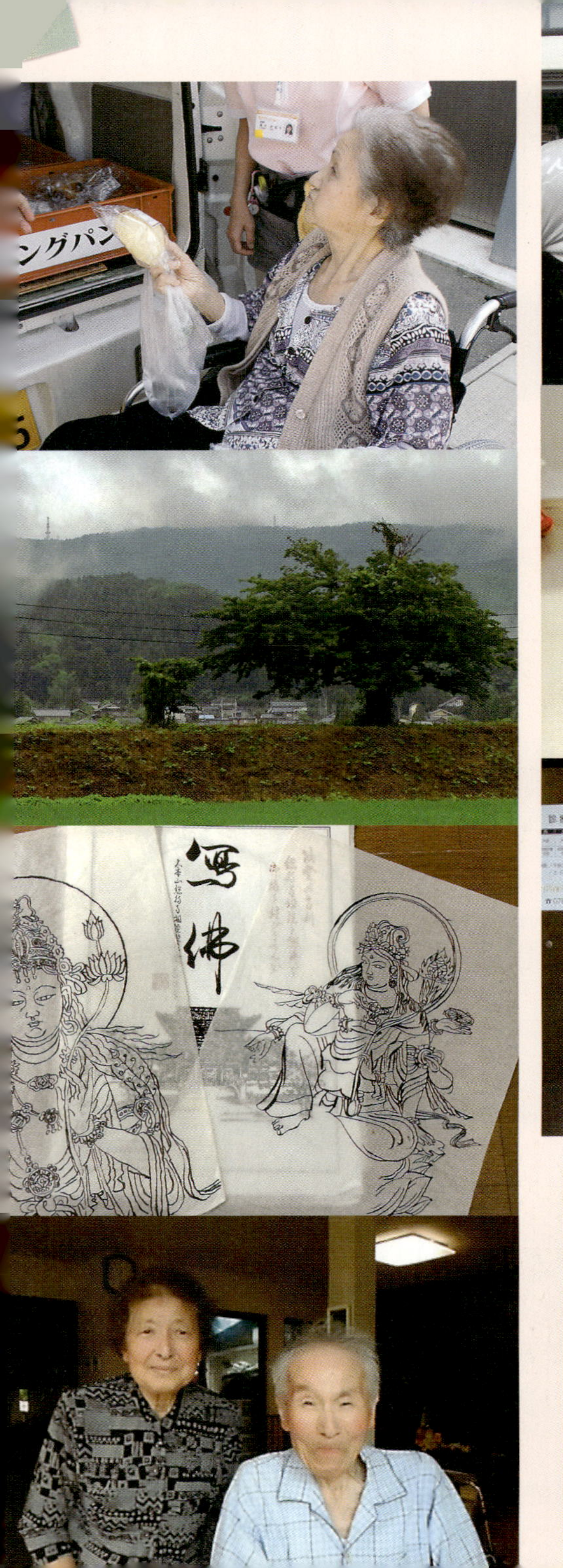
ングパン
写佛

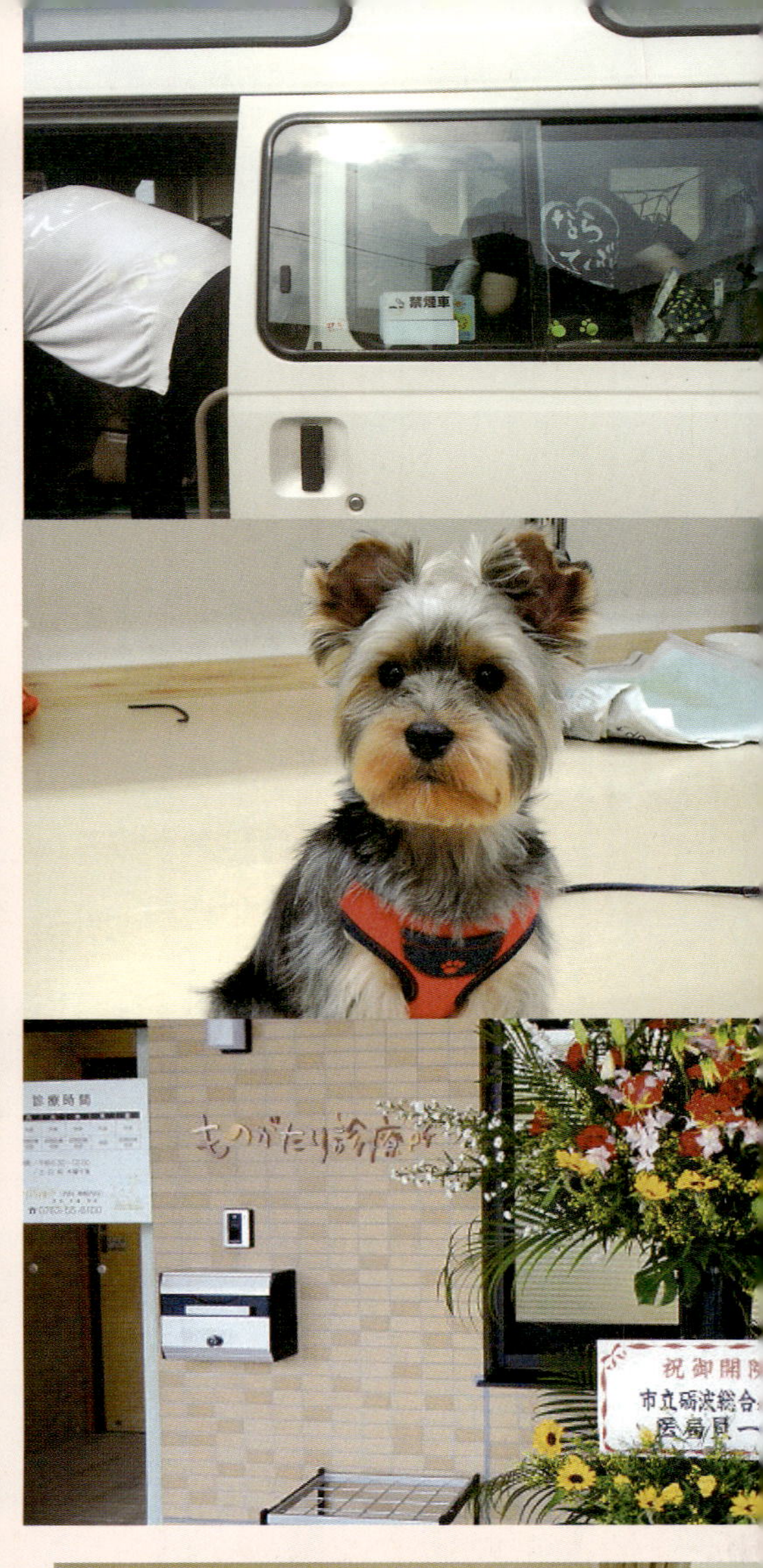
診療時間
ものがたり診療所
祝御開院
市立砺波総合

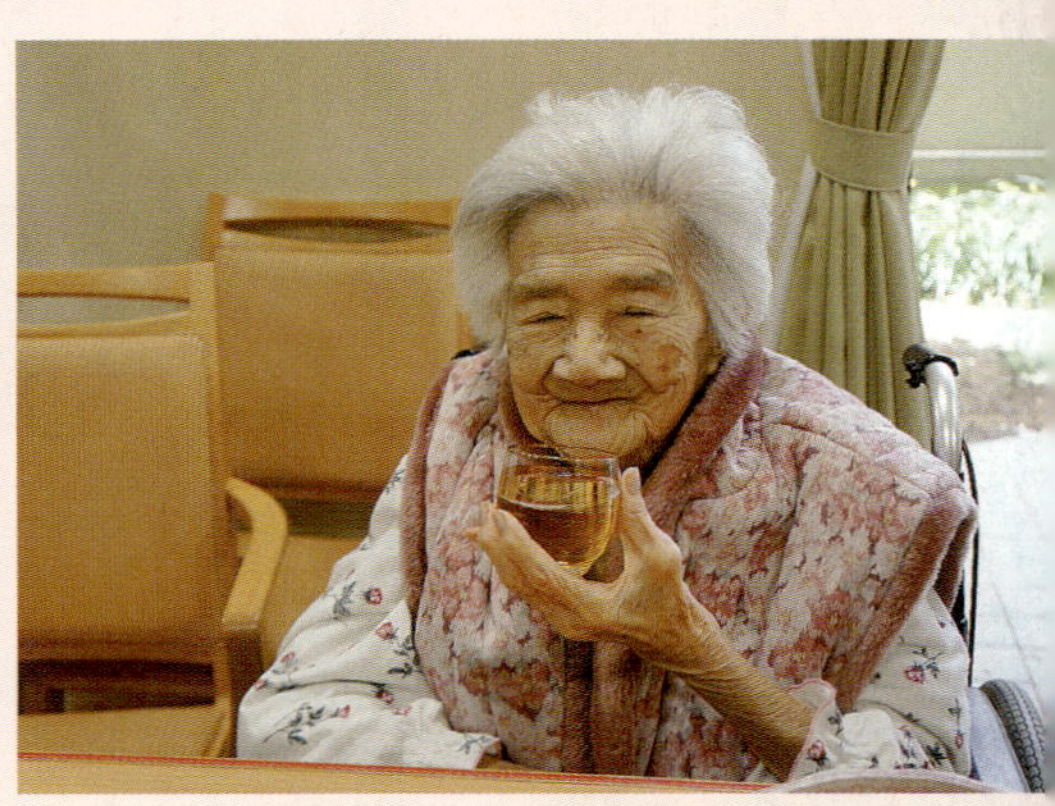